安徽省高职高专护理专业规划教材

健康评估

（第二版）

（可供高职高专护理专业及五年制护理专业用）

主　编　童晓云
副主编　刘颖川　张兰青　梁春艳
编　者（按章节先后排序排名）
　　　　童晓云　合肥职业技术学院
　　　　张新烈　滁州城市职业学院
　　　　赵莉萍　淮北职业技术学院
　　　　张兰青　皖西卫生职业学院
　　　　刘颖川　阜阳卫生学校
　　　　梁春艳　合肥职业技术学院

东南大学出版社
SOUTHEAST UNIVERSITY PRESS
·南京·

内容提要

本书主要介绍健康史评估、常见症状评估、身体评估、心里社会评估、影像学检查、实验室检查、心电图检查、心理社会评估、护理诊断、护理病历书写等,书后附录介绍入院护理病历示范和实训指导。本书思想性、科学性、启发性和实用性强,在内容上以必需、够用、强化应用的原则,突出职业教育的特点。

本书可作为中高职、成教、自学考试和其他各类医学院校护理专业教材,也可供各级护理人员参考。

图书在版编目(CIP)数据

健康评估/童晓云主编. —2版. —南京:东南大学出版社,2014.4
安徽省高职高专护理专业规划教材
ISBN 978-7-5641-4685-6

Ⅰ. ①健⋯ Ⅱ. ①童⋯ Ⅲ. ①健康－评估－高等职业教育－教材 Ⅳ. ①R472.2

中国版本图书馆 CIP 数据核字(2013)第 296521 号

健康评估

出版发行	东南大学出版社
出 版 人	江建中
社　　址	南京市四牌楼2号
邮　　编	210096
经　　销	江苏省新华书店
印　　刷	江苏徐州新华印刷厂
开　　本	787 mm×1 092 mm　1/16
印　　张	16.75
字　　数	415 千字
版　　次	2014 年 4 月第 2 版　2014 年 4 月第 1 次印刷
书　　号	ISBN 978-7-5641-4685-6
定　　价	48.00 元

* 本社图书若有印装质量问题,请直接与营销部联系,电话:025—83791830。

随着社会经济的发展和医疗卫生服务改革的不断深入，对护理人才的数量、质量和结构提出新的更高的要求。为加强五年制高职护理教学改革，提高护理教育的质量，培养具有扎实基础知识和较强实践能力的高素质、技能型护理人才，建设一套适用于五年制高职护理专业教学实际的教材，是承担高职五年制护理专业教学任务的各个院校所关心和亟待解决的问题。

在安徽省教育厅和卫生厅的大力支持下，经过该省有关医学院校的共同努力，由安徽省医学会医学教育学分会组织的安徽省五年制高职护理专业规划教材编写工作，于2005年正式启动。全省共有10余所高校、医专、高职和中等卫生学校的多名骨干教师参加了教材的编写工作。本套教材着力反映当前护理专业最新进展的教育教学内容，优化护理专业教育的知识结构和体系，注重护理专业基础知识的学习和技能的训练，以保证为各级医疗卫生机构大量输送适应现代社会发展和健康需求的实用性护理专业人才。在编写过程中，每门课程均着力体现思想性、科学性、先进性、启发性、针对性、实用性。力求做到如下几点：一是以综合素质教育为基础，以能力培养为本位，培养学生对护理专业的爱岗敬业精神；二是适应护理专业的现状和发展趋势，在教学内容上体现先进性和前瞻性，充分反映护理领域的新知识、新技术、新方法；三是理论知识要求以"必需、够用"为原则，因而将更多的篇幅用于强化学生的护理专业技能上，围绕如何提高其实践操作能力来编写。

本套教材包括以下30门课程：《卫生法学》、《护理礼仪与形体训练》、《医用物理》、《医用化学》、《医用生物学》、《人体解剖学》、《组织胚胎学》、《生理学》、《病理学》、《生物化学》、《病原生物与免疫》、《药物学》、《护理心理学》、《护理学基础》、《营养与膳食》、《卫生保健》、《健康评估》、《内科护理技术》、《外科护理技术》、《妇产科护理技术》、《儿科护理技术》、《老年护理技术》、《精神科护理技术》、《急救护理技术》、《社区护理》、《康复护理技术》、《传染病护理技术》、《五官科护理技术》、《护理管理学》和《护理科研与医学文献检索》。本套教材主要供五年制高职护理专业使用,其中的部分职业基础课教材也可供其他相关医学专业选择使用。

　　成功地组织出版这套教材,是安徽省医学教育的一项重要成果,也是对安徽省长期从事护理专业教学的广大优秀教师的一次能力的展示。作为安徽省高职高专类医学教育规划教材编写的首次尝试,不足之处难免,希望使用这套教材的广大师生和读者能给予批评指正,也希望这套教材的编委会和编者们根据大家提出的宝贵意见,结合护理学科发展和教学的实际需要,及时组织修订,不断提高教材的质量。

卫生部科技教育司副司长

2006 年 2 月 6 日

再版前言

本教材第一版是安徽省五年制高职护理专业"十一五"规划教材。教材于2005年正式启动，2006年出版发行，教材的编写工作是在安徽省教育厅和卫生厅的大力支持下，由安徽省医学会医学教育学分会组织、省各有关医学院校共同努力编写完成。

为适应高职教学改革、全面推进素质教育的需要和全国护士执业资格考试大纲的变化，基于对以往《健康评估》课程改革与建设的实践，使其不仅在内容上切实体现专业培养目标以及专业发展的需要，而且在学时匹配上亦符合五年制高职护理课程计划的要求，本着"以就业为导向、以能力为本位"的职教理念，以适应岗位需要为目标，突出应用性、实践性的原则，重新修订、编写和组织教学内容。

本教材强调科学性、启发性、实用性和新颖性，延续了第一版健康评估教材融传授知识、培养能力、提高素质为一体的编写指导思想，理念先进，体现教改；注重护理专业的特点，突出职业教育特色。编写中参照2011年护士执业资格考试大纲，从护理职业岗位的实际需要和护士执业资格考试出发，突出护理工作岗位必备的知识和能力，充分体现"基于职业工作过程、以培养职业能力和素质为本位"的课程观，将课程学习与岗位应用有效对接，更加贴紧临床、贴紧岗位。编写中，精简文字表述，尽量采用图、表等直观说明，达到图文并茂的效果。为了便于学生把握教材内容，每章均列出了章前学习目标、案例思考和章后小节。

全书共为十章，内容分别为绪论、健康史评估、常见症状评估、身体评估、影像学检查、实验室检查、心电图检查、心理社会评估、护理诊断和护理病历书写等。本教材完全符合五年制高职护理专业的教学需要，也可供助产、检验、康复、老年护理等专业教学使用。

编写过程中，编者们广泛参阅了国内外有关教材和专著，并得到各编者所在院校的大力支持，在此一并表示感谢。由于时间紧迫，且编者的水平和能力有限，本教材难免有疏漏和错误，敬请广大师生予以批评指正。

童晓云

2014年1月2日

第1版前言

为贯彻教育部关于高职高专教学改革全面推进素质教育的精神,以培养面向21世纪高素质技能型人才为目标,以体现以人为中心、以护理程序为基础的现代整体护理思想,适应目前培养高等护理人才的护理教育发展需要,特编写此教材。

在教材编写中,充分体现了"三基"(基础理论、基本知识和基本技能)、"三选定"(选定对象、选定要求、选定限制)、"五性"(思想性、科学性、先进性、启发性和适用性)。在此基础上体现以应用为目的,以必需、够用为度,以讲清概念、强化应用为教学重点,不追求精、尖、深、偏。从适应教改的角度出发,教材融传授知识、培养能力、提高素质为一体,重视培养学生的创新、获取信息及终身学习能力。坚持贴近学生、贴近社会、贴近岗位的原则,特别注重护理专业的特点,突出职业教育的特色,完全符合五年制高职护理专业的教学需要,也可供助产、检验、康复等专业教学使用,是学习健康评估的理想教材。

健康评估作为高等护理教育的一门重要课程,着重培养学生护理评估的能力和科学思维方法。全书共为十章,内容分别为绪论、健康评估基础、常见症状评估、身体评估、心理社会评估、实验室检查、心电图检查、影像学检查、健康资料的分析与护理诊断、护理病历书写等。

在编写的过程中,编者们广泛参阅了国内外有关教材和专著,并得到各编者所在院校的大力支持,在此一并表示诚挚的谢意。由于时间紧迫,且编者的水平和能力有限,本教材难免有疏漏和错误,敬请同行和读者予以批评指正。

童晓云

2005 年 12 月 16 日

目 录

第一章 绪论
一、健康评估的内容 (1)
二、健康评估的学习方法和要求 (3)

第二章 健康史评估
第一节 健康史的收集 (4)
一、健康资料的收集方法 (4)
二、健康资料的来源 (6)
三、健康资料的类型 (7)
四、健康资料记录的注意事项 (8)

第二节 健康史的内容 (9)
一、一般资料 (9)
二、主诉 (9)
三、现病史 (10)
四、既往健康史 (10)
五、用药史 (10)
六、生长发育史 (10)
七、家族健康史 (11)
八、系统回顾 (11)
【附】交谈举例 (12)

第三章 常见症状评估
第一节 发热 (16)
一、病因与临床表现 (17)
二、护理评估要点 (19)
三、相关护理诊断 (20)

第二节 疼痛 (20)
一、头痛 (20)
二、胸痛 (21)
三、腹痛 (22)

第三节 咳嗽与咳痰 (24)
一、病因与临床表现 (24)
二、护理评估要点 (25)
三、相关护理诊断 (25)

— 1 —

目 录

第四节 咯血 ·· (26)
 一、病因与临床表现 ·· (26)
 二、护理评估要点 ·· (27)
 三、相关护理诊断 ·· (27)
第五节 呼吸困难 ·· (28)
 一、病因与临床表现 ·· (28)
 二、护理评估要点 ·· (29)
 三、相关护理诊断 ·· (30)
第六节 发绀 ·· (30)
 一、病因与临床表现 ·· (31)
 二、护理评估要点 ·· (31)
 三、相关护理诊断 ·· (32)
第七节 心悸 ·· (32)
 一、病因与临床表现 ·· (32)
 二、护理评估要点 ·· (33)
 三、相关护理诊断 ·· (33)
第八节 水肿 ·· (33)
 一、病因与临床表现 ·· (34)
 二、护理评估要点 ·· (35)
 三、相关护理诊断 ·· (35)
第九节 恶心与呕吐 ·· (35)
 一、病因与临床表现 ·· (36)
 二、护理评估要点 ·· (36)
 三、相关护理诊断 ·· (37)
第十节 呕血与便血 ·· (37)
 一、病因与临床表现 ·· (37)
 二、护理评估要点 ·· (38)
 三、相关护理诊断 ·· (39)
第十一节 腹泻 ·· (39)
 一、病因与临床表现 ·· (39)
 二、护理评估要点 ·· (40)
 三、相关护理诊断 ·· (40)
第十二节 便秘 ·· (41)
 一、病因与临床表现 ·· (41)
 二、护理评估要点 ·· (41)

目　录

　　三、相关护理诊断 …………………………………………………………………(42)
第十三节　排尿异常 …………………………………………………………………(42)
　　一、少尿、无尿和多尿 ………………………………………………………………(42)
　　二、尿频、尿急、尿痛 ………………………………………………………………(43)
　　三、血尿 …………………………………………………………………………(44)
第十四节　黄疸 ………………………………………………………………………(45)
　　一、病因与临床表现 …………………………………………………………………(46)
　　二、护理评估要点 ……………………………………………………………………(46)
　　三、相关护理诊断 ……………………………………………………………………(47)
第十五节　惊厥 ………………………………………………………………………(47)
　　一、病因与临床表现 …………………………………………………………………(47)
　　二、护理评估要点 ……………………………………………………………………(48)
　　三、相关护理诊断 ……………………………………………………………………(48)
第十六节　意识障碍 …………………………………………………………………(49)
　　一、病因与临床表现 …………………………………………………………………(49)
　　二、护理评估要点 ……………………………………………………………………(50)
　　三、相关护理诊断 ……………………………………………………………………(50)

第四章　身体评估

第一节　身体评估的基本方法 ………………………………………………………(52)
　　一、视诊 …………………………………………………………………………(53)
　　二、触诊 …………………………………………………………………………(53)
　　三、叩诊 …………………………………………………………………………(54)
　　四、听诊 …………………………………………………………………………(55)
　　五、嗅诊 …………………………………………………………………………(55)
第二节　一般状态评估 ………………………………………………………………(56)
　　一、生命征 ………………………………………………………………………(56)
　　二、发育与体型 …………………………………………………………………(56)
　　三、营养状态 ……………………………………………………………………(57)
　　四、意识状态 ……………………………………………………………………(58)
　　五、面容与表情 …………………………………………………………………(58)
　　六、体位 …………………………………………………………………………(59)
　　七、姿势 …………………………………………………………………………(60)
　　八、步态 …………………………………………………………………………(60)
第三节　皮肤黏膜和浅表淋巴结评估 ………………………………………………(61)
　　一、皮肤评估 ……………………………………………………………………(61)

目 录

　　二、浅表淋巴结评估 …………………………………………………(64)
第四节　头颈部评估 ……………………………………………………(65)
　　一、头部评估 …………………………………………………………(65)
　　二、头部器官 …………………………………………………………(66)
　　三、颈部评估 …………………………………………………………(72)
第五节　胸部评估 ………………………………………………………(75)
　　一、胸部的体表标志 …………………………………………………(76)
　　二、胸廓、胸壁与乳房评估 …………………………………………(78)
　　三、肺和胸膜评估 ……………………………………………………(80)
　　四、心脏评估 …………………………………………………………(88)
　　五、周围血管评估 ……………………………………………………(98)
第六节　腹部评估 ………………………………………………………(99)
　　一、腹部体表标志与分区 ……………………………………………(100)
　　二、评估内容 …………………………………………………………(102)
第七节　脊柱与四肢评估 ………………………………………………(108)
　　一、脊柱评估 …………………………………………………………(108)
　　二、四肢评估 …………………………………………………………(109)
第八节　肛门直肠评估 …………………………………………………(110)
第九节　神经系统评估 …………………………………………………(112)
　　一、神经反射评估 ……………………………………………………(112)
　　二、脑膜刺激征 ………………………………………………………(116)

第五章　影像学检查

第一节　X线检查 ………………………………………………………(119)
　　一、X线物理特性及诊断应用原理 …………………………………(119)
　　二、X线常用检查方法 ………………………………………………(120)
　　三、X线检查前准备 …………………………………………………(120)
　　四、X线检查的临床应用 ……………………………………………(121)
　　五、新技术临床应用 …………………………………………………(131)
第二节　超声检查 ………………………………………………………(136)
　　一、超声波的物理特性 ………………………………………………(137)
　　二、超声检查的常用方法 ……………………………………………(138)
　　三、超声检查的临床应用 ……………………………………………(138)
　　四、超声检查前准备 …………………………………………………(139)

目　录

第三节　核医学检查 …………………………………………………（139）
　　一、核医学检查应用原理 ……………………………………………（139）
　　二、核医学检查的临床应用 …………………………………………（140）
　　三、核医学检查前准备 ………………………………………………（142）

第六章　实验室检查

第一节　血液检查 ……………………………………………………（144）
　　一、血液一般检查 ……………………………………………………（144）
　　二、血液其他检查 ……………………………………………………（147）
　　三、血细胞自动分析仪检查 …………………………………………（148）
第二节　尿液检查 ……………………………………………………（149）
　　一、尿液一般检查 ……………………………………………………（149）
　　二、尿液其他检查 ……………………………………………………（152）
　　三、尿液自动分析仪检查 ……………………………………………（153）
第三节　粪便检查 ……………………………………………………（154）
　　一、粪便一般检查 ……………………………………………………（154）
　　二、粪便隐血试验检查 ………………………………………………（155）
第四节　肝脏功能检查 ………………………………………………（156）
　　一、蛋白质代谢检查 …………………………………………………（156）
　　二、胆红素代谢检查 …………………………………………………（158）
　　三、血清酶学检查 ……………………………………………………（158）
第五节　肾脏功能检查 ………………………………………………（160）
　　一、肾小球功能检查 …………………………………………………（160）
　　二、肾小管功能检查 …………………………………………………（161）
第六节　脑脊液及浆膜腔积液检查 …………………………………（163）
　　一、脑脊液检查 ………………………………………………………（163）
　　二、浆膜腔积液检查 …………………………………………………（165）
第七节　临床常用血生化检查 ………………………………………（166）
　　一、血清电解质测定 …………………………………………………（167）
　　二、血清脂类测定 ……………………………………………………（168）
　　三、血清肌酸激酶测定 ………………………………………………（169）
　　四、血糖测定 …………………………………………………………（169）
　　五、葡萄糖耐量测定 …………………………………………………（170）
　　六、血清淀粉酶及其同工酶测定 ……………………………………（171）
　　七、血清脂肪酶测定 …………………………………………………（171）

目 录

第八节 临床常用免疫学检查 ………………………………………………… (171)
 一、病毒性肝炎血清标志物检查 ……………………………………………… (172)
 二、感染免疫检测 ……………………………………………………………… (174)
 三、肿瘤标志物测定 …………………………………………………………… (175)
 四、自身免疫检测 ……………………………………………………………… (176)

第七章 心电图检查

第一节 概述 …………………………………………………………………… (181)
 一、心电图检查及其临床意义 ………………………………………………… (181)
 二、心电发生原理及心电向量概念 …………………………………………… (182)
 三、心电图各波段间期的组成和命名 ………………………………………… (184)
第二节 心电图导联 …………………………………………………………… (185)
 一、常规心电图导联 …………………………………………………………… (185)
 二、其他附属导联 ……………………………………………………………… (187)
第三节 正常心电图 …………………………………………………………… (187)
 一、心电图的测量 ……………………………………………………………… (187)
 二、心电图的正常范围 ………………………………………………………… (189)
第四节 常见异常心电图 ……………………………………………………… (191)
 一、房室肥大 …………………………………………………………………… (191)
 二、电解质紊乱 ………………………………………………………………… (193)
第五节 心电图的描记与分析方法 …………………………………………… (194)
 一、心电图描记及其注意事项 ………………………………………………… (194)
 二、心电图的分析方法 ………………………………………………………… (194)

第八章 心理社会评估

第一节 心理评估 ……………………………………………………………… (197)
 一、心理评估目的、意义和方法 ……………………………………………… (198)
 二、心理评估内容 ……………………………………………………………… (199)
第二节 社会评估 ……………………………………………………………… (212)
 一、社会评估目的、意义和方法 ……………………………………………… (213)
 二、社会评估的内容 …………………………………………………………… (213)

第九章 护理诊断

第一节 护理诊断概念 ………………………………………………………… (219)
 一、护理诊断定义 ……………………………………………………………… (219)

目 录

　　二、护理诊断与医疗诊断区别 …………………………………………………（220）
第二节　护理诊断的分类方法 ………………………………………………………（220）
　　一、根据相关的理论框架分类 …………………………………………………（220）
　　二、根据护理诊断存在形式分类 ………………………………………………（221）
第三节　护理诊断的组成 ……………………………………………………………（222）
第四节　护理诊断的陈述 ……………………………………………………………（222）
第五节　合作性问题 …………………………………………………………………（223）
第六节　护理诊断的思维方法和步骤 ………………………………………………（223）
　　一、护理诊断的思维方法 ………………………………………………………（223）
　　二、护理诊断的步骤 ……………………………………………………………（224）

第十章　护理病历书写

第一节　书写护理病历的基本要求 …………………………………………………（226）
第二节　护理病历的格式与内容 ……………………………………………………（227）
　　一、护理病历首页 ………………………………………………………………（227）
　　二、护理计划单 …………………………………………………………………（234）
　　三、护理记录 ……………………………………………………………………（235）
　　四、健康教育计划 ………………………………………………………………（236）

附　录

附录一　护理病历示例 ………………………………………………………………（240）
附录二　实训指导 ……………………………………………………………………（244）
　　实训一　健康史采集 ……………………………………………………………（244）
　　实训二　全身状态、皮肤黏膜和浅表淋巴结评估 ……………………………（245）
　　实训三　头颈部评估 ……………………………………………………………（245）
　　实训四　胸廓、肺和胸膜评估 …………………………………………………（246）
　　实训五　心脏评估 ………………………………………………………………（247）
　　实训六　腹部评估 ………………………………………………………………（248）
　　实训七　神经反射评估 …………………………………………………………（248）
　　实训八　心电图的描记与分析 …………………………………………………（249）
　　实训九　影像学检查 ……………………………………………………………（250）
　　实训十　书写护理病历 …………………………………………………………（251）
主要参考文献 …………………………………………………………………………（252）

第一章 绪 论

学习目标

1. 熟悉健康评估的定义和学习内容。
2. 了解健康评估的学习方法和要求。
3. 树立创新求实的学习精神,端正学习态度,培养学生关心爱护病人的职业道德。

健康评估是论述诊断个体、家庭、社区现存的或潜在的健康问题的一门基本理论、基本技能和临床思维方法的学科。它是临床各科护理学的基础,是基础护理学与临床护理学的桥梁课,在整个护理实践中占有重要位置。作为护理专业学生,必须要掌握健康评估的基本理论、基本技能和临床护理诊断的步骤、思维方法,准确地收集被评估者身心状况的主、客观资料,科学地进行综合整理、分析判断,确定其健康状况及护理需要,为进一步采取有效的护理措施打下可靠的基础。

知识链接

评估、诊断、计划、实施、评价是护理程序的五个步骤,评估既是护理程序的首要环节,又贯穿于整个护理过程中。对被评估者健康资料收集的正确与否将直接影响护理诊断、护理计划的正确性,全面、客观、准确的健康评估,是保证高质量护理服务的至关重要条件。

一、健康评估的内容

健康评估的内容包括健康史评估、常见症状评估、身体评估、心理社会评估、心电图检查、影像学检查、实验室检查、护理诊断及护理病历书写等,它既阐述了疾病的临床表现、心理社会因素与疾病间的相互影响,又论述了健康评估的各种评估方法、技能及如何运用科学的临床思维方法来提出正确的护理诊断等。具体内容简介如下:

1. 健康史评估 主要包括健康史的收集、健康史的内容等。其中交谈、身体评估是健康资料收集的最常用、最主要方法,通过交谈和身体评估来收集被评估者主、客观资料,识别现存或潜在的健康问题。

2. 常见症状评估 症状是指病人对机体功能异常的主观感觉或情绪体验,属于被评估者健康状况的主观资料,常通过交谈获得,是健康史的重要组成部分。本章阐述了常见症状的病因与临床表现、护理评估要点、相关护理诊断等,旨在通过常见症状评估的学习,培养学生作出护理诊断的能力。

3. 身体评估 是指评估者运用自己的感觉器官(如手、眼、耳、鼻)或借助于简单的工具(如体温表、血压表、听诊器、叩诊锤等)对被评估者进行详细的观察和系统检查,以了解其身体状况的一种方法。通过身体评估通常可发现机体异常状况(即体征),如水肿、肝脾肿大等,属于被评估者健康状况的客观资料。本章主要阐述了身体评估的基本方法、内容、异常体征及其临床意义等。身体评估是健康评估的重要方法之一,护士必须有高度责任心、扎实的基本功才可获得准确的评估结果。

4. 心理社会评估 心理社会评估的资料可通过交谈、观察、量表测定等获得,通常主观成分居多,评估过程中资料的收集、分析、判断均较困难,其结果切不可简单地用正常和异常区分。本章主要简述了心理社会评估的目的、方法及内容,着重介绍了自我概念与自尊、认知水平、情绪和情感、个性、压力与压力应对、角色与角色适应、家庭、文化和环境等方面的评估。与前面的常见症状评估、身体评估等相互依托,以体现健康评估的整体观念。

5. 心电图检查 心电图检查是指应用心电图机将被评估者的心电活动在体表描记下来的曲线图形,通过心电图检查可发现心肌电生理变化、各种心律失常、心脏房室肥大、心肌缺血、心肌梗死、药物影响和电解质紊乱等,是心血管系统疾病诊断和危重病人监护的重要手段。本章主要简述了心电图基础知识、心电图导联、正常心电图的波形及测量方法、异常心电图的特点心电图描记与分析方法。

6. 影像学检查 主要包括X线检查、超声检查、核医学检查三部分。要求护士能初步了解影像学的基本原理、正常图像、常见的异常图像及临床意义,熟悉影像学检查前被评估者的准备。

7. 实验室检查 实验室检查是指综合运用实验室的各种方法(物理、化学、生物学等方法)和技术对被评估者的标本(血液、体液、分泌物、排泄物)进行检测,以获得反映机体功能状态、病理改变等客观资料的方法。本章节主要简述了常用实验室检查的标本采集方法、内容及其临床意义,并简要介绍实验室检查的新技术、新进展。

8. 护理诊断 护理诊断是健康评估的重要组成部分,对被评估者作出正确的诊断是实施有效护理措施的前提。本章主要简述了护理诊断的概念、相关理论、临床常用的护理诊断及相关因素、护理诊断的思维方法和步骤,从本专业角度进行临床思维和判断,有助于护士摆脱医疗诊断的影响,提高发现问题、分析问题和解决问题的能力。

9. 护理病历的书写 护理病历是指护士通过对被评估者所收集到的资料进行分析、归纳、整理,按照规范格式书写的记录,它既是护理管理、护理质量和业务水平的反映,也是护理教学、护理科研的基础资料,作为医疗文件,是被评估者重要的健康档案,具有法律效力。护士应以高度负责的精神、严谨求实的态度,认真书写病历。本章主要简述了护理病历书写的基本要求,鉴于国内尚无统一或普遍认可的书写规范和格式,本章介绍了国内一些医院使用的护理病历格式、内容,并附入院病历示例,以期通过学习和教学实践,使学生掌握护理病历书写内容和要求。

二、健康评估的学习方法和要求

健康评估是一门操作性很强的学科,学生须通过课堂教学、操作练习、见习、实习,加强临床实践,强化技能训练,提高技能水平。通过本教材的学习,应达到以下基本要求:

1. 关心、爱护、体贴病人,体现以人为中心的整体护理理念。
2. 掌握健康评估的基本概念、基本知识和基本技能。
3. 能很好地与病人沟通,通过交谈收集健康史。
4. 能熟练、准确、规范、全面地进行身体评估。
5. 能理解常见症状、异常体征的临床意义。
6. 会熟练进行心电图操作,熟悉影像学检查前的准备。
7. 能熟练、准确采集标本,熟悉常用实验室检查的内容、参考值及临床意义。
8. 会根据收集到的资料提出初步的护理诊断,并能书写完整的护理病历。

本章小结

本章主要介绍了健康评估的概念、内容、学习方法和要求,提出健康评估是临床各科护理学的基础,是基础护理学与临床护理学的桥梁课,在整个护理实践中占有重要位置。

关键词:健康评估　内容　学习方法　要求

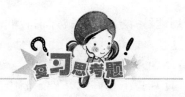

1. 健康评估在护理工作中的意义有哪些?
2. 健康评估的学习内容有哪些?
3. 如何学好《健康评估》这门课程?

(童晓云)

第二章 健康史评估

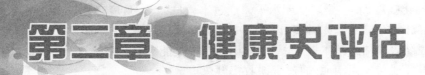

学习目标

1. 熟悉健康资料的收集方法。
2. 掌握交谈的技巧。
3. 熟悉交谈的注意事项。
4. 熟悉健康史的内容。
5. 能与模拟患者进行正确的交谈来采集健康资料。

健康史评估是评估者通过与被评估者进行交谈,有计划地、系统地收集被评估者的健康资料,并对所收集到的健康资料进行分析、判断和归纳的过程。通过对健康史的评估,可以了解被评估者疾病的发生、发展和演变情况,以及患病后身体、心理和社会健康状况的改变。全面系统的健康史评估,为进一步提出护理诊断、制定护理计划打下良好的基础。健康史的评估是护理程序的第一步。

第一节 健康史的收集

患者,女,35岁,自行发现腹部肿块1个月,因无明显不适,未引起足够重视,最近发现腹部肿块逐渐增大,遂到医院就诊。门诊以"腹部肿块1月"收住入院。

请思考:1. 该患者健康史收集方法有哪些?
2. 交谈注意事项有哪些?

一、健康资料的收集方法

健康资料的收集方法多种多样,临床上常用的有交谈、身体评估、病历资料的阅读、辅助检查结果的评估等,其中最常用的是交谈和身体评估。

（一）交谈

交谈是通过评估者与被评估者或相关知情人之间的会话进行评估的一种方法,是获取主观资料的主要途径,是评估的第一步,成功的交谈是确保健康资料完整性和准确性的关键。

1. 交谈方式

（1）正式交谈:指事先通知病人,有目的、有计划的交谈。如入院护理评估,评估者选择合适的时间、合适的环境,按原定目标使谈话围绕主题进行。

（2）非正式交谈:指评估者在日常工作中与被评估者进行的随意而自然的交谈,看似很随意的"闲聊",但询问者还是有目的地交谈。这样的谈话往往使被评估者及家属感到亲切、放松而愿意说出内心的真实想法和感受,有利于了解一些与健康有关的隐性资料。

2. 交谈阶段　正式交谈一般分为三个阶段:准备阶段、进行阶段、结束阶段。

（1）准备阶段:自己要明确本次交谈的目的,安排合适的时间和地点,了解门诊资料。

（2）进行阶段:开始时要礼貌地称呼患者,作自我介绍。告知病人谈话的主题和大致需要的时间。评估者紧扣主题,按照健康史的内容逐步深入地进行交谈。

（3）结束阶段:评估者应该很好地控制好结束谈话的时间和时机,在谈话即将结束时,应给对方暗示谈话将要结束,可以使用一些感谢的话,对谈话进行小结或告诉被评估者下一阶段的治疗护理安排等。

3. 交谈的技巧

（1）应用合适的提问方式:交谈中语言清晰,提问简单明了,首先问被评估者感受最明显、容易回答的问题。交谈开始或转换话题时一般进行开放式提问,例如:"您哪儿不舒服呀?"、"怎么不舒服到医院来看病的呀?"为明确或确认被评估者叙述病史的细节时一般有针对性的封闭式提问,例如:"你腹痛多久了?"、"你以前有过类似的情况发生么?"一般多用开放式提问。根据被评估者对病情的描述情况,交替地使用两种方法来问清楚病情的发生发展情况。

（2）灵活应用肢体语言:交谈过程中,评估者灵活的肢体语言可能更易与患者沟通。整洁的服饰、端庄的姿态、友善的表情、目光的对视、会心的微笑等都可以拉近与患者的距离,使患者消除紧张情绪。恰当灵活的肢体语言可使被评估者感到亲切可信,有利于得到准确可靠的信息,达到与之顺利交谈的目的。

（3）巧用过渡语言:交谈中如已经问清楚了某一个问题,要巧妙地把话题转到评估者想要了解的另一个问题上来。例如:"这个问题我们已经讨论清楚了,能不能说说你上次发病时的情况呀?"、"你这次腹痛的情况我已经知道了,谈谈你的大便情况如何呀?"

（4）及时核实材料:对被评估者描述的健康资料要及时准确核实,以防止记录时不能准确地表达患者的真实情况。通过核实,被评估者也可知道评估者在认真地倾听而且负责任地了解病情。常用的核实方法有复述、澄清、反问、质疑和解析等。

1）复述:对于描述不太准确或评估者不太明了的问题,可以用不同的方式重复被评估者的谈话内容,待对方确认后,再继续交谈。

2）澄清:对被评估者描述的模糊、不明确的内容可提出疑问,以确定信息的准确性。如"请您再说得具体一些?"、"您说您的腹痛一直持续没有缓解,对么?"

3）反问:以询问的口气重复被评估者的话,如"您说您腹痛持续有一个小时?"这样反问可让被评估者讲述得更准确一些,而且可鼓励被评估者提供更多信息。

4）质疑：如果被评估者讲述的内容前后不一致，或与评估者观察的不一致，可用这种方法来核实辨别。如"你前面说你大小便正常，怎么现在又说解小便时有疼痛的感觉呢？你能详细描述一下么？"

5）解析：通过对被评估者提供的信息进行分析和归纳，得出结论，让病人来确认、否认或提出另外的解释。

（5）与特殊评估对象的交谈：老年人应注意语速要慢、声音要大，有些问话可能还要重复多遍。情绪低落者要同情、理解和安抚，尽量避免问及其伤心的话题。病情危重者更应关心、鼓励和安慰，先简单扼要地问清主要问题，待病情好转后再详细交谈。

（6）交谈中边分析、边归纳：与被评估者交谈过程中，边询问、边思考，根据自己掌握的医学知识，有针对性地提出评估者需要了解的问题。边综合、边归纳，这样才能得到准确的、系统的健康资料。

4. 交谈的注意事项

（1）要尊重和爱护病人：评估者要态度和蔼、有同情心、有爱心、关心体贴病人，不可以轻视、嘲笑、怠慢的态度对待病人。

（2）避免使用难懂的医学术语：如"你有里急后重感么？"应该问"你的大便情况如何？"

（3）不要诱问和套问：例如"您的痰是铁锈色吗？"、"您的腹痛是不是跟酸性饮食有关呀？"、"您发热是在下午吗？"

（4）注意交谈的时间和地点的选择：交谈时要根据病人的时间安排来选择交谈时间，不要打乱病人的生活规律。环境要求舒适、安静，注意被评估者的隐私保护。

（5）评估者在整个谈话过程中应把握好谈话的内容和时间：交谈时防止偏离主题。认真倾听，避免重复提问。要注意不同病人的文化差异和生活环境的不同。

（6）院外健康资料的参考：病人带来的其他医院的病情小结、门诊病历以及检查结果，只能作为参考资料，不可完全认同或照搬。

（二）身体评估

身体评估是评估者应用自己的感觉器官（如眼、耳、鼻、手）或借助简单的辅助工具（如体温表、血压计、听诊器、叩诊锤等），对被评估者进行仔细地观察和系统地检查，以了解其身体状况的一种评估方法。包括视诊、触诊、叩诊、听诊和嗅诊（详见第四章第一节内容）。

（三）阅读

包括阅读被评估者的门诊和住院病历、护理病历、实验室及其他辅助检查结果等。

（四）量表测定

在入院评估时可按照事先设计好的评估表收集资料，心理和社会评估时亦经常采用量表测量法。

二、健康资料的来源

（一）被评估者

只要被评估者本人意识清楚，又非婴幼儿就可成为健康资料的主要来源。因为只有被评估者最清楚、最了解自己患病后的异常感受或情感体验，描述的内容也最为可靠。

（二）相关知情人员

知情人员是指被评估者的亲属或与之关系密切的人，包括父母、夫妻、同学、朋友、老师、邻居等，他们对患者的生活习惯、工作环境、身心健康状况比较了解，也可能是发病过程的目击者。

（三）其他保健人员

其他卫生保健人员是指与患者接触过的医生、护士、心理医生、理疗师、营养师及其他相关人员，可提供相关的诊疗情况、护理措施，对诊疗、护理的身心反应等。

（四）既往健康资料

既往文字资料是指既往的病历卡、出生记录、儿童预防接种记录、各种体格检查记录，不仅有利于收集相关资料，而且有利于证实被评估者和相关知情人员所提供资料的准确性。

（五）实验室及其他辅助检查报告

实验室及其他辅助检查报告是指各种化验结果、心电图检查、影像学检查及其他器械检查等，可提供全面的资料。

三、健康资料的类型

收集到的资料涉及各个方面，内容庞杂，需要采用适当方法进行分类，便于护士从中发现问题。分类方法包括：

（一）根据资料的获取途径分类

1. 主观资料　是指被评估者身心方面的主观感受或体验。一般通过与被评估者交谈获得，包括对自己所患疾病的主观感受、身体状况评价、个人经历、求医目的、健康问题的认识等。

2. 客观资料　是评估者对被评估者进行观察、检查或借助各种实验室、医疗仪器检查所获得的资料，具有客观性，例如：体温、脉搏、血压、腹部压痛等，此类资料亦是形成护理诊断的重要依据。

（二）根据资料产生日期分类

1. 目前资料　是指现在发生的有关健康问题的资料，包括就诊时的状况、经治疗和护理后的现状。

2. 既往资料　是指此次患病之前有关健康问题的资料，包括既往健康史和上阶段的治疗护理情况。

（三）根据马斯洛（Maslow）的人类需要层次论分类

1. 生理需要　如咳嗽、咳痰、水肿、疲劳、大小便失禁、睡眠形态紊乱等。
2. 安全需要　如在医院陌生的环境中感到寂寞无助；怕得不到良好的治疗和护理；对医护人员的不信任、手术前的紧张；对各种检查的恐怕和疑虑。
3. 爱与归属的需要　如被评估者想家、想孩子；孩子想妈妈、喜欢有人探望等。
4. 尊重与被尊重的需要　如因外貌变形受损不愿见人、怕给人看不起、希望别人尊重其宗教信仰等。
5. 自我实现的需要　如担心生病住院会影响工作、学习，担心失明、耳聋、截肢、瘫痪等会影响实现自己的理想。

（四）按马乔里·戈登（Majory Gordon）的11个功能性健康形态分类

Majory Gordon将人的功能分为11种型态，即健康感知-健康管理形态、营养-代谢形态、排泄形态、活动-运动形态、睡眠-休息形态、认知-感知形态、自我认识-自我概念形态、角色-关系形态、性-生殖形态、压力-应对形态、价值-信念形态。如腹泻或便秘属于排泄形态紊乱；失眠或嗜睡属于睡眠形态紊乱；不能适应病人角色属于角色关系形态紊乱。此种分类法与临床联系紧密，通俗易懂，易于掌握，因而临床上广泛应用。

（五）按人类反应形态分类

北美护理协会将所有护理诊断按9种形态进行分类，即交换、沟通、关系、赋予价值、选择、移动、感知、认识、感觉/情感9种。如果收集资料也按照此种方法分类，即可迅速找到问题所在，由某种形态中的异常资料直接导出护理诊断，但这9种形态分类比较抽象，护士难以记忆，不太实用。

四、健康资料记录的注意事项

目前资料记录格式并不统一，也不需要全部统一，可以根据资料的分类方法、根据各医院各病区的特点自行设计记录格式。但无论格式如何，在记录中必须注意以下问题：

（一）记录必须反映事实

所记录的资料不要带有自己的主观判断和结论，应客观记录被评估者的诉说和临床所见。例如对营养的记录，如"病人营养严重不足"应描述成"身高165 cm，体重40 kg，皮肤干燥无光泽，皮下脂肪菲薄"；又如对睡眠的记录，"病人睡眠不足"应描述成"病人一天睡眠时间4小时，白天感觉头昏脑涨"。

（二）客观资料的描述应使用专业术语

（三）各种资料均应有记录

所收集资料都应有记录，记录时应层次清晰，文字简洁，避免错别字。

（四）记录格式

各种格式均应符合以下要求：能够全面准确地反映被评估者的情况，反映不同专科特点；简洁清楚一目了然，方便护士记录等。

知 识 链 接

交谈技巧的高低与获得健康资料的数量和质量有密切的关系。交谈涉及一般交流技能、医学基础知识、分析判断能力、仪表礼节、医患关系等多方面的知识。在不同的护理情景下，要根据不同情况采用相应的方法和技巧，才能收集到更真实、更系统、更科学的健康资料。

第二节 健康史的内容

患者,男,55岁,患"风湿性心脏病"40年,因感染出现心慌、气短、呼吸困难、发热等症状反复住院治疗。近两个月来,心慌、胸闷逐渐加重,并伴有食欲减退、消化不良、双下肢水肿,即到门诊求治,门诊以"反复心慌、气短40年,加重并伴双下肢水肿2月"收住入院。初步诊断为"心力衰竭"。评估并记录该患者健康史的内容,请思考:
1. 主诉和现病史都记录哪些内容?
2. 既往健康史内容有哪些?

健康史是指被评估者过去和现在的健康状况,是在现代护理理念指导下的以科学方式收集到的关于被评估对象健康状况及其影响因素的主观资料,是评估者明确护理诊断,制定护理计划,进行有效护理措施的重要依据。与医疗病史不同的是,医生关注的是病人的症状、体征、治疗及疾病的进展情况,而护士除了要了解评估对象过去、现在的健康状况及影响因素外,更应重视评估对象对其健康状况及生活方式改变出现的各种反应。健康史包括以下内容:

一、一般资料

一般资料(general date)包括:姓名、性别、年龄、民族、籍贯、婚姻、文化程度、职业、出生地、家庭住址、电话号码、联系人及联系方式、日期及资料的可靠程度。

以上资料可为某些疾病提供信息,许多疾病的发生与年龄、性别有关,不同民族有不同的饮食和生活习惯,根据不同的文化程度可选择不同的健康教育形式,某些疾病与职业有关,出生地、现住址与某些流行病有关,电话、联系人及联系方式便于联系其家属及今后的随访。

二、主诉

主诉(chief complaint)是病人感到最痛苦、最明显的症状或体征及其性质和持续时间,也是本次病人就诊的最主要原因。陈述主诉时,既要简明扼要又要重点突出,由评估者通过对评估对象主观材料归纳而得出。符合以下几个特点:

1. 一般不超过20个字,或不超过3个症状。例如:"腹痛,脓血便2天";"活动后心悸气促2年,加重伴双下肢水肿1周"。
2. 主诉不能用疾病诊断代替症状。如"慢性肾炎10年",而应该写成"反复眼睑,双下肢水肿10年"。
3. 主诉应尽量用医学术语。如"吐血、头晕1天"而应该写成"反复呕血伴头晕1天"。
4. 如果主诉有多个症状,则应按发生时间顺序排列,时间长者在前,时间短者靠后,如"反复发作性上腹部疼痛1个月,呕血2小时"。
5. 足月妊娠分娩、择期手术、多次化疗者,也可有其特殊的陈述方式。

三、现病史

现病史是指从疾病发生开始到入院为止过程中的健康资料,包括疾病的发生、发展、演变、诊疗和护理经过,是健康史中的主要内容,其主要内容如下:

1. 起病情况及患病时间　包括发病的时间、地点、缓急、病因和诱因等。
2. 主要症状特点　包括主要症状的部位、性质、持续时间、严重程度、发作频率、有无加重或缓解因素。
3. 伴随症状　指主要症状出现的同时或随后发生的其他症状。应问清其与主要症状的关系,自身特点及演变经过。
4. 主要症状的演变　主要症状有无加重或缓解趋势,有无新症状的出现等。
5. 诊疗和护理经过　包括何时、何地做过何种检查、医疗诊断、用药情况、护理措施及其效果。
6. 患病过程中的一般状况　包括对精神、神志、体力状况、食欲及食量的改变、体重的变化、睡眠及大小便情况作简单描述。
7. 目前健康状况对护理对象的影响　包括病人对自己目前健康状况的认识及其对病人生理、心理社会各方面的影响。

四、既往健康史

既往健康史是指病人过去的健康状况,特别是与本病有关的患病情况,主要内容如下:

1. 病人对自己既往健康状况的综合评价。
2. 与现病有关疾病的情况　包括患病时间、诊断结果、治疗、护理及转归等。
3. 预防接种史　包括预防接种时间和类型。
4. 手术、外伤史　包括手术时间、名称、原因;外伤时间、原因、部位、程度、转归等。
5. 有无过敏史　包括食物、药物和环境中的其他过敏物质,机体对其反应如何,有无脱敏及脱敏方法。
6. 既往住院病史　包括住院原因、住院时间、治疗和护理情况。
7. 急性、慢性传染病病史。

五、用药史

用药史是指目前的用药情况,包括用药名称、剂量、用法、时间、效果、不良反应等。

六、生长发育史

生长和发育在不同的年龄层次有不同的特点,评估者应根据生长发育理论,了解被评估者是否存在生长发育异常。具体包括:生长发育情况、月经史、婚姻史、生育史、个人史。

1. 生长史　主要了解被评估者出生时的情况,根据其身高、体重、智力、性征等情况,判断其生长发育是否正常。
2. 月经史　包括初潮年龄、月经周期和行经天数、经量、颜色、异味、有无痛经、白带情况、末次月经时间或绝经年龄。记录格式如下:

$$\text{初潮年龄}\frac{\text{行经天数}}{\text{月经周期}}\text{末次月经时间或绝经年龄}$$

如

$$14\frac{3\sim5(\text{天})}{28\sim30(\text{天})}2013年1月12日(或48)$$

3. 婚姻史 记录未婚或已婚,已婚者的结婚年龄、配偶健康状况、夫妻感情、性生活情况等。

4. 生育史 包括妊娠及生育年龄和次数、人工流产或自然流产次数,有无死产、剖宫产、产褥感染及计划生育情况。

5. 个人史 包括出生地、居住地区和居留时间(尤其是疫源地和地方病好发区)、受教育程度、社会经历和业余爱好,有无烟酒嗜好,有无吸毒史和不洁性交史。

七、家族健康史

家族健康史主要是了解被评估者家族成员的健康状况,包括祖父母、父母、兄弟姐妹、子女的健康状况,特别应注意询问家族中有无与被评估者患同样疾病的成员,家族中有无遗传性疾病。

八、系统回顾

系统回顾是主要回顾被评估者各系统相关症状及功能性健康形态,全面了解评估对象存在的健康问题,以及与本次健康问题的关系。系统回顾可采用身体、心理、社会医学模式,也可采用Gordon的功能性健康形态医学模式。

(一)身体、心理、社会系统回顾

1. 身体方面
(1) 一般健康状况:有无消瘦、体重减轻、疲乏无力、睡眠障碍等全身症状。
(2) 头颅及其器官:有无视力障碍、耳聋、耳鸣、眩晕、鼻出血、牙龈出血、咽疼等。
(3) 呼吸系统:有无咳嗽、咳痰、咯血、胸痛、呼吸困难等表现。
(4) 心血管系统:有无心前区疼痛、心悸、胸闷、水肿、血压升高、晕厥等。
(5) 消化系统:有无食欲减退、吞咽困难、恶心、呕吐、腹痛、腹泻、便秘、黄疸等。
(6) 泌尿生殖系统:有无尿频、尿急、尿痛、排尿困难、尿道或阴道异常分泌物等。
(7) 内分泌系统:有无多饮、多食、怕热、多汗、怕冷、肥胖或消瘦、色素沉着等。
(8) 血液系统:有无皮肤黏膜苍白、皮肤出血点、肝脾肿大、淋巴结肿大等。
(9) 肌肉骨骼系统:有无肌肉关节疼痛、红肿、关节畸形、运动障碍、肌无力等。
(10) 神经与精神状态:有无头痛、头晕、意识障碍、抽搐、幻觉、定向力障碍等。

2. 心理方面 包括感知能力、认知能力、情绪状态、自我概念以及压力应对等方面。

3. 社会方面 包括价值观与信仰、受教育情况、工作生活环境、家庭状况、社交情况以及经济负担等。

(二)功能性健康形态回顾

该模式涉及人类健康和生命过程的11个方面:

1. 健康感知-健康管理形态　自认为一般健康状况如何；为保持健康所做的事情；有无烟酒、毒品嗜好；有无药物依赖及其剂量和持续时间；是否知道所患疾病的原因；平时能否遵从医护人员的指导。

2. 营养-代谢形态　食欲如何，日常饮食的种类、量，有无饮食限制；有无咀嚼或吞咽困难及其程度和进展情况；近期内体重有无变化；有无皮肤黏膜的损害；牙齿有无问题。

3. 排泄形态　每日排尿和排便的次数、量、颜色和有无异常气味；有无排汗过多及异味。

4. 活动-运动形态　吃饭、穿衣、洗漱、如厕等日常生活能否自理及其能力水平；日常活动方式、活动量及活动耐力；有无活动受限，是否需要借助轮椅或义肢等。

5. 睡眠-休息形态　日常睡眠情况，有无睡眠异常如入睡困难、多梦、早醒；是否借助药物或其他方式辅助入睡；是否嗜睡。

6. 认知-感知形态　有无听觉、视觉、味觉、记忆力及思维过程异常；有无疼痛，其部位、性质、程度和持续时间等。

7. 自我感知-自我概念形态　自我感觉如何，有无导致焦虑、恐惧、抑郁等不良情绪的因素及对情绪的控制力。

8. 角色-关系形态　与家属、邻居、同事间的关系，社交活动，有无角色适应不良。

9. 性-生殖形态　婚姻状态，性生活满意程度，月经情况，生育状况等。

10. 压力-应对形态　近期内生活中有无突发事件及应对能力等。

11. 价值-信念形态　包括人生观，对健康的信念、宗教信仰等。

【附】交谈举例

病人：刘先生 男，32岁，工人，汉族，高中毕业，半小时前由于消化性溃疡伴出血入院。

护士：李秀媛 28 岁，卫校毕业，工作10年，病人入院半小时后对病人进行评估。

下面是交谈的记录。

护士：刘先生，您好！我叫李秀媛，是您的分管护士，您在我科住院期间由我负责您的护理工作，您有什么护理方面的问题随时可以找我，有什么要求可以直接向我提出来，我们尽量做好您的护理工作。

病人：好的，谢谢！

护士：我看您已经都安排妥当住下了，想向你了解一下您的病情，好么？

病人：好的。

护士：我们给您安排的房间满意么？这是单人间，卫生间就在室内，室内光线很好的。就餐情况是每餐前会有工作人员专门来登记的，开饭时会送到门前，到时候会喊你出去打饭的。开水专门有人给您送来。我们病房探视时间是上午十点钟以后，星期六、星期日不限制。

病人：好。

护士：谈谈您这次发病的病情好么？

病人：好的，我是今天早晨起床后解大便时发现大便发黑，量也比较多才怀疑不正常到医院来看病的。

护士：哦！现在感觉怎么样啊？

病人：现在也没感觉明显的不舒服，身体情况还可以。

护士：您在发现大便发黑前没感觉到哪里不舒服么？

病人：昨天中午到饭店去喝喜酒了，喝了有三、四两酒，饭也吃了不少，没过一会儿就感觉到肚子疼,回家睡了一下午,起来后感觉好多了。

护士:然后您也没到医院看看?也没用什么药么?

病人:没有。

护士:请您描述一下您的肚子疼,好么?

病人:主要是这个地方(右手指向上腹部剑突下),疼得像针扎的一样,有火辣辣的感觉。

护士:疼了多长时间?

病人:估计有一个多小时,后来睡着了就不知道了。

护士:醒来后还有什么感觉?

病人:醒来后疼是不疼了,但肚子还是有点嘈杂不舒服,肚子咕噜咕噜响。

护士:一直到晚上睡觉前都是这样么?

病人:到晚上吃饭的时候就没什么不舒服的感觉了。

护士:晚上又吃什么饭了?

病人:晚上不饿就没吃饭了,比较困晚上就早早睡了。

护士:您说的大便黑是什么样?给我描述描述?

病人:大便就像街上铺马路用的沥青一样,解的量也多?

护士:有多少?

病人:总有一斤多吧。

护士:大便稀不稀?

病人:刚开始干,后来就有点稀了。

护士:你以前有过肚子疼和大便发黑么?

病人:以前吃得不舒服时常常感觉肚子疼,疼上一会儿就好了,也没当回事儿,所以也没到医院看过。一个月前大便也黑过,后来就好了也没引起重视。

护士:你每次肚子疼跟什么有关?

病人:都是每次吃了酸辣刺激性的东西容易疼,喝酒也容易疼,吃不容易消化的食物也疼。

护士:除了肚子疼和大便黑以外,还有其他不好么?

病人:胃一直都不好,经常吃东西不容易消化,肚子胀。经常肚子疼也不敢吃多,所以这段时间瘦了很多。

护士:这种情况有多长时间了?

病人:有将近两个月了。

护士:你患病这段时间睡眠情况如何?

病人:睡眠不好,每天只能睡五、六个小时,醒来还经常出虚汗。

护士:吃过什么帮助睡眠的药没有?

病人:什么药也没吃过。

护士:这段时间大小便正常么?

病人:大便除黑过两次外,其他时间还正常。小便正常。

护士:患病这段时间精神状况如何?心里有什么想法说给我听听?

病人:精神还好,跟以前没什么两样。心里老想着是不是得了"胃癌"了,是不是活不长了。早晨急诊做了胃镜,医生说就是"胃溃疡引起的出血",不是"胃癌"。这我就放心了。

护士:是的,医生都说了不是癌,你该放心了。不过,胃溃疡出血也要住院治疗一段时间。

病人：那是的，这次要彻底治好再出院。

护士：以前身体状况如何呀？

病人：身体一直还可以，15岁时得过"阑尾炎"做过手术。

护士：有没有得过其他病？

病人：没有。

护士：有没有受过外伤？

病人：没有。

护士：有没有对什么药物或食物过敏？

病人：青霉素过敏。以前做手术时说是过敏，以后就没打过针。

护士：小时候预防接种史正常么？

病人：小时候按本子上的时间去打预防针的。

护士：你是在哪出生长大的？有没有到外地长期居住过。

病人：就在本地出生长大，没有到外地长时间呆过。

护士：你现在用着什么药没有？

病人：没有。

护士：你有什么业余爱好和烟酒嗜好么？

病人：业余时间喜欢上网聊天。抽烟抽了十几年了，偶尔喝酒，量不大，最多喝半斤。

护士：抽烟具体有十几年了？每天抽多少？

病人：哎呀！有十三年了吧。每天平均半包烟。

护士：你是做什么工作的，工作环境如何？

病人：是在冰箱厂生产线上工作的，环境还可以。

护士：你上过什么学校？

病人：技校毕业分到冰箱厂的。

护士：你多大年龄了？结婚了没有？

病人：今年32了，结婚五年了？

护士：几个小孩？爱人身体状况怎么样？

病人：有一个男孩，三岁半了。我爱人身体很好，没得过什么病。

护士：你家里父母、兄弟姐妹身体怎么样？

病人：父母都是高血压，都吃着药呢。一个姐姐也是高血压在吃着药呢。

护士：他们中有没有得过你这种病的？

病人：没有听说过。

护士：你这次住院谁来陪你呢？

病人：依我看，病也不重，不要他们来陪护，吃饭就在你们这里吃了。我爱人说晚上下班后过来看看，带点生活用品。

护士：好的。单位知道么？医药费能不能报销呀？

病人：单位我已经请过假了，医药费报销我是有医保的。

护士：那好吧，该问的我都了解清楚了，耽误您时间了，你好好休息吧。我过会儿来给您用药。一会儿见！

病人：好，谢谢。

知 识 链 接

健康资料的收集不仅病人刚入院时要进行,来了解本次疾病的发生、发展、演变以及诊疗护理经过,了解病人既往健康状况、生长发育情况、个人用药和生活状况、家庭健康情况;而且在整个住院期间,都应该随时进行,来了解病人疾病的治疗效果、药物的副作用、病人心理的变化、病情的转归情况以及生活情况。收集到的健康资料也是动态的。

本章小结

本章主要讲述健康史的收集和健康史的内容。健康史的收集主要是通过交谈来获得的,交谈分为正式交谈和非正式交谈。

正式交谈时要提前准备好交谈的内容,运用交谈的技巧,交谈时注意交谈的注意事项,才能获得客观准确的健康资料;非正式交谈要在平时的"闲谈"中随时掌握病人病情的变化。收集来的健康资料要进行科学的归纳和分析,正确的记录,帮助提出合适的护理诊断、制定科学适用的护理计划。

健康史内容重要的是要熟悉现病史,现病史的描述是健康史内容的精华。

本章关键词: 健康史　健康资料　交谈　现病史

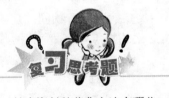

1. 健康资料的收集方法有哪些?
2. 交谈分为哪几个阶段?
3. 交谈要培养哪些技巧?
4. 交谈有哪些注意事项?
5. 健康资料的来源有哪些?
6. 健康资料按获得途径和产生时间如何分类?
7. 健康史中一般资料都要询问哪些?
8. 主诉要符合哪些特点?
9. 现病史都包括哪些内容?
10. 月经史如何描述?
11. 既往史都记录哪些内容?
12. 个人史的内容有哪些?

(张新烈)

第三章 常见症状评估

学习目标

1. 熟悉常见症状的概念。
2. 了解常见症状的病因。
3. 掌握常见症状的临床表现、护理评估要点。
4. 了解常见症状的相关护理诊断。
5. 培养科学严谨的工作作风。

　　症状是指患者主观感受到的不适或痛苦的异常感觉,如疼痛、心悸、眩晕等;体征(sign)是指医护人员客观检查到的病理改变,如皮肤黏膜出血、啰音、杂音、肝脾肿大等。症状和体征是反映病情的重要指标之一。同一疾病有不同的症状,不同的疾病也可有相同的症状。

　　广义的症状也包括了体征。观察症状的发生、发展及其变化的特点,熟悉症状的临床意义,对于全面正确的护理评估有着重要意义。

第一节　发　热

　　患者,女,25岁,两个月来反复出现发热,体温最高时38.5 ℃,发热以下午明显,伴全身不适、乏力、食欲减退等表现,门诊以"发热原因待查"收住入院。
　　请思考:1. 发热患者的护理评估内容有哪些?
　　　　　　2. 该患者的发热热型如何判断?

　　正常人的体温相对恒定,腋下温度36~37 ℃,口腔温度36.3~37.2 ℃,肛门温度36.5~37.7 ℃。不同个体之间略有差异,并受机体内外因素影响,一般下午体温较早晨略高,剧烈运动、劳动或进餐后体温可略升高,但波动范围一般不超过1 ℃,女性在月经前及妊娠期体温稍高于正常,老年人体温相对低于青壮年。

任何原因引起体温调节中枢的功能障碍、产热增多、散热减少,致使体温升高超过正常范围,称为发热(fever)。

一、病因与临床表现

(一)病因

1. 感染性发热　各种病原体如病毒、细菌、支原体、立克次体、钩端螺旋体、真菌、寄生虫等引起的感染均可引起发热。感染是引起发热最常见的病因。

2. 非感染性发热
(1) 无菌性坏死物质吸收:如大面积烧伤、手术后组织损伤、大出血、心肌梗死等。
(2) 变态反应:如风湿热、药物热、结缔组织病等。
(3) 内分泌代谢障碍:如甲状腺功能亢进症。
(4) 皮肤散热减少:如广泛性皮炎、大面积皮肤瘢痕等。
(5) 体温调节中枢功能失常:常见于中暑、安眠药中毒、脑出血或脑外伤。
(6) 自主神经功能紊乱:主要是体温调节功能失常,属于功能性发热。临床上常表现为低热,如原发性发热、感染后低热、夏季低热等。

(二)临床表现

1. 发热的分度　按口测法测得体温高低,将发热分为低热、中等度热、高热及超高热。发热的分度见表3-1。

表3-1　发热分度

分度	热度
低热	37.3～38 ℃
中等度热	38.1～39 ℃
高热	39.1～41 ℃
超高热	41 ℃以上

2. 发热的临床过程　一般分为体温上升期、高热期和体温下降期。
(1) 体温上升期:临床表现为体温骤升或缓升。
1) 骤升型:是指体温在几小时内达39～40 ℃或以上。常伴有寒战。
2) 缓升型:表现为体温逐渐上升,在数日后体温达到39～40 ℃或以上。多不伴寒战。
(2) 高热期:是指体温上升达到高峰之后保持数小时、数天或数周。如疟疾可持续数小时,大叶性肺炎可持续数天,伤寒可持续数周。
(3) 体温下降期:体温可骤降或逐渐恢复正常水平。
1) 骤降:可在数小时降至正常,如疟疾、急性肾盂肾炎、输液反应等,常伴有大汗淋漓。
2) 缓降:需数天逐渐至正常,如伤寒、风湿热等。

3. 热型　热型是指将发热患者在不同时间测得的体温数值分别记录在体温单上,把它们连接起来绘制而成的体温曲线形态。不同的病因可有不同的热型。临床常见的热型见表3-2。

表 3-2　临床常见热型的特点及临床意义

热型	特点	临床意义
稽留热	体温持续在 39～40 ℃以上，24 小时波动不超过 1 ℃，达数天或数周（图 3-1）	见于大叶性肺炎高热期、伤寒等
弛张热	体温在 39 ℃以上，24 小时内波动范围超过 2 ℃，但都在正常水平以上（图 3-2）	见于风湿热、败血症、化脓性感染等
间歇热	体温骤升达高峰后持续数小时，又迅速降至正常水平，无热期可持续 1 天至数天，高热期与无热期反复交替出现（图 3-3）	见于疟疾、急性肾盂肾炎等
回归热	体温骤升至 39 ℃以上，持续数天后又骤降至正常水平，数天后体温又骤升，如此高热期与无热期各持续若干天后规律性交替一次（图 3-4）	常见于回归热、霍奇金病等
波状热	体温逐渐上升达 39 ℃或以上，持续数天后又逐渐下降至正常水平，数天后体温又渐升高，如此高热期与无热期各持续数天后规律性交替，反复发生（图 3-5）	常见于布氏杆菌病
不规则热	体温曲线无一定规律	见于结核病、支气管炎、癌性发热等

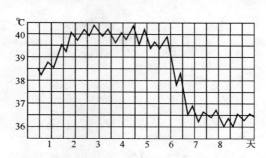

图 3-1　稽留热

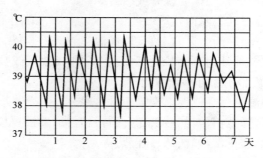

图 3-2　弛张热

第三章 常见症状评估

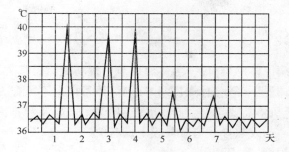

图 3-3 间歇热

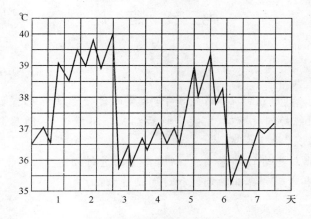

图 3-4 回归热

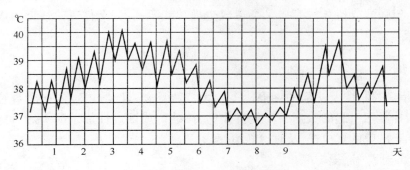

图 3-5 波状热

二、护理评估要点

1. 注意体温的生理变化。
2. 起病缓急、发热程度、热型。
3. 伴随症状　伴寒战见于肺炎球菌性肺炎、疟疾、败血症等。伴结膜出血见于流行性出血热、斑疹伤寒等。伴肝脾肿大者见于病毒性肝炎、白血病、淋巴瘤、疟疾等。伴皮疹见于麻疹、猩红热、药物过敏等。伴意识障碍：发热后昏迷者见于流行性脑脊髓膜炎、乙型脑炎、中毒性菌痢等；先昏迷后发热者，见于脑出血、巴比妥类药物中毒等。
4. 诊疗经过。
5. 身心反应　注意有无大量出汗导致脱水，有无食欲与体重下降、意识障碍，以及患者产生的焦虑、急躁、恐惧等情绪反应。

三、相关护理诊断

1. **体温过高** 与病原体感染有关;与体温调节中枢功能障碍有关。
2. **体液不足** 与体温下降期出汗过多和(或)液体量摄入不足有关。
3. **营养失调(低于机体需要量)** 与长期发热代谢率增高及营养物质摄入不足有关。
4. **口腔黏膜改变** 与发热导致口腔黏膜干燥有关。
5. **潜在并发症** 惊厥;意识障碍。

第二节 疼 痛

患者,男,56岁,有"胆道结石"病史3年,今晨进食一盘油炸元宵后,出现上腹部持续性疼痛,在单位诊所经静滴抗感染、解痉药物后症状仍不能缓解,随后到市医院就诊,门诊检查后以"急性胰腺炎"收住入院。

请思考:1. 评估该患者腹部疼痛时,从哪些方面进行描述?
2. 该患者腹部疼痛的病因和诱因是什么?

疼痛为临床上常见的症状,也是患者就诊的主要原因。疼痛对机体的正常生命活动具有保护作用,但强烈或持久的疼痛又会造成生理功能紊乱,甚至休克。常见的疼痛有头痛、胸痛和腹痛等。

一、头痛

头痛是指额、顶、颞及枕部的疼痛。多数无特殊意义,且经过良好,如全身感染发热时、过度疲劳、精神紧张引起的头痛。反复发作的、持续的或渐进性加重的头痛,可能是某些器质性疾病的信号,应认真检查、及时诊断治疗。

(一)病因与临床表现

1. 病因

(1)颅脑病变

1)颅内感染性疾病:急性脑膜炎、脑炎、脑脓肿等。
2)颅内血管性疾病:脑出血、蛛网膜下腔出血、脑血栓形成、高血压脑病以及脑血管畸形等。
3)颅内占位性疾病:脑肿瘤、颅内转移瘤、颅内囊虫病等。
4)颅脑外伤:脑震荡、脑挫裂伤、硬膜下血肿、颅内血肿等。
5)颅外疾病:颅底凹入症、颅骨肿瘤、三叉神经痛、枕神经痛。
6)其他:如偏头痛、丛集性头痛等。

(2)全身性疾病:急性感染、各种中毒、原发性高血压病、低血糖、肺性脑病、尿毒症等。

2. 临床表现

(1) 起病情况：突发急性头痛伴不同程度意识障碍多见于颅内血管性病变（如蛛网膜下腔出血）；亚急性头痛伴颅内压增高者多见于颅内占位性病变；长期反复发作头痛或搏动性头痛多见于偏头痛或神经症；青壮年慢性头痛多为紧张性头痛。

(2) 头痛部位：一侧颞部头痛多见于偏头痛、青光眼；额部头痛多见于副鼻窦炎、颅内压增高；头顶部疼痛见于神经官能症；枕颈部痛见于后颅凹病变、颈椎病、肌肉收缩性头痛；全头痛见于原发性高血压病、全身性或颅内感染性疾病等。

(3) 头痛程度：头痛的程度分为轻、中、重三种，但与病情轻重无平行关系。三叉神经痛、偏头痛及脑膜受刺激引起的头痛最为剧烈；脑肿瘤引起的疼痛多为中度或轻度。

(4) 头痛性质：搏动性头痛多为血管性，如偏头痛、高血压病等；电击样痛或刺痛见于各种神经痛；剧烈钝痛见于脑肿瘤、脑膜炎；有重压感、紧缩感或嵌夹样痛见于肌肉收缩性头痛。

(5) 头痛发生与持续时间：颅内占位性病变、鼻窦炎引起的头痛常发生在清晨；丛集性头痛常在晚间；女性偏头痛常与月经期有关；脑肿瘤性头痛多为持续性，伴长短不一的缓解期。

(6) 头痛加重及减轻因素：咳嗽、打喷嚏、颅内压增高等可致头痛加重；疲劳、睡眠不足可诱发偏头痛。

(二) 护理评估要点

1. 头痛的部位和性质。
2. 头痛发作的时间及起病缓急。
3. 影响头痛及加重、缓解的因素。
4. 诊疗经过　重点为实验室检查、头颅及颈椎 X 线摄片、脑 CT、脑血流图、脑血管造影及眼底检查结果；使用药物的种类、剂量、疗效等。
5. 伴随症状　伴发热常见于感染性疾病，伴剧烈呕吐提示颅内压增高，而头痛在呕吐后减轻者见于偏头痛，伴视力障碍见于青光眼或脑肿瘤，伴脑膜刺激征提示脑膜炎或蛛网膜下腔出血。伴眩晕多见于小脑肿瘤、椎-基底动脉供血不足等。慢性头痛突然加剧伴意识障碍者提示脑疝发生。
6. 身心反应　持续的头痛使患者产生焦虑、恐惧、食欲减退、注意力不集中、记忆力减退、失眠等，影响患者的学习和工作。

(三) 相关护理诊断

1. 疼痛：头痛　与原发性高血压有关；与脑肿瘤、脑膜炎引起颅内压增高有关。
2. 焦虑　与头痛未解除或反复发作有关。
3. 潜在并发症　颅内压增高；意识障碍。

二、胸痛

胸痛是由于胸壁或胸腔内脏的感觉神经纤维受到炎症、缺氧、肌张力改变等因素刺激以后而产生。一般由胸部疾病引起，少数由其他部位的病变所致。

(一) 病因与临床表现

1. 病因

(1) 胸壁疾病：皮下蜂窝织炎、带状疱疹、肌炎、非化脓性肋软骨炎、肋间神经炎、肋骨骨折等。

(2) 心血管疾病：心肌炎、心绞痛、急性心肌梗死、急性心包炎、肺梗死等。

(3) 呼吸系统疾病：胸膜炎、自发性气胸、肺炎、急性气管-支气管炎、肺癌等。

(4) 纵隔疾病：食管炎、食管癌。

(5) 其他疾病：膈下脓肿、肝脓肿、脾梗死等。

2. 临床表现

(1) 发病年龄：青壮年胸痛，应注意结核性胸膜炎、自发性气胸、心肌炎、心肌病、风湿性心瓣膜病；老年人应排除心绞痛、心肌梗死。

(2) 胸痛部位：心绞痛、心肌梗死以及食管癌疼痛部位多在胸骨后；胸膜炎、大叶性肺炎、肺癌疼痛部位多在患侧。

(3) 胸痛性质：带状疱疹呈刀割样痛或烧灼样，剧烈难忍；胸膜炎（纤维素性）呈尖锐刺痛或撕裂痛；心绞痛呈压榨性痛伴窒息感；心肌梗死疼痛呈突发压榨性，并有恐惧、濒死感。

(4) 持续时间：炎症、肿瘤、栓塞引起的疼痛为持续性疼痛；心绞痛发作一般持续3~5分钟，而心肌梗死疼痛时间可为数小时或更长。

(5) 影响因素：影响胸痛的因素很多，如心绞痛常发生在劳累、体力活动、精神紧张时，休息后可自行缓解；食管癌在进食时疼痛；胸膜炎患者患侧卧位时疼痛减轻，而在咳嗽、深呼吸时疼痛加剧等。

（二）护理评估要点

1. 胸痛的部位和性质。
2. 胸痛发作的时间及起病缓急。
3. 影响胸痛的诱因。
4. 诊疗经过　患者曾经做过哪些特殊检查如心电图、CT、实验室检查结果等，治疗效果如何。
5. 伴随症状　伴发热见于支气管炎、肺炎、胸膜炎等，伴呼吸困难可见于大叶性肺炎、自发性气胸、大量胸腔积液等，伴休克、心力衰竭见于心肌梗死、主动脉窦瘤破裂、大面积肺栓塞等。伴吞咽困难，提示食管疾病如食管癌、反流性食管炎等。
6. 身心反应　大叶性肺炎、大量胸腔积液、自发性气胸、大面积心肌梗死、肺梗死、主动脉瘤破裂等疾病可出现呼吸困难、血压下降、心力衰竭、心律失常等严重并发症，甚至危及患者生命，患者及其亲属易产生焦虑、恐惧等。

（三）相关护理诊断

1. 疼痛：胸痛　与心肌缺血有关；与胸膜炎症刺激有关。
2. 焦虑　与胸痛有关。
3. 恐惧　与剧烈疼痛有关。
4. 潜在并发症　休克；心律失常。

三、腹痛

腹痛是腹壁组织或腹腔内脏器的感觉神经纤维受到物理性或机械性、化学性刺激，经传入神经纤维将刺激传到大脑皮层，产生疼痛症状，多由腹部病变引起，亦可由胸部病变或全身性疾病引起。

（一）病因与临床表现

1. 病因

(1) 急性腹痛

1) 腹腔脏器炎症：如急性胃肠炎、急性胰腺炎、急性阑尾炎等。

2）空腔脏器梗阻或扩张：如肠梗阻、肠套叠、胆道蛔虫症、胆道结石、泌尿系结石等。

3）脏器扭转或破裂：如肠扭转、肠绞窄、卵巢囊肿蒂扭转、肝、脾破裂、异位妊娠破裂等。

4）腹膜炎症：多见于急性胃肠穿孔、自发性腹膜炎等。

5）腹内血管阻塞：如门静脉血栓形成等。

6）腹壁疾病：见于腹壁挫伤、脓肿、腹壁皮肤带状疱疹等。

7）胸腔疾病所致的腹部牵涉性痛：如肺炎、肺梗死、心绞痛、心肌梗死等。

8）全身性疾病所致的腹痛：如腹型过敏性紫癜、糖尿病酸中毒等。

（2）慢性腹痛

1）腹腔脏器慢性炎症：如反流性食管炎、慢性胃炎、慢性胆囊炎、溃疡型结肠炎等。

2）空腔脏器的张力变化：如胃肠痉挛。

3）消化性溃疡。

4）腹腔脏器梗阻：慢性肠梗阻。

5）脏器包膜牵张：如肝炎、肝癌所致的肝肿大等。

6）肿瘤压迫和浸润。

7）胃肠神经功能紊乱。

8）中毒与代谢障碍：如铅中毒、尿毒症。

2. 临床表现

（1）起病急缓：急性腹痛的共同特点是发病急、变化快、病情重。如胆绞痛、肾绞痛、脏器穿孔、破裂、扭转、绞窄等，多因暴饮暴食、剧烈运动、外伤等引起。

（2）腹痛部位：腹痛最先出现的部位往往是病变所在部位。如胆囊炎、胆绞痛位于右上腹；胃十二指肠溃疡多在中上腹偏左或偏右；脾梗死多见于左上腹痛；阑尾炎开始疼痛在中上腹部或其周围，以后转移并固定在右下腹部；急性心肌梗死、左侧大叶性肺炎也可表现为左上腹部疼痛。

（3）腹痛性质与程度：脏器穿孔常突然发生剧烈的刀割样痛；胆绞痛的特点是逐渐加剧、迅速达到高峰，患者辗转不安，大汗淋漓；蛔虫症的腹痛特点是间歇性钻顶样痛；持续性腹痛多见于脏器炎症。

（二）护理评估要点

1. 发病的年龄　婴幼儿中最常见的是肠套叠；嵌顿性腹股沟疝、蛔虫性肠梗阻也多发生在2～10岁的儿童；而急性阑尾炎、急性胰腺炎、胃十二指肠溃疡急性穿孔以青壮年多见；中老年发生肠梗阻伴血便、粪便形状改变则应考虑结肠癌等；已婚女性腹痛、阴道流血、有停经史应考虑异位妊娠破裂。

2. 既往病史。

3. 起病急缓、病因与诱因。

4. 腹痛部位、性质与程度。

5. 伴随症状　伴发热、寒战见于急性化脓性胆管炎、急性肾盂肾炎、肝脓肿等；急性腹痛伴黄疸见于急性胆囊炎、胆管结石、胆道蛔虫症等；黄疸逐渐加深且伴有慢性腹痛见于胰头癌、肝癌等。腹痛伴有休克可能是腹腔脏器发生破裂，如肝、脾破裂、异位妊娠破裂、急性胃肠穿孔、绞窄性肠梗阻；伴呕吐见于急性胃炎；伴腹泻见于消化吸收不良、肠道急、慢性炎症、慢性溃疡性结肠炎、肿瘤等。伴血尿见于泌尿系感染、结石、肿瘤等。

6. 诊疗经过。

7. 身心反应 剧烈腹痛可引起焦虑、愤怒、恐惧等情绪反应。

（三）相关护理诊断

1. 疼痛：腹痛 与腹腔脏器受炎症刺激、牵拉、缺血等有关。
2. 体温过高 与腹腔内脏器炎症等有关。
3. 体液不足 与呕吐、腹泻等体液丢失或液体入量不足有关。
4. 潜在并发症 休克。

第三节 咳嗽与咳痰

患者，男，16岁，雨后受凉出现咳嗽、咳痰伴发热，自服消炎药数天后咳嗽、咳痰仍无明显好转，遂到医院就治。体检：咽部红肿，两肺呼吸音粗，实验室检查：血 WBC 10×10^9/L，N0.90。

请思考：1. 该患者咳嗽、咳痰的护理要点有哪些？
2. 该患者的护理诊断有哪些？

咳嗽是一种保护性反射动作，呼吸道内的分泌物或进入气道内的异物可借咳嗽反射有效排出。咳痰（expectoration）是通过咳嗽动作将呼吸道内病理性分泌物排出口腔外的动作。通过咳嗽可以排出呼吸道内的分泌物或异物，起到保护作用，但剧烈、持久的咳嗽影响工作和休息，甚至引起呼吸道出血或自发性气胸等，则为病理状态。

一、病因与临床表现

（一）病因

1. 呼吸系统疾病 呼吸道各部位受到刺激性气体、异物、炎症、肿瘤、出血等刺激，均可以起咳嗽。
2. 胸膜疾病 见于各种类型的胸膜炎、气胸、胸膜穿刺受到刺激时。
3. 心血管系统疾病 各种病因所致的左心衰竭引起肺淤血、肺水肿时；或因右心及体循环静脉栓子脱落，或羊水、气栓、瘤栓引起肺栓塞时，肺泡与支气管内漏出物、渗出物，刺激肺泡壁及支气管黏膜而产生咳嗽与咳痰。
4. 中枢神经系统疾病 中枢神经病变如脑炎、脑膜炎可刺激大脑皮层或延髓咳嗽中枢引起咳嗽。

（二）临床表现

1. 咳嗽的性质 咳嗽无痰或痰量很少称干性咳嗽，见于急性支气管炎和胸膜炎初期、肺结核、支气管肺癌等。咳嗽伴有痰液称湿性咳嗽，见于慢性支气管炎、肺炎、肺脓肿、支气管扩张症、空洞型肺结核等。
2. 咳嗽的时间与规律

(1) 突然出现的发作性咳嗽，常见于吸入刺激性气体或异物、气管和支气管受到压迫等。
(2) 长期慢性咳嗽，多见于慢性呼吸道疾病，如慢性支气管炎、支气管扩张症、肺结核、慢性肺脓肿等。

(3) 夜间平卧位时出现剧烈咳嗽、咳痰,常见于肺结核、左心衰竭。

(4) 咳嗽与咳痰在清晨起床、体位改变时加剧,常见于支气管扩张症、肺脓肿。

3. 咳嗽的音色

(1) 咳嗽声音嘶哑,多见于喉炎、喉返神经麻痹、声带炎等。

(2) 金属音调咳嗽,见于淋巴瘤、纵隔肿瘤、支气管肺癌直接压迫气管等。

(3) 鸡鸣样咳嗽,见于百日咳。

(4) 咳嗽声音低微或无声,见于极度衰弱或声带麻痹者。

4. 痰的性状、颜色、量和气味

(1) 急性呼吸道炎症为浆液性或黏液性白色痰,后期可转为黄色。

(2) 肺淤血、肺水肿时为浆液性粉红色泡沫痰。典型的肺炎球菌肺炎痰液为铁锈色。

(3) 支气管扩张、肺脓肿为大量脓痰,静置后分层,上层为泡沫,中层为浆液或浆液脓性,下层为坏死组织。

(4) 当肺组织坏死或感染时痰有臭味,厌氧菌感染者有特殊的恶臭味。

二、护理评估要点

1. 既往病史或诱因。
2. 咳嗽的持续时间、性质、规律、音色及其与体位、睡眠的关系。
3. 能否有效咳嗽、咳痰。
4. 痰的性质、量、颜色、气味、黏稠度及与体位的关系。
5. 咳嗽对人体功能性健康形态的影响。
6. 伴随症状　伴发热、胸痛见于急、慢性气管炎、各种肺炎、支气管肺癌、胸膜炎、肺结核等;伴急性呼吸困难见于喉水肿、支气管异物、支气管哮喘急性发作等;逐渐加重的呼吸困难则见于慢性阻塞性肺气肿等。伴咯血见于肺结核、支气管扩张、支气管肺癌、二尖瓣狭窄等。伴杵状指(趾)见于支气管扩张、慢性肺脓肿、支气管肺癌、脓胸等。伴大量脓痰见于支气管扩张、肺脓肿等。伴哮鸣音见于支气管哮喘、慢性喘息性支气管炎、心源性哮喘、支气管肺癌。
7. 诊疗经过。
8. 身心反应　剧烈咳嗽可引起头痛、睡眠障碍、精神萎靡、食欲不振、疲劳、咯血,甚至发生自发性气胸等。慢性咳嗽、咳痰患者易产生焦虑、烦躁等情绪反应。

三、相关护理诊断

1. 清理呼吸道无效　与痰液黏稠有关;与极度衰竭、咳嗽无力有关。
2. 活动无耐力　与长期频繁咳嗽、营养摄入不足有关。
3. 睡眠形态紊乱　与夜间频繁咳嗽影响睡眠有关。
4. 知识缺乏　缺乏吸烟对健康危害性的认识。
5. 潜在并发症　自发性气胸。

第四节 咯 血

患者，女，16岁，平时体质较差，近一个月来发现咳嗽、咳痰，痰中常带有血丝，并伴有乏力、盗汗、午后低热、食欲减退、消瘦等表现。门诊做痰结核菌培养阳性，X光片提示左肺锁骨上下区有浸润性渗出影像。诊断为"肺结核"。

请思考：1. 评估咯血患者时，有哪些注意要点？

2. 咯血易出现哪些并发症？

咯血是指喉部及喉以下呼吸道和肺组织的出血，血液经咳嗽由口腔排出的现象。咯血量的多少与疾病的严重程度并不完全一致。咯血首先应与鼻咽部出血、口腔出血及呕血鉴别。

一、病因与临床表现

（一）病因

1. **呼吸系统疾病** 为咯血最常见的原因。包括：

（1）支气管疾病：常见有支气管扩张、支气管肺癌、支气管结核、慢性支气管炎等。

（2）肺部疾病：常见有肺结核、肺炎、肺脓肿等。在我国肺结核是咯血最常见的原因。

2. **心血管疾病** 较常见的是风湿性心脏病二尖瓣狭窄。原发性肺动脉高压和某些先天性心脏病如房间隔缺损、动脉导管未闭以及肺血管炎等，均可发生咯血。

3. **全身性疾病** 包括：

（1）血液病：如血小板减少性紫癜、再生障碍性贫血、白血病等。

（2）急性传染性疾病：如流行性出血热、钩端螺旋体病等。

（3）其他：如系统性红斑狼疮、结节性多动脉炎、气管或支气管子宫内膜异位症等，均可引起咯血。

（二）临床表现

1. **年龄** 青壮年咯血多见于肺结核、支气管扩张、风湿性心脏病二尖瓣狭窄等；40岁以上有长期大量吸烟时，需要高度警惕支气管肺癌。

2. **咯血量不同表现不同**

（1）少量咯血：每日咯血量在100 ml以内，可仅表现为痰中带血。

（2）中等量咯血：每日咯血量100～500 ml，咯血前可有喉痒、胸闷、咳嗽等先兆症状，血多为鲜红色。

（3）大咯血：每日咯血量达500 ml以上，或一次咯血300 ml以上，常表现为咳出满口血液或短时间内咯血不止，伴有呼吸急促、脉速、出冷汗、面色苍白和恐惧感。

3. **血的颜色和性状** 肺结核、支气管扩张、血液系统疾病出现的咯血常呈鲜红色；左心衰所致咯血呈粉红色泡沫样；肺栓塞引起的咯血呈黏稠暗红色。

4. **并发症** 大咯血者可产生各种并发症，常见的有：

(1) 窒息:若大咯血患者出现咯血不畅、胸闷气促、表情紧张、呼吸减弱或痰鸣音消失,往往为窒息的先兆;若出现表情恐怖、张口瞪目、双手乱抓、大汗淋漓、面色青紫,意识丧失等表现,则提示已经发生窒息。窒息是咯血最严重的并发症,若抢救不及时常危及生命。

(2) 失血性休克:咯血后出现脉搏增快、血压下降、四肢湿冷、烦躁不安、少尿、意识障碍等低血容量休克的表现。

二、护理评估要点

1. 病因或诱因。
2. 鉴别咯血与呕血 咯血与呕血的鉴别见表3-3。

表3-3 咯血与呕血的鉴别

	咯血	呕血
病因	肺结核、支气管肺癌、支气管扩张、风湿性心脏病、肺脓肿、肺炎	消化性溃疡、肝硬化、急性糜烂出血性胃炎、胆道疾病
出血前症状	喉部痒感、胸闷、咳嗽等	上腹部不适、恶心、呕吐等
出血方式	咳出	呕出,可呈喷射状
血的颜色	鲜红	棕褐或暗红,偶尔鲜红
血中混有物	痰、泡沫	食物残渣、胃液
酸碱反应	碱性	酸性
有无黑便	无,咽下血液时有	有,呕血停止后仍持续数日
出血后症状	常有血痰数日	无血痰

3. 咯血量、血色和性状。
4. 有无并发症。
5. 伴随症状 伴发热见于肺炎球菌性肺炎、葡萄球菌性肺炎、肺炎杆菌肺炎、肺脓肿、肺结核、流行性出血热等。伴胸痛见于肺梗死、支气管肺癌等。伴咳脓痰见于支气管扩张、肺脓肿、肺结核空洞继发感染。伴皮肤黏膜出血见于出血性疾病如再生障碍性贫血、特发性血小板减少性紫癜、肺出血性钩端螺旋体病、流行性出血热等。伴黄疸可见于肺梗死、钩端螺旋体病等。
6. 身心反应 咯血患者均有不同程度的焦虑与恐惧。大咯血因恐惧、失血引起交感神经兴奋性增高,出现心率加快、血压升高、呼吸浅快、皮肤潮红或苍白、出冷汗等。

三、相关护理诊断

1. 体液不足 与大量咯血所致循环血量不足有关。
2. 焦虑 与咯血不止有关。
3. 恐惧 与大量咯血有关。
4. 潜在并发症 窒息;失血性休克。

第五节 呼吸困难

患者,男,66岁,有"慢性阻塞性肺气肿"病史10年,3天前因呼吸道感染病情加重,来我院就治,入院体检:慢性病容,端坐体位,口唇青紫,桶状胸,胸廓活动度减弱,肺部叩诊过清音,听诊两肺呼吸音减弱,双下肺闻及湿啰音。实验室检查:血常规提示 WBC $12×10^9$/L,N0.80。

请思考:1. 评估该患者时,如何描述呼吸困难的特征?
2. 呼吸困难如何分度?

呼吸困难(dyspnea)是指患者主观上感到空气不足、呼吸费力,客观上表现为呼吸用力,并伴有呼吸频率、深度与节律的异常,重者出现端坐呼吸、鼻翼煽动、发绀等表现。严重时可危及患者的生命。

一、病因与临床表现

（一）病因

1. 呼吸系统疾病

（1）呼吸道阻塞:支气管哮喘、慢性阻塞性肺疾病、支气管炎症、肿瘤或异物引起的狭窄或阻塞。

（2）肺部疾病:如大叶性肺炎、肺结核、肺淤血、肺水肿、肺脓肿、肺不张等。

（3）胸廓、胸膜疾病:如胸廓外伤、严重胸廓畸形、自发性气胸、大量胸腔积液等。

（4）神经肌肉疾病:如脊髓灰质炎、急性多发性神经根神经炎、重症肌无力、药物所致呼吸肌麻痹等。

（5）膈运动障碍:如膈麻痹、胃肠胀气、大量腹水、腹腔巨大肿瘤等。

2. 循环系统疾病　各种原因所致的心力衰竭、心包压塞、原发性肺动脉高压和肺栓塞等。

3. 中毒　如尿毒症、糖尿病酮症酸中毒、急性中毒等。

4. 血液系统疾病　重度贫血、高铁血红蛋白血症和硫化血红蛋白血症等。

5. 神经精神因素　如颅脑外伤、脑出血、脑肿瘤、脑及脑膜炎所致呼吸中枢功能障碍;精神因素所致癔症性呼吸困难等。

（二）临床表现

1. 肺源性呼吸困难　临床上分为三种类型,见表3-4。

表 3-4　肺源性呼吸困难类型

类型	特点	病因
吸气性呼吸困难	吸气显著困难，吸气时相延长，严重者可出现胸骨上窝、锁骨上窝、肋间隙明显凹陷，称为"三凹征"，常伴有干咳及高音调吸气性喘鸣音	各种原因所致的喉、气管、大支气管狭窄与梗阻
呼气性呼吸困难	呼气费力、呼气时间明显延长，常伴有干性啰音	见于支气管哮喘、喘息性慢性支气管炎、慢性阻塞性肺气肿等
混合性呼吸困难	吸气与呼气均感费力	见于重症肺炎、弥漫性肺间质纤维化、大面积肺不张、大量胸腔积液、气胸等

2. 心源性呼吸困难　可由于左心、右心或全心衰竭引起，以左心衰竭所致呼吸困难较为多见。心源性呼吸困难的临床特点见表 3-5。

表 3-5　心源性呼吸困难临床特点

心源性呼吸困难类型	临床特点
劳力性呼吸困难	呼吸困难于活动时出现或加重，休息后减轻或缓解
夜间阵发性呼吸困难	患者常于熟睡中突感胸闷憋气惊醒，被迫坐起，轻者数分钟后症状减轻、缓解；重者高度气喘、面色青紫、大汗、伴有哮鸣音、咳粉红色泡沫痰，两肺部可闻及广泛湿性啰音，心率增快，此种呼吸困难又称为"心源性哮喘"
端坐呼吸	平卧时加重，坐位时减轻，重者常被迫采取半坐位或端坐位呼吸

3. 中毒性呼吸困难　见于代谢性酸中毒、急性感染及吗啡、巴比妥类药物、有机磷杀虫药中毒等。代谢性酸中毒时呼吸深长而规则，可伴有鼾声，称为酸中毒大呼吸。急性感染时，由于体温升高和毒性代谢产物刺激呼吸中枢，使呼吸频率增快。吗啡、巴比妥类药物、有机磷杀虫药中毒等由于呼吸中枢抑制，呼吸浅慢，常有呼吸节律异常。

4. 血源性呼吸困难　见于中、重度贫血、高铁血红蛋白血症或硫化血红蛋白血症等，使红细胞携氧减少，血氧含量降低而引起呼吸困难。其特点为呼吸加速，心率也增快。

5. 精神神经性呼吸困难　重症颅脑疾病如脑外伤、脑出血、脑炎、脑肿瘤等，因脑水肿、颅内压增高使呼吸中枢受损，呼吸变深变慢，并常有呼吸节律的异常。癔症可出现发作性呼吸困难。其特点为呼吸浅快，1 分钟可达 60～100 次，并常因通气过度而发生呼吸性碱中毒，出现口周、肢体麻木和手足搐搦。癔症性呼吸困难与器质性病变引起的呼吸困难不同，主要是癔症性受暗示影响较大。

二、护理评估要点

1. 原发疾病史和诱因。
2. 呼吸困难的特点、严重程度及对日常生活活动的影响。根据患者日常生活能力、体力活动与呼吸困难的关系，将呼吸困难的程度分为Ⅰ～Ⅴ度，见表 3-6。

表3-6 呼吸困难程度评估

呼吸困难程度		日常生活自理能力
Ⅰ度	日常活动无不适,中、重体力活动时出现气促	正常,无气促
Ⅱ度	与同龄健康人平地行走无气促,登高或上楼时出现气促	满意,有轻度气促,但日常生活可自理,不需要帮助或中间停顿
Ⅲ度	与同龄健康人以同等速度行走时呼吸困难	尚可,有中度气促,日常生活可自理,但必须停下来喘气,费时、费力
Ⅳ度	以自己的步速平地行走100 m或数分钟有呼吸困难	差,有显著呼吸困难,日常生活自理能力下降,需部分帮助
Ⅴ度	洗脸、穿衣甚至休息时也有呼吸困难	困难,日常生活不能自理,完全需要帮助

3. 诊疗经过　重点为有否使用氧疗及其浓度、流量、疗效。

4. 伴随症状　伴发热见于感染性疾病如肺炎、肺脓肿、肺结核等。伴哮鸣音见于支气管哮喘、左心衰导致的心源性哮喘。伴胸痛见于急性喉水肿、气管异物、自发性气胸、肺梗死、急性心肌梗死。伴咳嗽、咳痰见于慢性阻塞性肺气肿并发感染、支气管扩张症、肺结核空洞、肺癌性空洞继发感染等。伴呼气有刺激性大蒜味常见于有机磷中毒;烂苹果味常见于糖尿病酮症酸中毒;氨味则见于尿毒症;腥味见于肝性脑病。伴昏迷见于脑部疾病、肺性脑病、尿毒症、糖尿病酮症酸中毒昏迷、急性有机磷中毒、安眠药中毒等。

5. 身心反应　注意有无体温、脉搏、呼吸、血压改变,有无发绀、语言困难、活动与运动形态改变、呼气有无特殊异味等。严重呼吸困难者,可影响患者学习、工作和社会活动,出现焦虑、紧张不安或挫折感,甚至产生恐惧和濒死感。

三、相关护理诊断

1. 气体交换受损　与心肺功能不全、肺部感染等引起有效肺组织减少、肺弹性减退等有关。

2. 低效性呼吸形态　与上呼吸道梗阻有关;与心肺功能不全有关。

3. 活动无耐力　与呼吸困难所致的能量消耗增加和缺氧有关。

4. 语言沟通障碍　与严重喘息有关。

第六节　发　绀

患者,男,15岁,有"心脏病"病史10年,因受凉引起上呼吸道感染,自述"全身无力、咳嗽、呼吸不畅,胸闷气促"来我院就治,入院体检:二尖瓣病容,端坐体位,口唇青紫,听诊两肺闻及湿啰音。心尖部听到舒张期隆隆样杂音。实验室检查:血常规提示白细胞计数$10×10^9/L$,中性粒细胞0.80。

请思考:1. 该患者发绀的原因是什么?
　　　　2. 该患者发绀有哪些特点?

发绀又称紫绀,是指血液中还原血红蛋白增多(>50 g/L)或存在异常血红蛋白,使皮肤黏膜呈青紫色改变的现象。一般多发生在皮肤较薄、色素较少和毛细血管较丰富的部位,如口唇、指(趾)端、甲床、鼻尖、耳郭等。

一、病因与临床表现

(一)病因

1. **血液中还原血红蛋白增多**

(1) 中心性发绀:由心、肺疾病所致。一般可分为:

①肺源性发绀:可见于各种呼吸系统疾病,如重症肺炎、慢性阻塞性肺气肿、肺纤维化、大量胸腔积液、气胸等。由于呼吸功能衰竭、肺通气或换气功能障碍,使循环血液中还原血红蛋白增多而引起皮肤、黏膜发绀。

②心源性发绀:多见于发绀型先天性心脏病,如法洛四联症等。由于大血管间存在异常通道,部分静脉血未通过肺的氧合作用即进入体循环血中,使血循环血中还原血红蛋白增加而致皮肤黏膜发绀。临床上也可见于左心衰竭等。

(2) 周围性发绀:由于周围循环障碍所致。

①周围淤血:见于右心功能不全、慢性大量心包积液或缩窄性心包炎等,导致体循环静脉淤血、周围血流缓慢,氧在组织中消耗过多而致还原血红蛋白增多,使皮肤黏膜发绀。

②动脉系缺血:见于引起心排出量减少的疾病或局部血流障碍性疾病,如严重休克、血栓闭塞性脉管炎、雷诺病等。由于血管收缩或缺血,导致皮肤黏膜发绀。

(3) 混合性发绀:上述两种类型发绀并存称混合性发绀。多见于右心功能不全,因血液在肺内淤滞导致血液氧合不足及周围血流缓慢,毛细血管内耗氧过量而致皮肤黏膜发绀。

2. **血液中存在异常血红蛋白衍生物**

(1) 高铁血红蛋白血症:药物或化学物质中毒(如伯氨喹啉、亚硝酸盐、磺胺类等中毒)或进食大量含有亚硝酸盐的变质蔬菜。由于血红蛋白分子的二价铁被三价铁取代,导致高铁血红蛋白血症而致皮肤黏膜发绀。

(2) 硫化血红蛋白血症:上述可致高铁血红蛋白血症的药物或化学物质引起高铁血红蛋白血症,如同时有便秘或服用硫化物,可生成硫化血红蛋白血症而导致皮肤黏膜发绀。

(二)临床表现

1. **中心性发绀** 表现为全身性,除四肢及颜面外,也累积躯干和黏膜皮肤,发绀部位的皮肤是温暖的。

2. **周围性发绀** 发绀常出现于肢体的末端、末梢与下垂部位。发绀部位的皮肤是凉的,经按摩或加温,皮肤转暖后发绀可缓解。

3. **混合性发绀** 中心性发绀与周围性发绀的特点同时存在。可见于右心功能不全等。

二、护理评估要点

1. **发绀的严重程度** 发绀的程度与体表毛细血管的状态、皮肤厚薄、色素沉着、红细胞含量等有关。严重贫血(血红蛋白<60 g/L)时,虽有组织严重缺氧,发绀可不明显。有明显发绀而不伴呼吸困难者,提示有高铁血红蛋白血症或硫化血红蛋白血症。

2. **评估发绀的类型** 中心性发绀和周围性发绀的不同见表3-7。

表 3-7 中心性发绀和周围性发绀的区别

	中心性发绀	周围性发绀
发生部位	全身性	四肢末梢
皮肤温度	温暖	冰冷
按摩或加温后是否消失	不消失	消失
常见病因	呼吸道阻塞、肺部疾病、胸膜疾病、先天性心脏病	右心衰竭、缩窄性心包炎、严重休克、雷诺病等

3. 伴随症状　伴呼吸困难见于重症心、肺疾病、大量胸腔积液、气胸等。伴意识障碍见于休克、急性肺部感染或急性心功能不全、某些药物或化学物质中毒等。伴杵状指（趾）见于发绀型先天性心脏病及某些慢性肺部疾病。

4. 身心反应　急性缺氧患者往往先有兴奋、欣快感、定向力下降，继而有运动不协调、头痛、无力等；慢性缺氧患者则有易疲劳、嗜睡、注意力不集中、精神恍惚等表现。严重缺氧可致烦躁不安、惊厥、昏迷甚至死亡。

三、相关护理诊断

1. 活动无耐力　与心肺功能不全致组织缺血缺氧有关。
2. 气体交换受损　与心功能不全致肺淤血有关；与肺部疾病致肺泡通气、换气、弥散功能障碍有关。
3. 低效性呼吸形态　与呼吸系统疾病致肺弹性减退及肺泡通气、换气、弥散功能障碍有关。

第七节　心　悸

患者，女，47 岁，自述"心慌、心前区不适"就诊，体检：心率 110 次/分，心律不齐，心音强弱不等，无杂音，脉率 70 次/分。心电图提示：房颤。

请思考：1. 心悸的原因有哪些？
　　　　2. 心悸的护理评估要点？

心悸（palpitation）是指患者能够感觉到自己心脏的跳动且伴有不适和心慌的感觉。心脏跳动频率的异常、节律的改变以及搏动的增强都会引起心悸，部分患者心跳正常的情况下也可出现心悸表现。

一、病因与临床表现

（一）病因

1. 心律失常

（1）心动过速：窦性心动过速、阵发性室性或室上性心动过速都可引起心悸。

（2）心动过缓：窦性心动过缓、病窦综合征或二、三度房室传导阻滞患者均会有心悸表现。

(3) 其他心律失常：期前收缩、心房扑动或颤动等患者，由于心脏跳动不规则或有一定的间歇期，使患者感觉到心悸。

2. 心脏跳动增强　生理性和病理性的心跳增强均会引起心悸表现。

(1) 生理性：剧烈运动、精神紧张、饮酒、喝浓茶、咖啡等，应用某些药物如肾上腺素、阿托品、甲状腺素片等也可有心悸表现。

(2) 病理性：心室肥大患者、甲状腺功能亢进症、严重贫血、发热的患者、低血糖症常伴有心悸表现。

3. 心脏神经症　心脏并无器质性改变，由自主神经功能紊乱引起。多见于青年女性。发病多与焦虑、精神紧张、情绪激动等精神因素有关。

（二）临床表现

心悸的特点：主要表现为患者自觉心跳或心慌或不适感。正常人一般感觉不到心脏的跳动，当自己能够明显感到心脏在跳动时，即可判定为心悸。也有部分患者有心脏停止跳动的感觉或心前区有振动感，常常于紧张、焦虑、注意力集中时有感觉。心悸严重时可影响到工作和学习，心悸的严重程度不一定与器质性心脏病的病情成正相关。

二、护理评估要点

1. 病史及相关因素　了解心悸的病因和诱发因素。引起心悸的相关疾病的发病时间、病情轻重程度、疾病的诊疗过程、用药情况等。有无诱发病情加重的因素存在。

2. 心悸的特点　了解心悸发生的时间、频率、间隔的时间、程度、缓解情况等，发作时患者的主观感受及对身体状况的影响情况。

3. 伴随症状　了解有无呼吸困难、心前区疼痛、乏力、发热、晕厥、睡眠障碍、多梦、消瘦等伴随症状存在。

4. 身心反应　观察发病时心率的改变，节律有无异常，观察血压、呼吸的变化情况。

三、相关护理诊断

1. 活动无耐力　与心悸发生时心脏的不适感或心排血量的减少有关。
2. 舒适性改变：心慌　与发作时患者的不适感和心理变化有关。
2. 恐惧　与初发患者心脏功能状态的改变有关。
3. 潜在并发症　心力衰竭。

第八节　水　肿

案　例

患者，男，64岁，有"高血压"病史20年，合并"心力衰竭"3年，近5天因呼吸道感染病情加重，来医院就治。入院体检：慢性病容，端坐体位，口唇青紫，听诊两肺闻及湿啰音，双下肢凹陷性水肿，脚踝部明显。血压160/120 mmHg。

请思考：1. 评估该患者时，如何描述水肿的特征？
　　　　2. 心源性水肿与肾源性水肿有何不同？

水肿(edema)是指人体组织间隙有过多的液体积聚使组织肿胀。可分为全身性水肿与局限性水肿。发生于体腔内时称积液,如胸腔积液、腹腔积液等。

一、病因与临床表现

正常人血管内的液体不断从毛细血管小动脉端滤至组织间隙,成为组织液,组织液又不断被毛细血管小静脉端回吸收至血管中,二者保持动态平衡,所以正常情况下不发生水肿。维持这种平衡的主要因素是:

(1) 毛细血管内静水压。
(2) 血浆胶体渗透压。
(3) 组织间隙机械压力(组织压)。
(4) 正常的淋巴回流等。

当上述因素发生障碍时,即可引起组织间液生成过多或吸收过少而形成水肿。产生水肿的主要因素为:

(1) 钠水潴留,如继发性醛固酮增多症等。
(2) 毛细血管静水压升高,如右心功能不全等。
(3) 毛细血管通透性增高,如局部炎症、过敏所致的神经性水肿等。
(4) 血浆胶体渗透压降低,如血清清蛋白减少。
(5) 淋巴回流受阻,如丝虫病等。

1. 全身性水肿　不同原因引起的全身性水肿临床特点见表3-8。

表3-8　各种全身性水肿的临床特点及临床意义

名称	临床特点	临床意义
心源性水肿	水肿最先发生于人体的低垂部位,休息后减轻或消失。立位时以下肢尤以踝部较明显,长期卧床者水肿首先出现于腰骶部及外阴部,重时呈全身性并可伴胸水、腹水	见于右心功能不全等
肝源性水肿	水肿发生缓慢,首先出现于踝部,逐渐向上蔓延,严重时伴有腹水,也可有胸水	见于各种类型的肝硬化,急性肝坏死等
肾源性水肿	先发生于颜面部,多在早晨起床时发现眼睑、颜面部水肿,以后逐渐发展至全身	见于各型肾炎及肾病
营养不良性水肿	水肿发生前常有消瘦、贫血等,水肿常从下肢开始,逐渐蔓延全身	见于各种营养不良、慢性消耗性疾病等
其他原因所致的全身性水肿	黏液性水肿为非凹陷性水肿;经前期综合征常于月经前7~10天出现,月经后逐渐消退;特发性水肿多见于女性,水肿下午出现,晨起消退,周期性发作	见于甲状腺功能减退症、经前期紧张综合征、特发性水肿等

2. 局限性水肿　见于局部炎症(疖、痈、蜂窝织炎等)、淋巴回流受阻(丝虫病等)、静脉炎等。

(1) 局部炎症:多有局部红、肿、热、痛等。如皮肤疖、蜂窝织炎等。

(2) 局部静脉回流受阻:有下肢疼痛、静脉曲张、皮肤色素沉着等特点。如血栓性静脉炎、肢体静脉血栓形成、下肢静脉曲张等。

(3) 淋巴回流受阻引起的水肿:单侧下肢多见,临床上以象皮肿,局部皮肤粗糙、增厚为特点。

(4) 血管神经性水肿:特征为水肿部位皮肤苍白而硬,但有弹性,无疼痛,多发生于面部、口唇等。

二、护理评估要点

1. 水肿的病因及诱因　既往有无心、肝、肾、内分泌代谢性疾病病史,有无营养不良、应用激素等。注意水肿与月经及妊娠、药物、饮食的关系。

2. 评估水肿的程度　详见第四章第三节内容。

3. 伴随症状　伴有呼吸困难、发绀提示由于心脏病、上腔静脉阻塞综合征等所致,伴肝肿大见于肝源性、心源性水肿。如同时伴有颈静脉怒张、肝颈静脉反流征阳性,则为心源性水肿。伴有高血压、蛋白尿、管型尿者多见于肾源性水肿。伴有消瘦、体重减轻者见于营养不良。

4. 身心反应　注意观测体重、腹围、脉搏、呼吸、血压、体位等。仔细检查严重水肿患者的皮肤有无水疱、破溃及继发感染。重度全身水肿易伴有腹水、胸水,影响呼吸,患者有时不能平卧睡眠,产生烦躁不安、焦虑。

三、相关护理诊断

1. 体液过多　与右心功能不全致体循环淤血有关;与肾脏疾病所致水、钠潴留有关。

2. 有皮肤完整性受损的危险　与水肿所致组织细胞营养不良有关。

3. 活动无耐力　与大量腹水、胸水所致呼吸困难有关。

4. 潜在并发症　压疮、急性肺水肿。

第九节　恶心与呕吐

患者,男,26岁,2小时前在路边摊点进食两碗凉皮后出现恶心、呕吐,呕吐物为胃内容物,吐后症状稍缓解,仍感觉上腹部不适,疼痛,半小时前出现腹泻,共两次,为水样便。

请思考:1. 评估该患者时,如何描述呕吐的特点?
　　　　2. 中枢性呕吐与反射性呕吐有何不同?

恶心是上腹部不适、紧张欲吐的感觉,常是呕吐的先兆表现。呕吐是通过胃的强力收缩将胃内或部分小肠内的内容物经食管、口腔快速排出体外的过程。呕吐可排出胃内的有毒物质,是一种保护性动作,但剧烈、持久的呕吐会引起水、电解质、酸碱平衡失调,甚至导致营养不良。

一、病因与临床表现

（一）病因

1. 反射性呕吐

（1）咽部受到刺激：常见于咽部炎症、吸烟、剧烈咳嗽对咽部的刺激。

（2）胃、十二指肠疾病：见于急、慢性胃肠炎、消化性溃疡、幽门梗阻、功能性消化不良、急性胃扩张等。

（3）肠道疾病：见于急性阑尾炎、肠梗阻等。

（4）肝、胆、胰腺病变：见于肝炎、肝硬化、胆囊炎、急性胰腺炎等疾病。

（5）其他：急性腹膜炎、异位妊娠、青光眼、屈光不正等也可引起恶心、呕吐。

2. 中枢性呕吐

（1）神经系统疾病：见于颅内感染、颅内肿瘤、急性脑血管病变、颅脑外伤、癫痫持续状态等。

（2）全身性疾病：见于尿毒症、肝性脑病、糖尿病酮症酸中毒、甲状腺危象、低钠血症等。

（3）药物：如抗癌药、洋地黄、吗啡等。

（4）中毒：见于乙醇中毒、重金属中毒、一氧化碳、有机磷农药中毒。

（5）精神因素：见于胃神经症、癔症、神经性厌食症。

3. 前庭功能障碍性呕吐　见于梅尼埃病、晕动病等。

（二）临床表现

1. 呕吐的时间　妇女妊娠呕吐常在早晨，幽门梗阻患者常在晚上或夜间发生，呕吐大量酸性发酵宿食。梅尼埃病呕吐多在头部位置改变时发生；晕动病常在乘车、乘船时出现。

2. 呕吐的性质　胃源性引起的反射性呕吐常有恶心先兆，吐后即感轻松；中枢性呕吐无恶心先兆，呈喷射性，吐后不感轻松。

3. 呕吐与进食的关系　餐中或餐后即刻呕吐者，可能为幽门管溃疡或精神性呕吐；餐后较久或数餐后呕吐，见于幽门梗阻；餐后近期呕吐，特别是集体发病者，多由食物中毒所致。

4. 呕吐物的性质　呕吐物含大量胆汁说明梗阻平面在十二指肠以下；呕吐物为咖啡色提示上消化道出血，呕吐物带粪臭味提示低位肠梗阻；呕吐物有酒味见于乙醇中毒，有大蒜味见于有机磷农药中毒。

二、护理评估要点

1. 呕吐的特点　了解呕吐发生的时间、发作的频次、严重程度、呕吐的性质、呕吐与进食的关系；了解呕吐物的量、性状、气味、颜色等。

2. 伴随症状　了解是否伴有腹痛、腹泻、腹胀、消化不良、黄疸等消化道症状；是否伴有发热、营养不良、消瘦等全身症状；了解有无头痛、眩晕、耳鸣、眼球震颤、意识障碍等神经系统症状。

3. 可能的病因和发作的诱因　询问有关病史，结合呕吐的特点、伴随症状等分析呕吐是反射性的还是中枢性的呕吐；诱发和加重的因素，如体位、进食状况、用药情况、精神因素、咽部刺激等。

4. 身心反应　应注意观察和记录呕吐的次数、量及患者饮食、进水情况；长期频繁呕吐者还应评估患者有无水、电解质、酸碱平衡紊乱情况，有无营养不良的表现；观察患者有无呛咳、呼吸道通畅情况。长期、频繁呕吐可使患者产生紧张、烦躁、恐惧等心理改变。

三、相关护理诊断

1. 舒适性改变 与恶心、呕吐反复发生并伴有腹痛、腹泻等改变有关。
2. 体液不足或有体液不足的危险 与反复呕吐引起体液丢失、摄入减少有关。
3. 营养失调：低于机体需要量 与长期呕吐丢失和营养摄入不足有关。
4. 潜在并发症 水、电解质、酸碱平衡紊乱；窒息。

第十节 呕血与便血

> **案例**
>
> 患者，男，46岁，有"肝硬化"病史5年，中午饮酒后出现上腹部嘈杂不适，由家人扶持回家休息，半小时后起床呕吐两次，呕吐物为咖啡色，量约600 ml。入院前1小时解黑色便一次，量约300 g。入院体检：肝病面容，贫血貌，腹部膨隆，移动性浊音阳性，肠鸣音9次/分，实验室检查：血血红蛋白100 g/L，红细胞计数 $3.0×10^{12}/L$。
>
> 请思考：1. 呕血原因有哪些？
> 　　　　2. 呕血的护理评估要点？

呕血是指上消化道（屈氏韧带以上的消化器官，包括食管、胃、十二指肠、肝、胆、胰等）出血，血液经口腔呕出的现象。便血是消化道出血时血液自肛门排出的现象。血便可呈鲜红、暗红或黑色。黑色粪便主要见于上消化道出血，主要是血液中的铁与肠道内的硫化物结合形成硫化铁所致，由于黑便附有黏液而发亮，类似柏油，又称柏油样便。少量出血可不造成粪便颜色改变。

一、病因与临床表现

（一）病因

1. 上消化道疾病

（1）食管疾病：食管炎、食管癌、贲门黏膜撕裂症等。

（2）胃、十二指肠疾病：消化性溃疡、急性胃、十二指肠黏膜炎症、胃癌、胃黏膜脱垂症等。

（3）肝、胆道疾病：肝硬化引起的食管、胃底静脉曲张破裂出血、肝癌、胆道结石、胆囊癌、胆管癌等。

（4）胰腺疾病：胰腺癌、急、慢性胰腺炎、胰腺脓肿等。

2. 下消化道疾病

（1）小肠疾病：急性出血坏死性肠炎、肠结核、钩虫病、小肠肿瘤、肠套叠等。

（2）结肠疾病：急性细菌性痢疾、阿米巴痢疾、溃疡性结肠炎、结肠息肉、结肠癌等。

（3）直肠肛管疾病：直肠肛管损伤、直肠息肉、直肠癌、痔、肛裂等。

3. 全身性疾病 白血病、血友病、血小板减少性紫癜、维生素C缺乏症等。

（二）临床表现

1. 上消化道出血

（1）呕血与黑便：呕血常伴有黑便。如上消化道出血量大、速度快，通常胃内储留血量达 250 ml 以上时，可引起呕血与黑便；如出血量小，出血速度缓慢，可仅有黑便而无呕血，每日出血量超过 50 ml 时，可有黑便；每日出血量在 5 ml 以上时，可有粪便隐血试验阳性。呕血前患者常有上腹部不适、恶心，随后呕吐出血性胃内容物。呕出内容物的颜色取决于出血量的多少及血液在胃内停留的时间，若出血量少或在胃内停留时间长，由于血红蛋白与胃酸结合形成酸化正铁血红蛋白，呕吐物可为咖啡渣样棕褐色；若出血速度快或出血量大时，血液在胃内停留时间短即呕出，呕吐物也可呈暗红色或鲜红色。

（2）失血性休克：若出血量超过血容量的 30% 以上时，有急性周围循环衰竭的表现，如神志不清、脉搏细弱、血压下降、尿量减少、呼吸急促等休克表现。

（3）其他：大量呕血可出现氮质血症、发热等。

2. 下消化道出血 下消化道出血通常不伴有呕血，以慢性便血为主。血便的色泽取决于出血的部位、出血量及血液在肠管内停留的时间。小肠出血时，如血液在小肠内停留时间长，可呈黑色；当小肠出血量多，排出较快时，则血便呈暗红色或鲜红色；结肠与直肠出血，大便呈暗红或鲜红；肛门出血，血便多呈鲜红色附在粪便表面或伴有便后滴血。

二、护理评估要点

1. 确定是否为消化道出血 首先排除口、鼻腔、咽喉部位出血及咯血吞咽后再呕出等情况。此外，进食大量动物血、肝，服用铋剂、铁剂、中药等也可使粪便发黑。

2. 出血量的判断 出血量的判断见表 3-9。

表 3-9 出血量的判断

出血程度 （占总量之比%）	出血量 （ml）	症状	血压	脉搏 （次/分）	尿量
轻度（10～15）	<500	头晕、畏寒、皮肤苍白	正常	<100	减少
中度（20 以上）	800～1 000	口干、心悸、冷汗、烦躁不安等	下降	100～110	明显减少
重度（30 以上）	>1 500	四肢厥冷、呼吸急促、意识障碍等休克表现	显著下降	>120	少尿或尿闭

3. 评估出血部位及病因。

4. 出血是否停止 呕血反复出现或短期内频繁排出柏油样便或暗红色便，提示有继续出血。通过临床表现和辅助检查（如血压、脉搏、意识、肠鸣音、血红蛋白、红细胞计数等）来综合判断出血是否停止。

5. 伴随症状 伴上腹痛多见于消化性溃疡。伴肝脾肿大或腹水等见于肝硬化。伴食欲减退、进行性消瘦、上腹部疼痛多见于胃癌。伴皮肤黏膜出血多见于出血性疾病。伴黏液脓血便、里急后重多提示为直肠疾病等。

6. 身心反应 有无贫血、生命体征的改变，有无周围循环衰竭的表现，是否伴有焦虑、紧张不安、恐惧等情绪变化。

三、相关护理诊断

1. **组织灌注量改变** 与消化道大出血所致的血容量减少有关。
2. **活动无耐力** 与消化道出血所致的贫血有关。
3. **恐惧** 与大量呕血有关。
4. **潜在并发症** 休克;急性肾衰竭。

第十一节 腹 泻

患者,男,16岁,不洁饮食后出现腹泻两次,为水样便。伴全身乏力,发热,体温38℃。门诊体检:脐周有压痛,肠鸣音7次/分,实验室检查:血白细胞计数$10×10^9/L$,中性粒细胞0.90。

请思考:1. 腹泻原因有哪些?
2. 腹泻的护理评估要点?

腹泻是指排便次数增多,粪质稀薄,或带有未消化的食物、黏液、脓血等异常成分的现象。可分为急性腹泻与慢性腹泻两种。病程在两个月以内者为急性腹泻,病程超过两个月为慢性腹泻。

一、病因与临床表现

(一) 病因

1. 急性腹泻

(1) 肠道疾病:见于细菌性痢疾、伤寒、霍乱、阿米巴痢疾、病毒感染性肠炎、溃疡性结肠炎、局限性小肠炎等。

(2) 急性中毒:见于化学毒物(有机磷、砷、汞等)中毒,生物毒物(服食毒菌、河豚、鱼胆等)中毒。

(3) 其他:见于变态反应性疾病(过敏性肠炎、过敏性紫癜),服用某些药物(秋水仙碱、新斯的明等)等。

2. 慢性腹泻

(1) 胃部疾病:见于慢性萎缩性胃炎、胃大部切除术后等。
(2) 肠道疾病:见于肠结核、慢性痢疾、吸收不良综合征等。
(3) 胰腺疾病:见于慢性胰腺炎、胰腺癌等。
(4) 肝胆疾病:见于肝硬化、慢性胆囊炎等。
(5) 全身性疾病:见于甲状腺功能亢进、肾上腺皮质功能减退、尿毒症,神经功能性腹泻等。
(6) 药物副作用:见于洋地黄类、利血平、甲状腺素等。

(二) 腹泻的发生机制

1. 分泌性腹泻 由于胃肠黏膜水、电解质分泌过多或吸收受抑制而引起腹泻。

2. 渗出性腹泻　由于炎症、溃疡等病变使肠黏膜的完整性受到破坏，形成大量渗出，引起腹泻。

3. 渗透性腹泻　由于食入大量不能吸收的溶质，致肠腔内渗透压升高，大量液体被动进入肠腔而导致腹泻。

4. 动力性腹泻　由于肠蠕动过快，致食糜在肠内停留时间过短，未被吸收而引起腹泻。

5. 吸收不良性腹泻　由于肠黏膜吸收面积减少或中草药吸收障碍所致腹泻。如小肠大部分切除、吸收不良综合征等。

（三）临床表现

1. 急性腹泻　起病急骤，大便次数多（可达10次/天以上），粪质稀薄成水样。感染引起者常有不洁饮食史，可含黏液、脓血，伴肠鸣音亢进、腹痛、里急后重等。严重腹泻时，可发生水、电解质紊乱及代谢性酸中毒。

2. 慢性腹泻　起病缓慢，反复发作，病程超过2个月。每天排便数次或便秘与腹泻交替出现。易导致体重减轻、营养不良、贫血等。

二、护理评估要点

1. 既往排便情况。

2. 病因和诱因　有无服用番泻叶、硫酸镁等药物史；有无不洁饮食、急性感染、受凉等病史；有无胃、肝、胆、胰腺等疾病。

3. 临床特点　排便次数、量、性状、颜色、气味、内容物等。

4. 伴随症状　伴高热多见于细菌性痢疾、伤寒、副伤寒、食物中毒等。伴呕吐、腹痛多见于小肠疾病、结肠疾病；霍乱、副霍乱常伴有剧烈呕吐、脱水等表现。伴里急后重见于直肠炎症、细菌性痢疾、直肠癌等。伴腹部包块多见于胃肠恶性肿瘤、肠结核等。伴显著消瘦或营养不良见于消化系统肿瘤、甲状腺功能亢进症等。

5. 身心反应　严重腹泻者应注意有无口渴、心悸，有无脱水、电解质紊乱、代谢性酸中毒等。慢性腹泻应注意营养状况。长期腹泻会干扰患者的正常工作、生活，可有紧张、焦虑不安等情绪反应。

三、相关护理诊断

1. 腹泻　与肠道感染、吸收障碍、毒素作用等有关。

2. 体液不足/有体液不足的危险　与腹泻致体液丢失有关。

3. 营养失调：低于机体需要量　与长期慢性腹泻有关。

4. 焦虑　与长期慢性腹泻，迁延不愈有关。

5. 潜在并发症　水、电解质、酸碱平衡紊乱；休克。

第十二节 便 秘

患者,女,76岁,因"脑血栓"后瘫痪长期卧床,平均每周排大便一次,大便干结不易排出,长期服用通便药物促进排便,患者对此感觉很烦恼。

请思考:1. 便秘的原因有哪些?
2. 便秘的护理评估要点?

便秘是指排便次数减少,每周内排便少于2～3次,粪少而干硬,常伴排便困难。

一、病因与临床表现

（一）病因

1. **功能性便秘** 即原发性便秘,指无器质性病变所致的便秘。
（1）饮食因素:进食量少或食物缺乏纤维素,对结肠的蠕动刺激过少所导致。
（2）工作或生活节奏过快:由于长期精神紧张,造成正常排便习惯干扰或抑制所致。
（3）年老体弱:由于活动过少导致排便困难所致。
（4）其他:如便秘型肠易激综合征,腹肌、盆腔肌张力不足等所致。

2. **器质性便秘**
（1）直肠、肛门病变:如痔、肛裂、肛周脓肿等。
（2）结肠病变:各种原因的肠梗阻、肠粘连、先天性巨结肠等。
（3）全身性疾病:如大量腹水、尿毒症、糖尿病、甲状腺功能减退等。
（4）药物影响:如抗胆碱药、钙通道阻滞剂、镇静剂、抗抑郁药等。

（二）临床表现

1. **便秘的表现** 排便次数减少,大便干硬,多成球状。若粪便过于干硬,用力排便可出现肛裂或痔加重而有便血。有些患者可伴有腹胀、腹痛、下坠感等不适症状。

2. **不同便秘类型的特点**
（1）功能性便秘:多为慢性便秘。常见于老年人,跟饮食习惯关系很大,摄入纤维素食物减少,饮水不足,生活习惯或环境的改变,某些药物均可引起。患者有口苦、食欲减退、腹胀、下腹不适等感觉,一般不重。
（2）器质性便秘:常为急性便秘。有原发病的表现,患者常有腹痛、腹胀、恶心呕吐等表现,多见于不同原因引起的肠梗阻。

二、护理评估要点

1. 既往排便习惯。
2. **便秘的诱因及病因** 有无引起便秘的相关疾病病史。有无环境改变、生活规律改变、饮食规律改变、精神紧张、工作压力大、服用某些药物等诱发因素存在。
3. **伴随症状** 伴有呕吐、腹胀、肠绞痛等可能是各种原因所致的肠梗阻。伴腹部包块应注意结肠肿瘤、肠结核等。长期精神紧张,生活条件改变者多见于功能性便秘。

4. 身心反应　长期便秘可诱发或加重痔疮。同时可产生精神紧张、恐惧排便、烦躁不安、焦虑等情绪反应,进而影响工作和生活。腹压增加进而诱发心力衰竭、心绞痛、脑血管疾病等,可危及生命。

三、相关护理诊断

1. 便秘　与长期卧床有关;与直肠、肛门疾病有关。
2. 疼痛　与排便困难有关;与机械性肠梗阻有关。
3. 知识缺乏　缺乏预防便秘的有关知识。

第十三节　排尿异常

患者,女,46岁,外出旅游时发现排尿次数明显增多,并伴有尿急、尿痛,自服抗生素后症状缓解。回家后上述症状又重新出现,并有乏力、食欲减退、发热等表现,体温38.5 ℃。
请思考:1. 患者的排尿异常与什么原因有关?
　　　　2. 排尿异常的护理评估要点?

排尿异常包括尿量的异常、排尿形式的异常和尿的异常改变。

一、少尿、无尿和多尿

正常人24小时的尿量为1 000~2 000 ml。如24小时尿量少于400 ml,或每小时尿量小于17 ml称为少尿。如24小时尿量少于100 ml,或12小时安全无尿排出称为无尿。如24小时尿量超过2 500 ml称为多尿。

(一)病因和临床表现

1. 病因
(1)少尿、无尿
1)肾前性:各种原因引起的休克、重度脱水、大出血、大量水分渗入到组织间隙和浆膜腔引起的肾脏灌注量减少。心脏排血功能下降,肾血管的病变所引起的少尿、无尿均属于这一类。
2)肾性:包括肾小球病变和肾小管病变。重症急性肾炎、急进性肾炎、慢性肾炎、急性间质性肾炎、毒物所致的急性肾小管坏死、肾乳头坏死属于这类。
3)肾后性:各种原因引起的尿路梗阻、尿路受压以及影响到输尿管的疾病,如尿路结石、血凝块、坏死组织阻塞、腹腔肿瘤、前列腺增生及输尿管手术后所引起的排尿不畅。
(2)多尿
1)暂时性多尿:短时摄入大量水分或含水多的食物,服利尿剂所引起的尿量增多。
2)持续性多尿:包括内分泌疾病和肾脏疾病引起的多尿。如糖尿病、尿崩症、原发性甲状旁腺功能亢进、原发性醛固酮增多症、肾小管浓缩功能不全等。

2. 临床表现　少尿、无尿、多尿，除了尿量的改变外，常有原发病的表现和伴随症状。

（二）护理评估要点

1. 判断是否存在少尿、无尿和多尿　通过记录 24 小时尿量即可明确。

2. 相关病史和诱因　了解有无引起尿量改变的疾病，了解有无出现失血、脱水、休克的疾病，有无心力衰竭以及肾脏疾病的病史；了解有无糖尿病、尿崩症以及引起精神性多尿的诱因。

3. 伴随症状　少尿伴肾绞痛常见于肾结石、肾动脉血栓形成栓塞，伴心悸、呼吸困难不能平卧者见于心力衰竭的患者，少尿伴严重水肿、大量蛋白尿、高脂血症和低蛋白血症者，见于肾病综合征。多尿伴多饮、多食、消瘦者见于糖尿病患者。伴烦渴多饮、尿比重下降见于尿崩症。伴有高血压、低血钾和周期性麻痹见于原发性醛固酮增多症。

4. 身心反应　尿量的改变常引起水、电解质、酸碱平衡失调，导致营养与代谢失衡。多尿影响患者的睡眠质量。少尿患者可有紧张、焦虑的表现，多尿常伴有烦躁、恐慌的心理。

（三）相关护理诊断

1. 体液过多　与少尿患者的尿量减少、水钠潴留有关。
2. 睡眠形态紊乱　与排尿规律改变有关。
3. 焦虑　与预感自身受到疾病威胁有关。

二、尿频、尿急、尿痛

尿频是指单位时间内排尿次数增多。正常成人白天排尿 4~6 次，夜间 0~2 次。尿急是指患者一有尿意就迫不及待需要排尿，难以控制。尿痛是指排尿时感觉耻骨上方、会阴部和尿道内疼痛或有烧灼感。尿频、尿急、尿痛、排尿不尽感统称为膀胱刺激征（或尿路刺激征）。

（一）病因及临床表现

1. 病因

（1）尿频：尿频分为生理性和病理性。生理性尿频见于饮水过多、精神紧张、气候寒冷时排尿次数增多，多属正常现象。病理性尿频分为：

1）多尿性尿频：排尿次数多，每次尿量也不少。见于糖尿病、尿崩症、精神性多饮和急性肾衰竭的多尿期。

2）炎症性尿频：排尿次数多，每次尿量少，多伴有尿急、尿痛和排尿不尽感。见于肾盂肾炎、膀胱炎、尿道炎、前列腺炎等炎症性疾病。

3）神经性尿频：排尿次数多，每次尿量也少，但不伴有尿急、尿痛感。见于中枢及周围神经病变，如癔症、神经源性膀胱。

4）膀胱容量减少性尿频：尿频为持续性，每次尿量少。见于膀胱占位性病变、妊娠子宫增大或卵巢囊肿压迫膀胱等。

（2）尿急：常见于炎症、结石和异物、肿瘤的刺激；也可为神经源性引起。

（3）尿痛：引起尿急的疾病几乎都有尿痛。

2. 临床表现

（1）尿频、尿急、尿痛，除了排尿的形态改变外，还有原发病的表现。尿痛的部位常在耻骨上区、会阴部、尿道内，疼痛的性质为灼痛或刺痛。尿道炎多在排尿开始时疼痛，后尿道炎、膀胱炎和前列腺炎常出现终末性尿痛。

(2) 伴随症状

1) 尿频、尿急、尿痛,伴有发热、乏力、全身不适者,见于泌尿系炎症,如肾盂肾炎、膀胱炎、尿道炎、前列腺炎等。

2) 尿频、尿急伴有血尿、午后低热、乏力、盗汗,见于泌尿系结核。

3) 尿频、尿急伴无痛性血尿者,见于膀胱癌。

4) 尿频、尿急、尿痛伴尿流突然中断,见于膀胱结石。

(二) 护理评估要点

1. 尿频、尿急、尿痛的程度　了解排尿的次数、尿量的多少,是否伴有尿急、尿痛。尿痛的疼痛部位、性质、时间以及尿流的状况。

2. 相关病史和病因　有无与尿频、尿急、尿痛相关的疾病病史,有无妊娠、精神紧张、中枢神经受损情况。

3. 伴随症状。

4. 身心反应　注意是否有畏寒发热、乏力盗汗、腹痛腰痛、代谢紊乱、营养失调等全身症状。尿频、尿急、尿痛患者会有焦虑、烦躁、甚至恐惧心理,严重者影响到学习和工作,患者睡眠和休息形态也会受到影响。

(三) 相关护理诊断

1. 疼痛　与炎症、结石、肿瘤对尿路的刺激有关。

2. 发热　与泌尿系病原菌感染有关。

3. 活动无耐力　与炎症、肿瘤引起体内消耗过多有关。

4. 睡眠形态紊乱　与尿频、尿急等排尿规律改变有关。

三、血尿

血尿包括镜下血尿和肉眼血尿。镜下血尿是指尿色正常,显微镜检查发现大量红细胞。肉眼血尿是指尿液呈洗肉水色或血色,肉眼即可发现。

(一) 病因与临床表现

1. 病因

(1) 泌尿系统疾病:见于急、慢性肾小球肾炎、尿路感染、泌尿系统结石、结核、肿瘤、血管异常等。是引起血尿的主要原因,临床上占98%以上。

(2) 全身性疾病:感染性疾病、血液病、免疫性疾病和心血管疾病均可引起。

(3) 其他:尿路临近器官的疾病、化学品和药品等引起。

2. 临床表现

(1) 尿色的改变:肉眼血尿根据含血量的多少有不同的颜色,出血量超过1 ml时,尿可呈洗肉水样,出血量再多可呈淡红色、血色。肾脏出血时,血与尿混合均匀,尿呈暗红色;膀胱出血时,尿呈鲜红色,有时可有凝血块。

(2) 分段尿异常:用三个清洁玻璃杯分别留取起始段、中段和终末端尿做尿三杯试验,如起始段血尿提示病变在尿道;终末端血尿提示出血部位在膀胱颈部、三角区或后尿道;三段均血尿即全程血尿,提示出血来自肾脏或输尿管。

(3) 镜下血尿:尿颜色正常,但显微镜检查可确定。镜下红细胞大小不一形态多样多为肾小球性血尿;镜下红细胞形态单一,与外周血近似,提示肾后性病变,如肾盂肾炎、输尿管和膀胱病变。

(二)护理评估要点

1. **判定是否血尿**　尿呈红色不一定是血尿,如尿呈暗红色或酱油色,不浑浊不沉淀,镜检无或少量红细胞,见于血红蛋白尿;服用某些药物和食物也会使尿色染红。

2. **相关病史和诱因**　有无与血尿有关的疾病病史,如泌尿系结石、肿瘤、感染以及血液系统疾病和全身性疾病。有无引起血尿的诱发因素,如器械检查、外伤以及有关药物治疗史。

3. **血尿的类型**　是肉眼血尿还是镜下血尿,是全程血尿、初始段血尿还是终末段血尿,是间歇性发作还是持续性发作。无症状性血尿常是泌尿系结核、肿瘤的早期特征。

4. **伴随症状**　伴肾绞痛、发热者见于肾或输尿管结石。伴尿频、尿急、尿痛见于膀胱炎、尿道炎,若同时有腰痛、高热畏寒者,常提示肾盂肾炎。伴尿流中断者见于膀胱和尿道结石。伴尿流细、排尿困难者见于前列腺炎、前列腺癌。伴皮肤黏膜出血和其他部位出血者见于血液病或全身性疾病。

5. **实验室检查情况**。

6. **身心状况**　注意观察患者有无尿频、尿急、尿痛等膀胱刺激征的表现,有无体重下降、低热、消瘦、乏力、抵抗力下降的全身表现,有无发热、肾绞痛的症状。持续血尿会给患者带来烦躁、恐惧心理,会出现压力-应对形态紊乱。

(三)相关护理诊断

1. **恐惧**　与感受到自己受疾病的严重威胁有关。
2. **疼痛**　与泌尿系感染、结石或肿瘤对尿路的刺激有关。
3. **活动无耐力**　与持续性血尿引起的营养失调有关。
4. **潜在并发症**　贫血;营养失调。

第十四节　黄　疸

患者,男,25岁,近来发现明显食欲减退,厌油腻,常有恶心不适,肝区疼痛症状,皮肤颜色也发黄,遂到医院就诊。门诊体检:慢性病容,巩膜黄染,皮肤发黄,肝脏增大,肋缘下4cm,有压痛,肝区有叩击痛。实验室检查转氨酶明显升高。

请思考:1. 黄疸的原因有哪些?
　　　　2. 评估该患者时,黄疸的护理评估要点有哪些?

黄疸是指由于血中胆红素浓度升高所致的皮肤黏膜、巩膜黄染的现象。正常血清总胆红素浓度维持在 1.7~17.1 μmol/L 之间,当血中胆红素浓度升高(>17.1 μmol/L)而临床上尚未出现皮肤黏膜黄染时,称隐性黄疸。如血中胆红素浓度升高超过 34.2 μmol/L 时,出现皮肤、黏膜、巩膜黄染者为显性黄疸。

一、病因与临床表现

（一）病因

1. **溶血性黄疸** 各种原因所致的溶血性疾病。如遗传性球形红细胞增多症、阵发性睡眠性血红蛋白尿、血型不合输血后溶血、蚕豆病、恶性疟疾、蛇毒引起的溶血等。

各种溶血性疾病造成大量红细胞破坏，形成大量的非结合胆红素，超过了肝细胞的摄取、结合与排泄能力，使血液中非结合胆红素增高而出现黄疸。

2. **肝细胞性黄疸** 各种肝脏疾病。如病毒性肝炎、肝硬化、肝癌等。

各种肝病引起肝细胞损伤致肝细胞对胆红素的摄取、结合能力降低，血中非结合胆红素增加；而未受损的肝细胞仍能将部分非结合胆红素转化成结合胆红素，其中部分可经破裂的胆管逆流入血，使血中结合胆红素浓度也增高，从而引起黄疸。

3. **阻塞性黄疸** 各种原因引起胆道阻塞的疾病，如胆结石、胆管蛔虫症、胆管炎、胆囊炎、胆汁性肝硬化、胰头癌等。

各种疾病引起胆道阻塞，胆管内压力增高、胆管扩张、胆管破裂，胆汁中的胆红素反流入血，血中结合胆红素增高引起黄疸。

（二）临床表现

1. **溶血性黄疸** 黄疸一般较轻，皮肤黏膜呈浅柠檬色，不伴皮肤瘙痒，主要为原发病的表现。急性溶血常表现为寒战、高热、头痛、呕吐、腰背酸痛，尿呈酱油色或浓茶色等，严重时可发生急性肾功能不全；慢性溶血常伴有脾肿大和不同程度的贫血。

2. **肝细胞性黄疸** 皮肤黏膜呈浅黄至深黄色，有原发病的表现，如乏力、食欲不振、发热、肝区痛、肝掌、蜘蛛痣、静脉曲张、腹水等，严重时有意识障碍。

3. **阻塞性黄疸** 皮肤黏膜呈暗黄色，重时为黄绿色，尿色深，大便颜色变浅或呈白陶土色，伴有皮肤瘙痒、心动过缓等。

二、护理评估要点

1. **确定是否真性黄疸** 首先排除由于服药或饮食引起的假性黄疸，如长期服用米帕林（阿的平）、呋喃类等含黄色素的药物或进食过多的胡萝卜、南瓜、橘子等而引起皮肤黄染。

2. **病因与诱因** 询问既往有无溶血性疾病、肝脏疾病、胆石症、胆道蛔虫、胆道手术等相关病史；有无输血史、长期饮酒服药史；有无肝炎接触史等。

3. **实验室检查** 检查血液中总胆红素、结合胆红素、非结合胆红素浓度，尿胆原的含量测定，尿胆红素试验，三种不同类型黄疸的实验室检查鉴别要点见表3-10。

表3-10 三种不同类型黄疸的实验室检查鉴别要点

项目	溶血性	肝细胞性	梗阻性
TB	增加	增加	增加
CB	正常	增加	明显增加
CB/TB	<15%～20%	>30%～40%	>60%
尿胆红素	—	+	2+
尿胆原	增加	轻度增加	少或消失

4. 伴随症状 伴寒战、高热多见于急性胆道感染性疾病,如急性胆管炎、急性胆囊炎等。伴肝肿大见于病毒性肝炎、肝硬化、肝癌等。伴脾肿大见于病毒性肝炎、肝硬化、钩端螺旋体病、疟疾、败血症等。伴有腹痛见于慢性肝炎、肝癌、肝脓肿;右上腹阵发性绞痛,常为胆道结石、胆管蛔虫等。伴胆囊肿大见于胰头癌、壶腹癌、胆总管癌等。伴腹水见于重症肝炎、肝硬化失代偿期、肝癌等。

5. 身心反应 有无腹胀、腹泻、恶心、呕吐等消化道症状;有无鼻出血、牙龈出血、皮下出血等;有无皮肤瘙痒、抓痕等。严重黄疸导致患者外观发生改变,是否引起患者情绪反应,如焦虑、恐惧、自卑等。

三、相关护理诊断

1. 舒适的改变:皮肤瘙痒 与胆盐大量渗出到皮肤有关。
2. 自我形象紊乱 与严重皮肤黄染致外形改变有关。
3. 有皮肤完整性受损的危险 与皮肤瘙痒有关。
4. 焦虑 与严重黄疸担心预后有关。
5. 潜在并发症 肝性脑病;急性肾衰竭。

第十五节 惊 厥

患者,女,4岁,因"肺炎"入院治疗。入院时意识模糊,脱水貌,高热,体温39.5 ℃,两肺满布湿啰音。夜间患儿反复出现尖叫,全身痉挛,小便失禁,家长感觉非常紧张。
请思考:1. 该患儿的惊厥与什么原因有关?
　　　　2. 惊厥的护理评估要点?

惊厥是指全身骨骼肌不自主地强制性或阵挛性抽动或收缩,常呈全身性、对称性,可伴或不伴有意识障碍。

一、病因与临床表现

(一)病因

1. 脑部疾病
(1)颅内感染:如脑炎、脑膜炎、脑脓肿等。
(2)脑部外伤:包括产伤、颅脑外伤等。
(3)脑部肿瘤:如原发性脑肿瘤、脑转移瘤等。
(4)脑血管病:见于脑出血、蛛网膜下腔出血、脑血栓形成、脑栓塞、脑部缺氧等。
(5)寄生虫病:如脑型疟疾、脑囊虫病、脑包虫病等。

2. 全身性疾病
(1)感染:见于急性胃肠炎、细菌性痢疾、链球菌败血症、狂犬病、破伤风等与感染有关的疾病。

(2) 中毒：如乙醇中毒、重金属中毒、氯喹、阿托品、有机磷农药中毒；也可见于尿毒症、肝性脑病患者。

(3) 心血管疾病：见于高血压脑病、阿-斯综合征患者。

(4) 代谢性疾病：如低血糖、低血钙、低血镁、子痫、维生素 B_6 缺乏等。

(5) 风湿疾病：如系统性红斑狼疮、脑血管炎等。

(6) 其他：如突然停用安眠药或抗癫痫药、热射病、窒息、溺水、电击等都会引起惊厥发生。

3. 神经症　如癔症性惊厥。

（二）临床表现

典型的惊厥表现常突然出现意识模糊或意识丧失，全身肌肉强直、呼吸不规则、发绀，可有大小便失禁等表现。发作时间持续数秒或数分钟，常反复发作；也可呈持续性发作。惊厥发作时可导致咬伤舌头和口唇，也可摔伤甚至骨折。惊厥持续时间较长时，呼吸道分泌物增多，舌根后坠，加之呕吐物的误吸，可引起窒息，危及生命。

二、护理评估要点

1. 发作时的严重程度　了解发作的频率、发作的时间、持续的时间、间隔的时间；观察生命体征的变化，有无意识状态的改变。

2. 相关病史和诱因　有无与惊厥相关的颅脑疾病和全身性疾病。儿童还应询问生长发育情况及其母分娩史。惊厥发作是否与发热、缺氧、劳累、情感刺激或噪音、强光等刺激有关。

3. 伴随症状　是否伴有高热、呼吸困难、发绀等表现；是否有血压升高、意识丧失、瞳孔散大、脑膜刺激征等表现。伴高热者常见于各种感染性疾病。伴血压升高者常见于高血压脑病、尿毒症、子痫等疾病。伴脑膜刺激征常见于蛛网膜下腔出血、脑膜炎、脑炎等。伴意识障碍者多见于各种严重的颅脑疾患、癫痫大发作等患者。

4. 身心反应　了解抽搐患者有无大小便失禁情况，有无窒息情况，有无舌咬伤和跌伤情况。惊厥反复发作，患者本人和家庭会承受很大的精神压力，患者会有焦虑、窘迫的心理改变。

三、相关护理诊断

1. 完全性尿失禁　与惊厥发作时所致意识丧失有关。

2. 有受伤的危险　与患者发作时肌肉痉挛和意识丧失有关。

3. 有窒息的危险　与惊厥发作时呼吸道分泌物增多、呕吐物误吸、舌根后坠有关。

4. 个人/家庭应对无效　与无能力处理惊厥发作有关。

第十六节 意识障碍

患者,男,56岁,有"高血压"病史20年,劳累后突然出现跌倒,剧烈头痛,右侧上下肢不能活动,很快进入昏睡状态,难以唤醒,呼吸有鼾声,急诊入院检查CT提示左侧内囊部位出血,量约30 ml。

请思考：1. 患者的意识障碍属于哪种类型？
2. 意识障碍的护理评估要点？

意识障碍是指人对周围环境及自身状态的识别或觉察能力下降或丧失,可表现为嗜睡、意识模糊、昏睡、昏迷等。多为中枢神经功能活动受损所致。

一、病因与临床表现

意识状态是否正常取决于大脑中枢功能的完整性。由于脑缺血、缺氧、能量代谢异常、酶代谢异常等因素可引起脑细胞代谢紊乱,导致网状结构功能受损害和大脑活动功能减退,产生意识障碍。

（一）病因

1. 颅脑病变　包括非感染和感染性病变,如各种颅脑损伤、癫痫、脑血管意外、高血压脑病、脑占位性病变、脑炎、脑膜脑炎等。

2. 全身性疾病

（1）重症急性感染：如中毒型肺炎、败血症、中毒型痢疾、脑型疟疾等。

（2）内分泌代谢性疾病：如糖尿病酮症酸中毒、尿毒症、肝性脑病、甲状腺危象等。

（3）理化因素所致疾病：如有机磷中毒、一氧化碳中毒、中暑等。

（4）水、电解质紊乱：如代谢性酸中毒、低钾低氯性碱中毒、稀释性低钠血症等。

（5）心血管疾病：如严重心律失常致阿-斯综合征。

（二）临床表现

1. 嗜睡　是最轻的意识障碍,患者处于病理性睡眠状态,可被唤醒,醒后尚能正确回答问题,但反应迟钝。刺激去除后又很快入睡。

2. 意识模糊　是意识水平轻度下降,较嗜睡更深的一种意识障碍。患者能保持简单的精神活动,但对时间、地点、人物等的定向力发生障碍。

3. 谵妄　是在意识清晰度明显下降的情况下,一种以兴奋性增高为主的高级神经中枢急性活动失调状态。临床上表现为意识模糊、定向力丧失、感觉错乱(幻觉、错觉)、躁动不安、言语杂乱。多发生于急性感染的高热期,也可见于某些药物中毒(阿托品中毒、乙醇中毒)、代谢障碍等。

4. 昏睡　患者处于熟睡状态,不易被唤醒,给予强刺激勉强被唤醒,醒后也不能正确回答问题,或答话含糊、答非所问,很快又再入睡。是接近于人事不省的意识状态。

5. 昏迷　是最严重的意识障碍,表现为意识持续性的中断或完全丧失。根据其程度可分为轻度昏迷、中度昏迷、深度昏迷即深昏迷,其不同点见表3-11。

表3-11 三种程度昏迷的临床特点

昏迷程度	临床特点
轻度昏迷	意识大部分丧失,无自主运动,对一般声、光刺激无反应。对疼痛刺激尚可出现痛苦表情或肢体退缩等防御反应,浅反射存在
中度昏迷	对周围事物及各种刺激均无反应,对剧烈刺激可出现防御反应,部分浅反射存在
深昏迷	意识完全丧失,对任何刺激均无反应,全身肌肉松弛,深浅反射均消失

二、护理评估要点

1. 意识障碍的程度。
2. 病因及诱因。
3. 伴随症状　先有发热后出现意识障碍多见于各种感染性疾病;先有意识障碍后出现发热多见于急性脑血管疾病。伴呼吸缓慢可见于药物中毒(吗啡、巴比妥类、有机磷等)、各种原因引起的代谢性酸中毒等。伴血压改变,如血压升高可见于高血压脑病、脑血管意外等;血压降低见于低血糖反应、休克等。伴皮肤黏膜出血点、淤斑、紫癜等可见于出血性疾病及败血症;口唇樱桃红色见于一氧化碳中毒、氰化物中毒等。伴心动过缓见于房室传导阻滞、吗啡中毒、各种原因引起的高颅压等。
4. 身心反应　注意有无生命体征改变、压疮、肺部感染或泌尿系感染,有无营养障碍、大小便失禁,是否有水、电解质紊乱及代谢紊乱等身体反应。

三、相关护理诊断

1. 急性意识障碍　与脑出血有关;与代谢性酸中毒有关。
2. 清理呼吸道无效　与意识障碍致咳嗽反射减弱或消失有关。
3. 有误吸的危险　与意识丧失致反射下降有关。
4. 有受伤的危险　与意识障碍致躁动不安有关。
5. 营养失调:低于机体需要量　与意识障碍致不能正常进食有关。
6. 有皮肤完整性受损的危险　与严重意识障碍致长期卧床有关。
7. 有感染的危险　与意识障碍致咳嗽反射减弱或消失有关。
8. 有废用综合征的危险　与意识障碍致活动量减少有关。
9. 躯体移动障碍　与意识障碍致自主运动丧失有关。
10. 潜在并发症　窒息、电解质紊乱等。

本章小结

本章主要介绍了常见症状的病因、临床表现、护理评估要点和相关护理诊断。其中发热、咯血、呼吸困难、发绀、水肿、呕血与便血、黄疸、意识障碍要重点学习理解。了解各个常见症状的病因,能区分各症状的临床表现,要熟悉各常见症状的护理评估要点,理解常见的相关护理诊断。

第三章 常见症状评估

本章关键词: 症状　发热　咯血　呼吸困难　水肿　发绀　呕血与黑便　黄疸　意识障碍

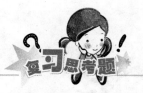

1. 发热的常见病因、热型及临床意义有哪些?
2. 如何评估头痛、胸痛、腹痛患者?
3. 如何区别咯血与呕血?
4. 大咯血患者有哪些严重并发症?
5. 何谓发绀?
6. 中心性发绀与周围性发绀临床特点有哪些?
7. 水肿常见病因、临床表现有哪些?如何评估?
8. 如何评估呕血与便血患者?相关护理诊断有哪些?
9. 腹泻、便秘的病因、临床表现有哪些?
10. 何为膀胱刺激征?
11. 黄疸的常见病因有哪些?
12. 何谓意识障碍?意识障碍的类型有哪些?
13. 如何判断嗜睡与昏睡?如何区别浅昏迷与深昏迷?

(张新烈)

第四章 身体评估

学习目标

1. 掌握身体评估的基本方法。
2. 熟悉一般状态、皮肤浅表淋巴结、头颈部、肺脏、心脏及血管、腹部、脊柱四肢、肛门直肠、神经系统等评估的方法和内容。
3. 了解常见异常体征的临床意义。
4. 能初步进行身体评估方法的操作。
5. 培养科学严谨的工作作风,树立求实创新的学习态度,关心、爱护、体贴病人。

第一节 身体评估的基本方法

患者,女,45岁,因急性上腹部疼痛4个小时入院。
请思考:1. 对该患者主要采用哪一种基本身体评估方法?
    2. 身体评估时有哪些注意事项?

身体评估是评估者运用自己的感官或借助于传统的检查工具(如听诊器、叩诊锤等)来了解身体状况的一组最基本的检查方法。身体评估一般于采集健康史之后开始。身体评估时的注意事项有:

1. 评估者应仪态端庄大方,态度和蔼,评估前向被评估者说明评估的目的,取得其信任和配合。
2. 评估的环境应安静舒适,具有私密性,最好以自然光线为照明。
3. 被评估者取卧位时,评估者位于其右侧,以右手进行检查。
4. 检查前先洗手,避免医源性交叉感染。
5. 按一定顺序进行,通常是先观察一般状况,然后依次进行皮肤、淋巴结、头、颈、胸、腹、脊柱、四肢、肛门、生殖器、神经系统评估，以免遗漏。

6. 操作应轻柔细致，精确规范，系统全面，突出重点。

7. 检查中应手脑并用，边检查边思考其解剖位置关系及病理生理意义。

身体评估的基本方法：视诊、触诊、叩诊、听诊、嗅诊。

一、视诊

视诊是评估者以视觉来观察被评估者全身或局部表现的诊断方法。全身表现为发育、营养、体型、体位、意识、表情及面容、步态等；局部表现为皮肤黏膜颜色、头颅大小、胸廓、腹部外形、局部包块、搏动等。

多数情况下视诊通过评估者的眼睛直接观察即可，必要时需要借助仪器如眼底镜、耳底镜进行观察。视诊最好在自然光线下进行，在观察搏动、肿大的包块、胃肠蠕动波等时应从侧面进行观察。

二、触诊

触诊是评估者通过触觉来评估被评估部位有无异常的方法。触诊范围可遍及全身，尤以腹部检查最常用。由于手以指腹和掌指关节掌面的触觉最敏感，触诊时多用这两个部位。而对于温度的分辨则以手背较为敏感。如包块、震动、摩擦感、体温等。

（一）触诊方法

由于目的不同而施加的压力不同，触诊方法分浅部触诊法和深部触诊法。

1. 浅部触诊法　评估者将一手轻置于被检查部位，利用掌指关节和腕关节的协同动作，轻柔地进行滑动触摸。主要适用于体表浅在病变的检查，如体表病变、皮肤、关节、软组织、浅部动脉、静脉、神经等。

2. 深部触诊法　用一手或两手重叠，由浅入深，逐渐施加压力达深部，用以察觉腹腔脏器大小及腹部包块。主要用于察觉腹部脏器及腹腔病变的情况。根据检查目的和手法的不同，又可分为：

（1）深部滑行触诊法：评估者以并拢的示、中、环指尖端逐渐触向腹腔脏器或包块，并在其上作上下左右滑动触摸。这种方法主要用于腹腔脏器或深部肿块的评估。

（2）双手触诊法：将左手置于被检查脏器或包块后部，并将被检查部位推向右手方向，这样可起到固定作用，并可使被检查的脏器或包块更接近体表以利右手触诊。多用于肝、脾、肾及腹部肿物的触诊。

（3）深压触诊法：以拇指或并拢的 2～3 个指端在腹壁上逐渐深压，以探测腹腔深在病变的部位或确定腹部压痛点，如阑尾压痛点、胆囊压痛点等。在压痛的基础上检查反跳痛，则是在深压的情况下迅速将手抬起，同时询问患者有无疼痛加剧或观察面部有否出现痛苦表情。如患者主诉疼痛加剧或出现痛苦表情则认为反跳痛阳性。

（4）冲击触诊法：又称浮沉触诊法。将右手并拢的示、中、环手指指端与腹壁成 70°～90° 角，进行快速而较有力的连续冲击，在冲击时会感觉到腹腔脏器在指端沉浮。这种方法常用于大量腹水时肝脾难以触及者。操作时应避免用力过猛。

（二）触诊的注意事项

1. 触诊前作好解释工作，取得被评估者的理解和配合，减轻其紧张情绪。

2. 采取适宜体位，检查者一般站在被检查者右侧，并注意观察被评估者的面部表情。

3. 触诊的手要温暖、干燥,触诊时应先从健侧开始,动作由浅入深。
4. 检查下腹部时,嘱被评估者排空膀胱,必要时排出粪便。
5. 触诊时手脑并用,边触诊边思考,判断病变的性质和来源。

三、叩诊

叩诊是评估者用手指叩击或手掌拍击身体某部表面,使之震动而产生音响,经传导至其下的组织器官,然后反射回来,根据震动和音响的特点来判断被检查部位的脏器有无异常。叩诊可用于分辨被检查部位组织或器官的位置、大小、形状及密度,如确定肺界、心界大小、腹水情况、子宫、膀胱有无增大等,在胸、腹部检查方面尤为常用。

(一)叩诊方法

根据叩诊手法与目的的不同,可分为间接和直接叩诊法两种。

1. 间接叩诊法 最常用,评估者以左手中指第二指节紧贴叩诊部位,其他手指稍抬起,勿与体表接触,右手自然弯曲,以中指指端叩击左手中指第二指节前端,叩击方向与叩诊部位的体表垂直,叩诊时应以腕关节与掌指关节的活动为主,避免肘关节及肩关节参与活动,叩击后右手立即抬起,叩击力量要均匀,以免影响对叩诊音的判断。叩击时动作要灵活、短促、富有弹性。一个叩诊部位,一般只需连叩2~3下。叩诊过程中左手中指第二指节移动时应抬起离开皮肤,不可连同皮肤一起移动(图4-1)。

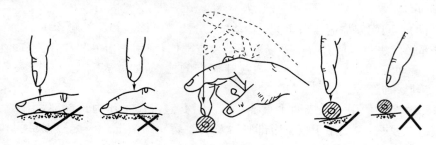

图4-1 间接叩诊法正误图

2. 直接叩诊法 评估者用右手中间三指掌面直接拍击被检查部位,根据拍击的反响及指下的振动感来判定病变。适用于胸腹部面积较广泛的病变。例如胸膜粘连或增厚、大量胸水和腹水。用拳或叩诊锤直接叩击被检部位,观察有无疼痛反应也属于直接叩诊法。

(二)叩诊音

由于被叩击部位的组织或脏器的密度、弹性、含气量及与体表的距离不同,叩击时产生的音响强弱(振幅)、音调高低(频率)及振动持续时间亦不同。据此临床上将其分为鼓音、过清音、清音、浊音、实音五种。其各自特点见表4-1。

表4-1 各种叩诊音的特点和临床意义

叩诊音	音响强度	音调	生理存在部位	病理意义
实音	最弱	最高	正常实质脏器如心脏、肝脏	肺实变、胸膜粘连、大量胸腔积液
浊音	弱	高	正常肺与心、肝交界处	肺炎、肺不张、胸膜增厚
清音	强	低	正常肺组织	无
鼓音	最强	低	胃泡区、腹部	气胸、肺空洞
过清音	强	更低	无	阻塞性肺气肿

（三）叩诊的注意事项

1. 保持环境安静；充分暴露被检查的部位。
2. 据叩诊部位的不同，选择叩诊方法和体位。
3. 注意对称部位的比较与辨别。
4. 注意叩诊音的变化及指下振动感的差异。
5. 叩击动作要灵活、短促、富有弹性。
6. 叩击力量均匀、适中、位置稳定。

四、听诊

听诊是评估者借助耳或听诊器听取身体各部发出的声音来判断其正常与否的一种评估方法。广义听诊包括语音、呼吸声、咳嗽、呃逆、肠鸣音、骨擦音、呻吟、啼哭、呼（尖）叫等身体所能发出的任何声音。狭义听诊一般指借助听诊器，听取体内脏器活动发出的声音是否正常，如心音、心脏杂音、呼吸音、啰音的听诊等。听诊为身体评估的重要手段，在心、肺评估中尤为重要。

（一）听诊方法

可分为直接听诊和间接听诊两种方法。

1. 直接听诊法　评估者用耳郭直接贴在被评估者的体表上进行听诊。直接听诊法听得的体内声音微弱，仅用于某些特殊或紧急情况。
2. 间接听诊法　指采用听诊器进行的听诊。此法方便，对脏器内部的声音可起放大作用，除可用于心、肺、腹部听诊外，还可听取血管音、关节活动音、骨摩擦音等。钟形听诊器适用听低音调，如二尖瓣狭窄的雷鸣样舒张期杂音。鼓形听诊器适用听高音调，如主动脉关闭不全的叹气样舒张期早期杂音。

（二）听诊注意事项

1. 注意环境温暖、避风，以排除寒冷所致肌束震颤产生的附加音。
2. 根据病情嘱被评估者采取适当体位。
3. 正确使用听诊器，听诊前注意耳件方向及管腔是否通畅；体件要紧贴于被检部位，避免与皮肤摩擦产生干扰。
4. 注意力集中，排除周边脏器活动声音的干扰。

五、嗅诊

评估者以嗅觉来判断发自患者的异常气味与疾病之间关系的方法。来自皮肤、黏膜、呼吸道、胃肠道呕吐物和排泄物以及脓液或血液等均可发出异常气味。嗅诊时评估者用手将来自被评估者或各种分泌、排泄物散发的气味扇向自己的鼻部，仔细分辨气味的特点。常见的异常气味及临床意义见表4-2。

表4-2 临床常见的异常气味及临床意义

气味	临床意义
痰液味	恶臭味说明有厌氧菌感染,常见于支气管扩张或肺脓肿;血腥味见于咯血患者
脓液味	恶臭味考虑气性坏疽或厌氧菌感染
呕吐物	单纯性饮食性略带酸味;若为发酵的酸臭味提示食物在胃内滞留时间过长,多见于幽门梗阻;呈粪臭味,可见于低位小肠梗阻;有脓液并有烂苹果味提示胃坏疽
尿液味	浓烈的氨味见于膀胱炎、尿潴留;鼠尿味见于苯丙酮尿症;烂苹果味见于糖尿病酮症酸中毒;刺激性大蒜味见于有机磷农药中毒
粪便味	腐败性臭味见于消化不良;腥臭味见于阿米巴痢疾;肝腥味见于肝性脑病
呼气味	烂苹果味见于糖尿病酮症酸中毒;刺激性大蒜味见于有机磷农药中毒;肝腥味见于肝性脑病;氨味见于尿毒症

(赵莉萍)

第二节 一般状态评估

案例

患者,男,65岁,原发性高血压十余年,胸闷气喘3年,加重2天入院。入院后不能平卧,喜坐位。

请思考:1. 该患者的体位是什么体位?
2. 该体位常见于什么疾病?

一般状态评估为身体评估的第一步,是对被评估者全身状态的概括性观察,以视诊为主,配合触诊、听诊进行评估。内容包括:生命征、发育、营养、意识状态、面容表情、体位姿势、步态。

一、生命征

生命征是评价生命活动存在与否及其质量的指标,是生命活动的重要征象,包括体温、呼吸、脉搏、血压,是身体评估必检的项目之一。评估方法与临床意义详见护理学基础。

二、发育与体型

(一)发育

发育是指个体在成熟之前机体发生的变化。

1. 发育是否正常,通常以年龄与智力、体格成长状态(如身高、体重及第二性征)之间的关系来判断。发育正常时,年龄与智力、体格成长状态之间的关系是相应的。判断成人发育正常的指标有:

(1) 胸围=1/2 身高；两手距=身高；坐高=下肢长度。如果明显不对称或比例失调应属于发育异常。

(2) 正常的成人身高与体重之间的关系可以按下列简易公式推算：体重(kg)=身高(cm)-105，女性在此结果上再减 2~3 kg，或女体重(kg)=[身高(cm)-105]-2.5。也可以计算体重指数 BMI=体重(kg)/身高的平方(m^2)，2002 年国际肥胖特别工作组提出亚洲成年人的 BMI 正常范围是 18.5~22.9。

2. 正常的发育与种族遗传、内分泌、营养代谢、生活条件、体育锻炼等内外因素有密切关系，病态发育与内分泌之间的关系：

(1) 巨人症：在发育成熟前垂体前叶功能亢进，生长激素分泌过高，而致体格异常高大。

(2) 垂体性侏儒症：在发育成熟前垂体功能减退，生长激素分泌不足，而致体格异常矮小。

(3) 呆小症：小儿甲状腺功能低下时，而致体格矮小，智力低下。

(4) 阉人征：某些疾病破坏性腺功能，引起性腺功能低下，导致第二性征改变，男性表现为上、下肢体过长，骨盆宽大，无胡须，皮下脂肪丰满，毛发减少，声音似女生，外生殖器发育不良。

（二）体型

体型是身体各部发育的外观表现，包括骨骼、肌肉的生长与脂肪的分布状态等。临床上将成人的体型分为三型，见表 4-3。

表 4-3 成人体型的类型及临床特点

分型	临床特点
无力型（瘦长型）	体高肌瘦，颈部细长，肩窄下垂，胸廓扁平，腹上角小于 90°
正力型（均称型）	身体的各部分匀称适中，腹上角 90°左右。一般正常人多为此型
超力型（矮胖型）	身短粗壮，颈部短，肩宽平，胸围增大，腹上角大于 90°

三、营养状态

营养状态与食物的消化、吸收和代谢因素等有关，并受到心理、社会和文化等因素的影响，其好坏可作为评估健康和疾病状态程度的标准之一。可根据皮肤、毛发、皮下脂肪、肌肉发育等综合判断。最简便而迅速的方法是察看皮下脂肪充实的程度，前臂的曲侧或上臂背侧下 1/3 处脂肪分布的个体差异性最小，是最适宜的测量部位。

（一）营养状态分级

临床上常用良好、中等、不良三个等级来进行营养状态的评估。

1. 良好 皮肤黏膜红润、有光泽，皮肤弹性良好，皮下脂肪丰满，肌肉结实，指甲、毛发润泽，肩胛部和股部肌肉丰满。

2. 不良 皮肤黏膜干燥、弹性减低，皮下脂肪菲薄，指甲粗糙无光泽，易断裂，毛发稀疏易脱落，肌肉松弛无力，肋间隙和锁骨上窝凹陷，肩胛骨和髂骨明显突出。

3. 中等 介于上述两者之间。

（二）异常营养状态

1. 消瘦 体重较标准体重下降 10% 以上者称为消瘦，主要是由于摄入不足或(和)消耗增多所引起。多见于长期或严重的疾病，如消化系统疾病、恶性肿瘤、活动性肺结核、代谢性和内分泌性疾病等。长期消耗增多，极度消瘦者称恶病质。

2. 肥胖 肥胖是体内脂肪过多积聚的表现。超过标准体重20%以上者称为肥胖或BMI≥30。肥胖的主要原因是摄入热量过多，超过消耗量，过剩的营养物质转化为脂肪积存于体内所致。遗传、生活方式、内分泌、运动以及精神因素等对肥胖也有影响。按病因不同分外源性和内源性肥胖。

(1) 外源性肥胖：指无明显内分泌代谢性疾病而出现的肥胖。全身脂肪分布均匀，青少年期可出现外生殖器发育迟缓，一般无其他异常表现，多有一定的遗传倾向。

知识链接

肥胖不仅影响形体美观，还会引起许多疾病，肥胖症人群在中老年时期易患高血压、高血脂、高血糖，而"三高"会引起心、脑、肾等其他脏器的功能障碍，危害到自身的健康甚至生命。还有报道称肥胖会引起关节病变、不孕等不良结果。因此有效的控制饮食和按时参加锻炼，保持健康的体重，对人们的健康生活会有很大的帮助。

(2) 内源性肥胖：多由某些内分泌疾病引起。其脂肪分布多有显著性特点，肾上腺皮质功能亢进症（Cushing综合征）为向心性肥胖，面部、肩背部、腰腹部脂肪堆积明显，四肢瘦小。表现为满月脸、水牛肩、球形腹。下丘脑病变所致的肥胖性生殖无能综合征（Frohlich综合征），其大量脂肪主要积聚在面部、腹部、臀部和大腿，同时性器官和第二性征发育不全。

四、意识状态

意识是大脑功能活动的综合表现，即对环境的知觉状态。正常人意识清晰，思维合理，反应敏锐精确，情感活动正常，语言表达清晰，准确，词能达意。意识障碍指疾病引起不同程度的意识改变，如思维紊乱，语言表达能力减退或失常，情感活动异常、定向力障碍或意识丧失等。主要通过问诊进行评估，了解其思维、反应、情感活动、计算及定向力等方面是否正常，必要时选择简单计算、痛觉试验、对光反射及各种反射评估意识障碍的程度。根据意识障碍的程度可将其可分为嗜睡、意识模糊、昏睡、昏迷及谵妄等（详见第三章第十六节）。

五、面容与表情

面容是指面部呈现的状态。健康人表情自然，神态安逸。疾病可使人出现痛苦、忧虑或疲惫的面容与表情。某些疾病还会出现特征性的面容与表情，对诊断具有重要作用。常见的异常面容改变有以下几种：

1. 急性病容 表现为表情痛苦、面色潮红、兴奋不安，呼吸急促，可伴鼻翼扇动，口唇疱疹等。常见于急性发热性疾病，如肺炎球菌性肺炎、疟疾、流行性脑脊髓膜炎等。

2. 慢性病容 面色灰暗或苍白，面容憔悴，目光黯淡，消瘦无力。见于慢性消耗性疾病，如恶性肿瘤、严重结核病等。

3. 贫血面容 面色苍白，唇舌色淡，表情疲惫。见于缺铁性贫血等各种原因所致的贫血。

4. 甲状腺功能亢进面容 睑裂增宽，眼球突出，瞬目减少，兴奋不安，目光炯炯，烦躁易怒。见于甲状腺功能亢进症。

5. 黏液水肿面容 颜面水肿苍白,睑厚面宽,目光呆滞,反应迟钝,表情淡漠,眉毛、头发稀疏。见于甲状腺功能减退症。

6. 二尖瓣面容 面色晦暗,双颊紫红,口唇发绀。见于风湿性心脏病二尖瓣狭窄。

7. 肝病面容 面色晦暗,额部、鼻背、双颊有褐色色素沉着,可伴皮肤巩膜黄染。见于肝硬化等慢性肝病。

8. 肾病面容 面睑水肿,面色苍白,舌质色淡,舌缘有齿痕。见于慢性肾衰竭等慢性肾病。

9. 肢端肥大症面容 头颅增大,下颌增大前突,面部变长,眉弓及两颧隆起,耳鼻增大,唇舌肥厚。见于肢端肥大症。

10. 满月面容 面如满月,皮肤发红,面部长有痤疮,女性可有小须。见于肾上腺皮质功能亢进症和长期应用糖皮质激素的病人。

11. 伤寒面容 表情淡漠,反应迟钝,呈无欲状态。常见于伤寒。

12. 苦笑面容 牙关紧闭,面肌痉挛,呈苦笑状。见于破伤风。

13. 病危面容 亦称希氏(Hippocrates)面容。表现面颊瘦削,面容苍白或灰暗,表情淡漠,目光晦暗,眼球凹陷,鼻骨峭耸。见于严重休克和急性腹膜炎等。

14. 面具面容 面部呆板无表情,似面具样。见于帕金森病、脑炎等。

15. 脱水面容 眼窝凹陷,双目无神,口唇干燥,皮肤干燥松弛。见于血容量减少如休克,严重腹泻等。

六、体位

体位是指被评估者身体所处的状态。体位对某些疾病的诊断具有一定意义。常见体位有自主体位、被动体位、强迫体位。

(一)自主体位

身体活动自如,不受限制,见于正常人、病情较轻或疾病早期患者。

(二)被动体位

患者不能自己随意调整或变换身体的位置,见于瘫痪、极度衰弱或昏迷的病人。

(三)强迫体位

为了减轻疾病的痛苦,被迫采取某种特殊的体位。临床常见的强迫体位有下列几种:

1. 强迫仰卧位 患者仰卧,双下肢屈曲,借以减轻腹部肌肉的紧张程度。见于急性腹膜炎等。

2. 强迫坐位 患者因严重呼吸困难坐于床边,以两手置于膝盖或扶持床边,以减轻心脏负担或改善肺功能。见于心肺功能不全者。

3. 强迫侧卧位 患者被迫取患侧卧位,以减轻疼痛,并有利于健侧代偿呼吸。见于一侧胸膜炎或大量胸腔积液的患者。

4. 强迫蹲踞位 患者在活动过程中,因呼吸困难和心悸而停止活动,并采取蹲踞体位或膝胸位以减轻症状。见于先天性发绀型心脏病。

5. 强迫挺立位 患者在行走时,由于心前区疼痛发作,被迫停止行走站住,用右手按抚心前区,等症状缓解后方可继续行走。见于心绞痛发作。

6. 辗转体位 患者辗转反侧,坐卧不安。见于胆石症、胆道蛔虫症、肾绞痛等。

7. 角弓反张位　患者颈及背肌肉强直,出现头向后仰,曲背挺胸,躯干呈弓形。见于破伤风及小儿脑膜炎。

七、姿势

姿势是指举止的状态。健康人躯干端正,肢体动作灵活适度。正常姿势主要靠骨骼结构和各部分肌肉的紧张度来保持。健康状况和精神状态对姿势有一定的影响,如疲劳和情绪低沉可以出现垂肩、驼背、拖拉蹒跚的步态;腹痛时可出现捧腹或躯体限动、弯曲;颈部疾病时头颈部活动受限。

八、步态

步态指走路时所表现的姿态。健康人的步态可受年龄、机体状态等的影响而有不同表现,当患某些疾病时,可使步态出现一定的特征性变化。常见典型异常步态有以下几种:

1. 蹒跚步态　又称鸭步,走路时身体左右摇摆,见于佝偻病、大骨节病、进行性肌营养不良及双侧先天性髋关节脱位等。

2. 醉酒步态　行走时身体重心不稳,步态紊乱似醉酒状,见于乙醇中毒、巴比妥中毒或小脑疾病。

3. 偏瘫步态　由于瘫痪侧肢体肌张力增高,行走时患侧上肢屈曲、内收及前旋,下肢伸直、外旋、足跖屈,步行时下肢向下划圆圈。见于脑血管疾病引起的偏瘫(图4-2)。

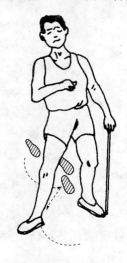

图4-2　偏瘫步态

4. 共济失调步态　起步时一脚高抬,骤然垂落,且双目向下注视,两脚间距增宽,以防身体倾斜。闭目时不能保持身体平衡。见于脊髓痨患者。

5. 慌张步态　起步后小步急速趋行,身体前倾,有难以止步之势,上肢前后摆动的联带动作消失。见于帕金森病。

6. 跨阈步态　患足下垂,行走时必须高抬下肢才能起步,如跨越旧式门槛的姿势。见于腓总神经麻痹。

7. 剪刀式步态　由于双下肢肌张力增高,尤以伸肌和内收肌肌张力增高显著,故移步时下肢内收过度,两腿交叉呈剪刀状,又称痉挛性截瘫步态。见于脑瘫或截瘫。

8. 间歇性跛行 行走时因下肢突发性酸痛无力,被迫停止行进,需稍停片刻后才能继续行走。见于下肢动脉粥样硬化。

(赵莉萍)

第三节 皮肤黏膜和浅表淋巴结评估

案例

患者,男,32岁,因尿量减少伴双下肢水肿2月余入院。体格检查眼睑水肿,脚踝凹陷性水肿,指压后凹痕平复较快。

请思考:1. 临床水肿分几度?常见于什么疾病?
　　　　2. 该患者属于几度水肿?

一、皮肤评估

皮肤评估包括对皮肤及其附属物(汗腺、毛发)以及可见黏膜的评估,以视诊为主,有时需要配合触诊。主要内容包括颜色、湿度、弹性、皮疹、出血等。

(一)颜色

皮肤颜色除与人种和遗传有关外,还与毛细血管的分布、血管的充盈度、色素量的多少、皮下脂肪的厚薄等有关。临床常见的皮肤颜色改变有:

1. 苍白 皮肤黏膜苍白多见于贫血,末梢毛细血管痉挛或充盈不足如寒冷、惊恐、休克等也可引起皮肤苍白。局限性四肢末端苍白,常由于局部动脉痉挛或阻塞,如雷诺病、血栓闭塞性脉管炎等。

2. 发红 皮肤发红是由于血流加速、血量增多、毛细血管扩张充血以及红细胞增多所致。生理状况下多见于饮酒、运动后;病理状况下见于发热性疾病(如肺炎球菌性肺炎)以及某些药物或毒物中毒(如阿托品、一氧化碳中毒等)。持久性皮肤发红可见于库欣(Cushing)综合征及真性红细胞增多症。

知 识 链 接

一氧化碳(CO)中毒,俗称煤气中毒,在日常生活中,燃气热水器安装不当、煤球炉使用时通风不良等原因都会导致室内CO的浓度升高引起中毒。通常分为三度。轻度中毒:头痛、头晕、耳鸣、恶心、呕吐、心悸,有短暂的意识模糊。中度中毒:除上述症状加重外,颜面潮红,口唇呈樱桃红色,脉快多汗,嗜睡,甚至昏迷。重度中毒:除昏迷外,主要表现有各种反射明显减弱或消失,大小便失禁,血压下降,瞳孔缩小、不等大或扩大等。还可发生严重并发症,如脑水肿、肺水肿、心肌损害、休克等,甚至因并发症导致病人死亡。

3. 发绀 皮肤黏膜成青紫色，多见于口唇、面颊和肢端等处。详见第三章第六节。

4. 黄染 皮肤黏膜呈黄色，主要见于黄疸（详见第三章第十四节），在自然光线下检查更为准确，早期或轻微时仅见于巩膜和软腭黏膜，较明显时才见于皮肤。但胡萝卜素增高和某些药物也可引起皮肤黄染，需与黄疸相鉴别：过多食用胡萝卜等引起的皮肤黄染多在手掌、足底、前额及鼻部皮肤，而巩膜无黄染；含黄色素的阿的平等药物可引起皮肤和巩膜黄染，但其巩膜黄染以近角巩膜缘重，远角巩膜缘轻，而黄疸引起的巩膜黄染与此相反。

5. 色素沉着 因表皮基底层的黑色素增多，致使部分或全身皮肤色泽加深，称为色素沉着。正常人身体外露部分以及乳头、腋窝、生殖器官、关节、肛门周围等处色素较其他部位深，若这些部位的色素明显加深或其他部位出现色素沉着，则具有临床意义。常见于慢性肾上腺皮质功能减退症（Addison 病）、肝硬化、肝癌晚期以及长期使用砷剂、白消安（马利兰）等化疗药物。女性妊娠期间面部、额部出现棕褐色对称性色素斑，称为妊娠斑。老年人全身或面部也可出现散在的色素沉着，称为老年斑。

6. 色素脱失 皮肤失去原有色素称色素脱失。因体内缺乏酪氨酸酶致使酪氨酸不能转化为多巴并形成黑色素。常见的有白癜、白斑和白化症。白癜表现为大小不等的色素脱失斑片，没有自觉症状也不影响生理功能。白斑多发生于口腔黏膜和女性外阴部，部分病人可发生癌变。白化症表现为全身和毛发色素脱失，是遗传性疾病。

（二）湿度

皮肤的湿度与汗腺分泌功能有关，出汗多者皮肤比较湿润，出汗少者比较干燥。正常人在气温高、湿度大的环境中出汗增多，属于生理性调节反应。在病理情况下，出汗增多、减少或无汗常有一定的诊断价值，如出汗增多见于风湿热、结核病、甲状腺功能亢进及有机磷农药中毒等；夜间睡中出汗称为盗汗，多见于结核病、佝偻病；手脚皮肤发凉而大汗淋漓，称为冷汗，见于休克和虚脱；皮肤干燥无汗者多见于维生素 A 缺乏症、脱水、黏液性水肿、硬皮病等。

（三）温度

评估者用指背触摸被评估者皮肤。全身皮肤发热多见于各种原因引起的发热、甲状腺功能亢进等。皮肤湿冷多见于休克。局部皮肤温度升高见于疖肿等局部炎症。局部肢端皮肤发冷可见于雷诺病。

（四）弹性

皮肤弹性即皮肤的紧张度。与年龄、营养、皮下脂肪及组织间隙所含液体量有关。儿童和青年皮肤紧张富有弹性，中年以后弹性下降，老年人弹性明显减退。评估时常选择手背或上臂内侧部位皮肤，以拇指和食指将皮肤提起片刻后松手，正常人皮肤皱褶迅速平复，皱褶平复缓慢多提示皮肤弹性下降，见于严重脱水及长期消耗性疾病。

（五）皮疹

皮疹是皮肤疾病和全身性疾病的重要体征之一，常见于传染病、皮肤病及药物或其他物质过敏等。评估时应仔细观察其初现部位、出疹顺序、分布情况、形态和颜色、压之是否褪色、持续及消退时间、有无瘙痒和脱屑等情况。常见皮疹见表 4-4。

表4-4 常见皮疹的类型、特点及临床意义

类型	皮疹特点及临床意义
斑疹	仅有局部皮肤颜色改变而不隆起皮面表面的皮疹,形态大小不一。见于斑疹伤寒、风湿性多形性红斑、丹毒等;玫瑰疹为鲜红色圆形斑疹,直径2~3 mm,手指按压可褪色,多出现于胸腹部,是伤寒或副伤寒的特征性皮疹
丘疹	有颜色改变,坚实,隆起于皮肤表面,圆形、椭圆形或多形,表面可扁平、尖顶或凹陷。见于药物疹、麻疹、猩红热、湿疹等
斑丘疹	在丘疹周围有皮肤发红的底盘称为斑丘疹,见于药物疹、风疹、猩红热
荨麻疹	荨麻疹又称风团,为稍凸出皮面,苍白色或红色、大小不等的局限性水肿,常伴有瘙痒和灼痛感,为速发型变态反应所致,常见于各种过敏反应
疱疹	高出皮肤,内含液体的皮疹,见于水疱、脓疱病等

(六)脱屑

正常皮肤表层不断角化和更新,故经常有少量脱屑,但一般不易察觉。大量皮肤脱屑具有诊断意义,如米糠样脱屑常见于麻疹,片状脱屑常见于猩红热,银白色鳞状脱屑常见于银屑病(俗称牛皮癣)。

(七)皮下出血

皮下出血因其直径大小不同可呈不同形态:直径小于2 mm称为淤点;3~5 mm称为紫癜;大于5 mm称为淤斑;片状出血并伴有皮肤显著隆起者为血肿。淤点和紫癜应与红色皮疹或小红痣相鉴别,淤点和紫癜按压时不褪色,皮疹在按压时可褪色,而小红痣则表面光亮,高出皮面。皮下出血常见于血液系统疾病、重症感染、某些中毒及外伤等。

(八)蜘蛛痣与肝掌

蜘蛛痣为末端皮肤小动脉分支扩张所形成的血管痣,直径可由帽针头大到数厘米不等,形似蜘蛛,故称为蜘蛛痣(图4-3)。出现的部位多在上腔静脉分布的区域内,如面、颈、手背、上臂、前臂、前胸和肩部等处。评估时用笔尖或火柴杆压迫痣的中心,可见辐射状小血管网消失,去除压力后又复出现。此外慢性肝病患者手掌大、小鱼际处常发红,压之褪色,称为肝掌。一般认为两者的发生机制与肝脏对雌激素的灭活作用减弱有关,常见于慢性肝炎、肝硬化及肝癌患者。但健康女性在妊娠期也可出现蜘蛛痣。

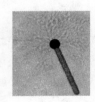

图4-3 蜘蛛痣

(九)水肿

过多的液体潴留在组织间隙中而出现肿胀时称为水肿。轻度水肿视诊不易发现,指压后局部组织出现凹陷,称凹陷性水肿,见于大多数水肿如心源性水肿、肾源性水肿等。黏液性水肿和象皮肿可见组织肿胀,但指压后局部组织无凹陷,称非凹陷性水肿。根据水肿的范围和其他表现,将其分为三度(表4-5)。

表 4-5 水肿的分度及临床表现

程度	临床表现
轻度水肿	仅见于眼睑、踝部、胫前皮下组织,卧位时腰骶部亦可出现,指压后凹痕较浅,平复较快
中度水肿	全身软组织明显水肿,指压后凹痕明显,平复缓慢
重度水肿	全身组织严重水肿,低垂部位皮肤紧张而光亮,甚至有液体渗出,可能伴浆膜腔积液如胸水、腹水等,外阴部也可有明显水肿

(十)皮下结节

皮下结节无论大小均应进行触诊,触诊时应注意其大小、硬度、部位、活动度、有无压痛。位于长骨骺端、圆形质硬的无痛性结节多为风湿小结,小结在指尖、足趾、大小鱼际部位,呈粉红色伴有压痛,称为欧氏(Osler)小结,见于感染性心内膜炎。

二、浅表淋巴结评估

淋巴结分布全身,一般只能评估浅表的淋巴结。正常淋巴结体积较小,直径多在 0.2～0.5 cm,质地柔软,表面光滑,触之无压痛,与周围组织无粘连,通常不易触及。

(一)浅表浅淋巴结的分布

浅表浅淋巴结呈组群分布,一个组群的淋巴结收集一定区域内的淋巴液,局部炎症或肿瘤往往引起这些相应区域的淋巴结肿大(图 4-4)。

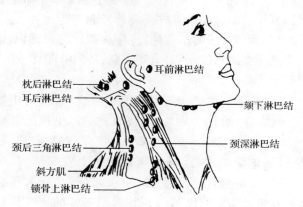

图 4-4 颈部淋巴结分布示意图

(二)评估方法

评估淋巴结时主要用浅部滑行触诊法。按照一定顺序进行,以免遗漏。一般顺序为:耳前、耳后、乳突区、枕骨下区、颌下、颏下、颈前三角、颈后三角、锁骨上窝、腋窝、滑车上、腹股沟、腘窝等。

发现淋巴结肿大时,应注意其部位、大小、数目、硬度、压痛、活动度、有无粘连,局部皮肤有无红肿、瘢痕、瘘管等。并注意寻找引起淋巴结肿大的原发病灶。

(三)淋巴结肿大的病因及临床表现

按其分布分为局限性和全身性淋巴结肿大(表 4-6)。

表 4-6　淋巴结肿大的病因及临床表现

病因		临床表现
局限性淋巴结肿大	非特异性淋巴结炎	急性炎症初期肿大的淋巴结柔软,有压痛、表面光滑、无粘连,肿大到一定程度即停止。慢性炎症时淋巴结较硬,后可缩小或消退。由其所收集区域的急、慢性炎症引起,如化脓性扁桃体炎、牙龈炎可引起颈部淋巴结肿大
	淋巴结结核	肿大的淋巴结常出现于颈部血管周围,多个出现,大小不等,质地稍硬,可互相粘连或与周围组织粘连,晚期破溃后形成瘘管,经久不愈,愈合后可形成瘢痕
	恶性肿瘤淋巴结转移	转移的淋巴结质地坚硬,表面光滑或突起,与周围组织粘连,不易推动,一般无压痛。胃癌、食管癌多向左侧锁骨上淋巴结群转移,这种肿大的淋巴结特称为魏尔啸淋巴结(Virchow 淋巴结),为胃癌、食管癌转移的标志;胸部肿瘤如肺癌可向右侧锁骨上窝或腋部淋巴结群转移;乳腺癌多向患侧腋部或锁骨上淋巴结群转移;鼻咽癌多向颈深上淋巴结群转移
全身性淋巴结肿大		淋巴结肿大可遍及全身浅表淋巴结,大小不等,无粘连,表面光滑,无压痛。可见于慢性淋巴结炎、淋巴瘤、白血病、艾滋病等

（赵莉萍）

第四节　头颈部评估

患者,男,67 岁,既往原发性高血压 10 年,突发头痛、呕吐、颈项强直,意识障碍。检查：血压 190/120 mmHg,意识丧失,双侧瞳孔直径约为 8 mm,对光反射消失。

请思考：1. 该患者瞳孔处于什么状态？
　　　　2. 评估瞳孔时主要评估哪些内容？

一、头部评估

头部评估包括头发、头皮、头颅等。一般以视诊评估为主,辅以触诊评估。

（一）头发

检查头发主要应当注意头发的颜色、疏密度、有无脱发及脱发的类型和特点。脱发可由疾病引起,如佝偻病、脂溢性皮炎、伤寒、斑秃、系统性红斑狼疮、甲状腺功能减退症等。也可以由物理或化学因素引起,如放射线、抗癌药物治疗。

（二）头皮

头皮评估需拨开头发观察头皮的颜色、有无头皮屑、头癣、炎症、外伤及瘢痕等。

(三) 头颅

头颅的评估应注意大小、外形和运动情况。头颅的大小以头围来衡量,测量时以软尺自眉间向后经枕骨粗隆绕头一周。头围在发育阶段的变化为:新生儿约 34 cm,出生后的前六个月增加 8 cm,后六个月增加 3 cm,第二年增加 2 cm,第三、四年内约增加 1.5 cm,4~10 岁共增加 1.5 cm,到 18 岁可达 53 cm 或以上,成年人头围平均≥53 cm。头围可反映脑和颅骨的发育程度。

1. **头颅外形** 头颅的外形与前、后囟门闭合早晚有关,矢状缝和其他颅缝大多在出生后六个月内骨化,骨化过早会影响颅脑的发育。临床常见的头颅畸形有:

(1) 小颅:指头围小于正常平均值 2 个标准差以上,脑的体积和重量都低于正常,颅囟及颅缝过早融合,常伴有大脑发育不全,智力障碍。

(2) 巨颅:头颅增大,以额、顶、颞及枕部明显,颈部静脉充盈,相比之下颜面很小。由于颅内压增高,压迫眼球,形成双目下视,巩膜上部外露,称落日现象,见于脑积水(图 4-5)。

(3) 尖颅:亦称塔颅,头顶呈尖形或锥形的一种现象。患者头顶尖,眼眶浅,鼻尖,发育落后。多因冠状缝和人字缝过早闭合所致。见于先天性尖颅并指(趾)畸形,即 Apert 综合征(图 4-6)。

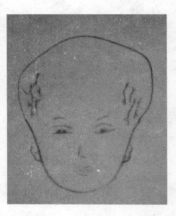
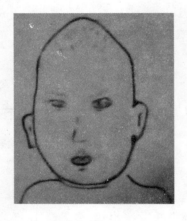

图 4-5 巨颅　　　　　图 4-6 尖颅

(4) 方颅:额、顶部明显向外隆起,头颅平坦,顶面观头颅似方形。见于佝偻病,先天性梅毒,先天性成骨不全,石骨症等。

2. **头部的异常运动** 头部活动受限,多见于颈椎疾患;头部不随意地运动,见于帕金森病;不能抬头见于重症肌无力、进行性肌萎缩;与颈动脉搏动一致的点头运动,称点头征(Musset 征)。见于严重主动脉瓣关闭不全。

二、头部器官

(一) 眼

眼的评估包括外眼、眼前节、内眼和视力的评估,眼的检查应按由外向内,先右后左的顺序进行。检查眼外部时,在自然光或用手电筒斜照法进行;检查眼底时应在暗室内用检眼镜检查。

1. **眉毛** 正常人眉毛有疏密不同,一般内侧与中间部分比较浓密,外侧部分较稀疏。如果外 1/3 眉毛过于稀疏或脱落,见于黏液性水肿、腺垂体功能减退;特别稀疏或脱落者见于麻风病。

2. 眼睑 观察有无睑内翻、眼睑水肿、上睑下垂、眼睑闭合障碍等。常见的眼睑异常有：

(1) 睑内翻：由于睑结膜瘢痕形成使睑缘向内翻转,见于沙眼。

(2) 眼睑水肿：常见原因有肾炎、营养不良、贫血、血管神经性水肿等。

(3) 上睑下垂：双侧睑下垂见于先天性上睑下垂、重症肌无力；单侧多见于脑炎、脑脓肿、脑外伤等引起的动眼神经麻痹。

(4) 眼睑闭合障碍：双侧眼睑闭合障碍可见于甲状腺功能亢进；单侧眼睑闭合障碍见于一侧面神经麻痹。

此外,还应注意眼睑有无包块、压痛、外翻、倒睫等。

3. 结膜 按解剖部位,可将结膜分为三部分：睑结膜、球结膜和穹隆结膜。结膜的评估最好在自然光线下进行,必要时可在电筒光照下评估。

(1) 评估方法：评估上睑结膜时,必须将眼睑翻转,嘱被评估者向下看,评估者将示指放在上睑中央眉下凹处,拇指放在睑缘中央稍上方的睑板前面,用这两个手指挟住此处眼睑皮肤,向前向下方牵拉眼睑,当示指轻轻下压,同时拇指将眼睑皮肤往上捻卷时,上睑就可被翻转(图4-7)。下睑翻转容易,用左或右手拇指或食指放在下睑中央部睑缘稍下方往下牵拉下睑,同时嘱被评估者向上看,下睑结膜就可暴露(图4-8)。

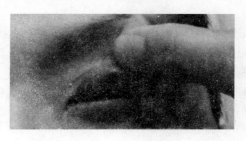

图4-7 上睑结膜评估

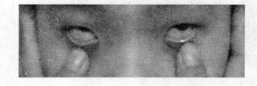

图4-8 下睑结膜评估

(2) 结膜常见的病变：结膜充血见于结膜炎、角膜炎；苍白见于贫血；有散在出血点,见于亚急性感染性心内膜炎、败血症；有颗粒与滤泡见于沙眼；球结膜水肿见于肺性脑病、流行性出血热和重度水肿等。

4. 眼球 评估时应注意眼球的外形与运动。

(1) 眼球突出：双侧眼球突出见于甲状腺功能亢进,患者除了突眼以外还有以下眼征：格雷费(Graefe)征(眼球下转时上睑不能随之下垂)、墨比厄斯(Mobius)征(集合运动减弱)、若夫鲁瓦(Joffroy)征(上视无额纹)、施特尔瓦格(Stewag)征(瞬目减少)。

单侧眼球突出,多由于局部炎症或眶内占位性病变所致,偶见于颅内病变。

(2) 眼球下陷：双侧下陷见于严重脱水,单侧眼球凹陷伴同侧眼睑下垂、瞳孔缩小及面部无汗见于霍纳(Horner)综合征。

(3) 眼球运动：实际上是检查六条眼外肌的运动功能。评估者将目标物（手指或棉签）置于被评估者眼前 30~40 cm 处，嘱被评估者固定头位，眼球随目标方向移动，一般按左→左上→左下，右→右上→右下 6 个方向的顺序进行，每一方向代表双眼的一对配偶肌的功能，若有某一方向运动受限提示该对配偶肌功能障碍。眼球运动受动眼、滑车、展三对脑神经支配，当这些神经麻痹时，就会出现眼球运动障碍，并伴有复视，称为麻痹性斜视。多由脑炎、脑膜炎、脑脓肿、脑肿瘤、脑血管病所致。

双侧眼球发生有规律、快速来回运动，称为眼球震颤。运动方向以水平方向为常见，垂直和旋转方向较少见。评估方法：嘱病人眼球随医师手指所示方向（水平和垂直）运动数次，观察是否出现震颤。眼球震颤见于小脑疾病、前庭神经核病变、中耳、内耳疾病。

5. 巩膜 不透明，呈瓷白色。黄疸时巩膜可首先黄染。中年以后在内眦部可出现黄色斑块，为脂肪沉着，这种斑块呈不均匀分布，可与黄疸鉴别。

6. 角膜 评估时应注意其透明度，有无云翳、白斑、溃疡、软化、新生血管、色素沉着等。云翳和白斑如发生在角膜的瞳孔部位，可影响视力；角膜周围血管增生可为严重沙眼所致；角膜软化见于婴幼儿营养不良、维生素 A 缺乏等；角膜边缘及周围出现灰白色混浊环，多见于老年人，故称为老年环，无自觉症状，不影响视力；角膜边缘若出现黄色或棕褐色的色素环，称为凯—弗氏环（Kayser-Fleischer 环），是铜代谢障碍的结果，见于肝豆状核变性（Wilson 病）。

7. 虹膜 虹膜中央是瞳孔，虹膜通过瞳孔括约肌与扩大肌，调节瞳孔的大小。正常虹膜纹理呈放射性排列。纹理模糊或消失见于炎症、水肿。虹膜形态异常或有裂孔，见于虹膜前粘连、外伤、先天性虹膜缺损等。

8. 瞳孔 评估时注意双侧瞳孔是否等大、等圆，位置是否居中，边缘是否整齐及对光反射情况。正常人瞳孔为圆形，双侧等大、等圆，直径为 3~4 mm，幼儿及老年人稍小，对光反射灵敏。

(1) 大小：动眼神经的副交感神经纤维支配瞳孔括约肌收缩，瞳孔缩小，交感神经支配瞳孔扩大肌收缩则使瞳孔扩大。生理情况下，光线强时瞳孔缩小，精神兴奋或在光线弱时瞳孔可扩大。病理情况下，瞳孔缩小见于有机磷类农药中毒、毒蕈中毒及吗啡中毒等；瞳孔扩大见于药物影响（阿托品、可卡因）、外伤、颈交感神经刺激、青光眼绝对期及视神经萎缩；两侧瞳孔大小不等，常提示有颅脑病变，如脑外伤、脑肿瘤、脑疝等。

(2) 形状：瞳孔形状可因疾病而变化，青光眼或眼内肿瘤时，瞳孔可呈椭圆形；虹膜粘连时其形状可不规则。

(3) 对光反射：分直接反射和间接反射。评估时嘱被评估者注视正前方，通常用手电筒光照射其一侧瞳孔，被照侧瞳孔立即缩小，移除光照后很快复原，称直接对光反射灵敏。以手隔开两眼，光照一侧瞳孔，另一侧瞳孔也同时缩小者，称间接对光反射灵敏。对光反射迟钝或消失见于深昏迷患者。双侧瞳孔散大伴对光反射消失，为濒死状态的表现。

(4) 调节与集合反射：嘱被评估者注视 1 m 以外的评估者示指，然后将目标迅速移向眼球（距眼球约 20 cm 处），正常人可见瞳孔逐渐缩小，称为调节反射；再次将目标由 1 m 外缓慢移向眼球，双侧眼球向内集合，称为集合反射。动眼神经功能损害时，调节反射和集合反射均消失。

9. 视力 分近视力和远视力，通常选用国际标准视力表进行评估，包括远距离视力表（5 m）和近距离视力表（33 cm）。

10. 眼内压 可用指压法和眼压计测量。眼内压减低见于眼球萎缩或脱水，增高见于青光眼、颅内压增高。

（二）耳

1. 耳郭与外耳道 评估时注意耳郭有无畸形、外耳道是否通畅、有无红肿、流血、溢脓、乳突区有无压痛等。如外耳道局部红肿，伴耳郭牵拉痛，见于外耳道疖肿；外耳道流血见于局部外伤、中耳肿瘤或颅底骨折；外耳道有浆液或脓性分泌物，见于外耳道炎或中耳炎；耳郭触及硬的痛性小节见于痛风病人，是由于尿酸钠沉着所致，称痛风石。

2. 中耳 评估时将耳郭拉向上后方，然后插入耳镜进行检查，注意有无鼓膜内陷、外凸、穿孔。

3. 听力 简单评估的方法是：在静室内，被评估者用手堵塞另一侧耳，评估者持嘀答表或音叉从1米以外逐渐移进被评估侧耳部，若在1米远处能听到机械表或音叉振动声，提示听力大致正常。

（三）鼻

1. 鼻外形 评估时应注意其形态、皮肤颜色。外鼻普遍性增大见于肢端肥大症、黏液性水肿等；鼻骨破坏、鼻梁塌陷者称鞍鼻，见于鼻骨骨折、鼻骨发育不良或先天性梅毒等；鼻翼扩大、鼻腔完全堵塞、鼻梁增宽变平呈蛙状，称蛙状鼻，见于肥大性或多发性鼻息肉；鼻梁皮肤出现红色水肿斑块，并向两侧面颊部蔓延呈蝴蝶形，见于系统性红斑狼疮（SLE）。发红皮肤集中在鼻尖鼻翼部，伴毛细血管扩张和组织肥厚，称酒渣鼻。

2. 鼻翼扇动 即吸气时鼻孔开大，呼气时鼻孔回缩，可见于呼吸困难或高热病人。

3. 鼻腔 评估时应注意鼻腔是否通畅，有无分泌物、出血（鼻衄），黏膜有无红肿、糜烂、溃疡、结痂等。鼻腔通气不畅，常见于鼻腔炎症、鼻息肉或肿瘤等；大量清水样鼻涕，多见于卡他性炎症；黄色黏稠的脓性分泌物见于鼻或鼻窦的化脓性炎症；双侧鼻出血多见于某些传染病（流行性出血热、伤寒等）、血液系统疾病、高血压病、维生素C或维生素K缺乏及肝脏疾病等。单侧鼻出血见于外伤、鼻腔感染、局部血管损伤、肿瘤（如鼻咽癌）等。

4. 鼻中隔 鼻中隔如有明显弯曲，并出现呼吸障碍称为鼻中隔偏曲。鼻中隔出现孔洞称鼻中隔穿孔。

5. 鼻旁窦 是围绕鼻腔藏于某些面颅骨和脑颅骨内的含气空腔，一般左右成对，共有4对，即上颌窦、筛窦、额窦、蝶窦。窦内黏膜与鼻黏膜连接，分别有窦口与鼻腔相通（图4-9），鼻窦炎时，相应鼻窦区压痛。各鼻旁窦区压痛评估的具体方法如下：

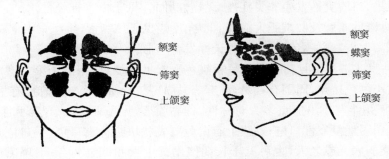

图4-9 鼻旁窦解剖示意图

（1）上颌窦：评估者双手置于被评估者两侧耳后，双手拇指分别置于左右颧部，向后按压（图4-10）。

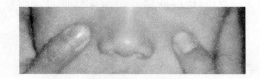

图 4-10 上颌窦评估

(2) 筛窦：评估者双手置于被评估者两侧耳后，双手拇指分别置于鼻根部与眼内眦处，向后按压（图 4-11）。

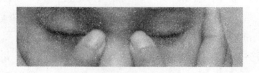

图 4-11 筛窦评估

(3) 额窦：评估者双手置于两侧颞部，双手拇指分别置于被评估者左右眼眶上缘内侧，用力向后向上按压（图 4-12）。

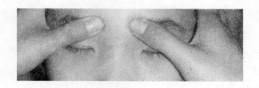

图 4-12 额窦评估

(4) 蝶窦：其解剖位置较深，不能在体表进行评估。

（四）口

口的评估包括口唇、口腔内器官和组织以及口腔气味等。

1. 口唇　口唇的血运及淋巴较丰富，正常为红色有光泽。注意口唇颜色、有无疱疹、口角糜烂及歪斜。

常见病变有：口唇苍白见于贫血、虚脱、主动脉瓣关闭不全等；口唇发绀为血液中还原血红蛋白增多所致，见于心肺功能不全等；口唇颜色深红，见于发热性疾病或 CO 中毒；口唇呈樱桃红色，为一氧化碳中毒；口唇干燥并有皲裂，见于严重脱水；口唇疱疹伴疼痛者，见于单纯疱疹病毒感染；口唇突然发生非炎症性、无痛性肿胀，见于血管神经性水肿；口唇肥厚增大见于呆小病、黏液性水肿及肢端肥大症等。口角糜烂见于核黄素（维生素 B_2）缺乏；口角歪斜见于面神经麻痹。唇裂亦称兔唇，见于先天性发育畸形。

2. 口腔黏膜　正常口腔黏膜光洁呈粉红色。常见病变有：相当于第二磨牙的颊黏膜处出现帽针头大小白色斑点，周围有红晕，称麻疹黏膜斑（Koplik 斑），对麻疹有早期诊断价值；黏膜充血、肿胀并伴有小出血点多为对称性，称黏膜疹，见于猩红热、风疹和某些药物中毒；黏膜溃疡可见于慢性复发性口疮；黏膜上有白色凝乳状块物称雪口疮（鹅口疮），为白色念珠菌感染，见于衰弱病儿或老人，也可见于长期使用抗生素和抗癌药者；出现黑色色素沉着多为肾上腺皮质功能减退；有出血点常见于血液病或维生素 C 缺乏。

3. 牙齿　注意有无龋齿、残根、缺牙和义齿等。若有牙齿疾患应按图 4-13 标明所在部位，如 6| 表示右上第六颗牙出现病变。

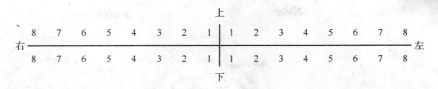

图 4-13 牙列
1. 中切牙 2. 侧切牙 3. 尖牙 4. 第一前磨牙 5. 第二前磨牙
6. 第一磨牙 7. 第二磨牙 8. 第三磨牙

正常牙齿为瓷白色,如牙齿呈黄褐色称斑釉牙,为长期饮用含氟量过高的水所引起;儿童曾长期服用四环素也可使牙齿变黄,称四环素牙。

4. 牙龈 正常牙龈呈粉红色。慢性牙周炎时可出现牙龈水肿、溢脓。牙龈缘出血常为口腔内局部因素引起,如牙石等,也可由出血性疾病引起。牙龈的游离缘出现蓝灰色点线称为铅线,是铅中毒的特征。

5. 舌 正常人舌质淡红、表面湿润,覆有薄白苔,活动自如,伸舌居中,无震颤。评估时应注意舌质、舌苔及舌的活动状态。肢端肥大症和黏液性水肿病人舌体肥大;甲状腺功能亢进病人,伸舌时常有细微震颤;伸舌偏向斜见于舌下神经麻痹病人。舌质的变化特点及临床意义见表 4-7。

表 4-7 舌质的变化特点及临床意义

舌质变化	特点	临床意义
镜面舌	又叫光滑舌,舌乳头萎缩,舌体变小,舌面光滑呈粉红色或红色	贫血及慢性萎缩性胃炎
草莓舌	舌乳头突起肿胀,呈鲜红色形如草莓	猩红热,长期发热
牛肉舌	舌面绛红,如生牛肉状	烟酸缺乏
地图舌	舌上皮可有不规则隆起,状如地图	核黄素缺乏
毛舌	舌面敷有黑色或黄褐色毛	久病衰弱或长期使用广谱抗生素
干燥舌	重度干燥,舌体萎缩,伴有纵沟	阿托品作用、严重脱水等

6. 咽部与扁桃体 咽部可分为鼻咽、口咽及喉咽三部分。咽部评估一般指口咽部。口咽位于软腭平面之下、会厌上缘的上方,前方直对口腔、软腭向下延续,形成前后两层黏膜皱襞,前称舌腭弓,后称咽腭弓。扁桃体位于舌腭弓和咽腭弓之间的扁桃体窝中。咽腭弓的后方称咽后壁。

(1) 评估方法:被评估者取坐姿,头略后仰,张口并发"啊"音,同时用压舌板将舌的前 2/3 与后 1/3 交界处迅速下压,在照明的配合下,即可见软腭、腭垂、软腭弓、扁桃体、咽后壁等。

(2) 常见的异常变化:咽部黏膜充血、红肿,黏膜腺分泌增多可见急性咽炎。咽部黏膜充血、表面粗糙,淋巴滤泡呈簇状增殖见于慢性咽炎。急性扁桃体炎时,腺体充血水肿,增大,扁桃体隐窝内有黄白色分泌物,或渗出物形成的苔片状假膜,很易剥离,这点与咽白喉在扁桃体上所形成的假膜不同,白喉假膜不易剥离,若强行剥离,则易引起出血,以此鉴别。扁桃体增大一般分为三度(图 4-14):不超过咽腭弓者为Ⅰ度;超过咽腭弓者为Ⅱ度;达到或超过咽后壁中线者为Ⅲ度。

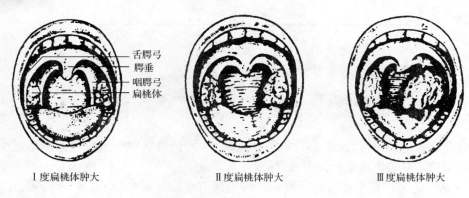

图 4-14 扁桃体肿大分度

7. 口腔气味 健康人口腔无特殊气味。饮酒,吸烟可有烟酒味。如口腔有特殊难闻的气味称为口臭,见于牙周炎、龋齿、牙龈炎病,也可由胃肠道或其他全身性疾病引起。糖尿病酮症酸中毒时可有烂苹果味;尿毒症患者可有氨味;肝性脑病患者有肝臭味;肺脓肿病人呼吸时可有组织坏死的臭味;有机磷农药中毒的病人口腔中能闻及大蒜味。

（五）腮腺

腮腺位于耳屏、下颌角及颧弓所构成的三角区内,正常时腺体薄而软,触诊时摸不出腺体轮廓。腮腺肿大时,可见到以耳垂为中心的隆起,并可触及边缘不明显的包块。腮腺肿大见于急性流行性腮腺炎、急性化脓性腮腺炎及腮腺肿瘤等。

三、颈部评估

（一）颈部外形与分区

正常人颈部直立时两侧对称。男性甲状软骨比较突出,形成喉头结节,女性则较平坦。转头时可见胸锁乳突肌突起。

为了方便标记颈部病变的具体部位,根据解剖结构将每侧颈部分为两个大三角区,即颈前三角和颈后三角。颈前三角为胸锁乳突肌内缘、下颌骨下缘与前正中线之间的区域。颈后三角为胸锁乳突肌的后缘、锁骨上缘与斜方肌前缘之间的区域。

（二）颈部姿势与运动

正常人颈部两侧对称,柔软,活动自如。颈部活动受限并伴有疼痛,可见于颈肌扭伤、肥大性脊椎炎、软组织炎症、颈椎结核或肿瘤等。头低垂无力抬起,见于重症肌无力、慢性消耗性疾病晚期等。颈项强直为脑膜受刺激的体征,见于各种脑膜炎、蛛网膜下腔出血等。头部向一侧偏斜称为斜颈,见于颈肌外伤、瘢痕收缩、先天性斜颈或颈肌挛缩。

（三）颈部血管

1. 颈静脉 正常人立位或坐位时,颈外静脉（简称颈静脉）常不显露,平卧时可稍见充盈,充盈水平不超过锁骨上缘至下颌角的下 2/3 内。若 30°～40°半卧位时充盈水平超过正常水平,或立位或坐位时,颈静脉充盈称颈静脉怒张,提示静脉压增高,见于右心衰竭、缩窄性心包炎、心包积液或上腔静脉阻塞综合征（图 4-15）。

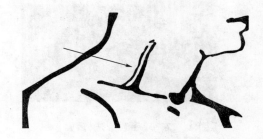

图 4-15 颈静脉怒张

在正常情况下不会出现颈静脉搏动,在三尖瓣关闭不全伴有颈静脉怒张时可看到颈静脉搏动,但触诊时无搏动感,据此可与颈动脉搏动相鉴别,颈动脉搏动触诊时搏动感明显。

2. 颈动脉　正常人在安静状态下不易看到颈动脉搏动,只在剧烈活动后心搏出量增加时可见。如在安静状态下出现颈动脉的明显搏动,提示脉压增大,见于主动脉瓣关闭不全、甲状腺功能亢进及严重贫血病人。

(四)甲状腺

甲状腺位于甲状软骨下方,呈蝶状紧贴在气管的两侧,表面光滑,正常时柔软不易触及。在做吞咽动作时可随吞咽上下移动,以此与颈部其他包块相鉴别。只要能看到或触及甲状腺均提示甲状腺肿大。通常按视、触、听的顺序进行评估。

1. 甲状腺评估方法

(1)视诊:被评估者取坐位或立位,头稍向后仰,做吞咽动作,可见甲状腺随吞咽动作向上移动。不易辨认时,可让被评估者两手放于枕后,头向后仰。

(2)触诊:是甲状腺评估的基本方法,触诊的内容包括甲状腺的大小、质地、对称性、有无压痛、结节及震颤。甲状腺的触诊有两种方法。①单手触诊法:面向被评估者,右手拇指和其余四指分放在甲状软骨两旁,正面触摸甲状腺,将甲状腺推向左侧,其余食、中、无名指去摸甲状腺左叶,并同时嘱被评估者做吞咽动作。换手以同样方法检查右叶。②双手触诊法:站在被评估者背后,双拇指放在颈后,其余四指在甲状软骨两侧进行触摸,检查右叶时,左手食指、中指将甲状腺推向右侧,右手食、中、无名指滑行触摸。并同时让被评估者做吞咽动作。用同样方法检测左侧。双手触诊法也可位于被评估者前面进行(图 4-16,图 4-17,图 4-18)。

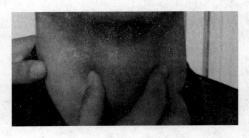

图 4-16　单手触诊法

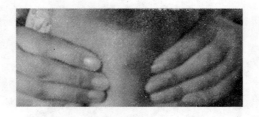

图 4-17 双手触诊法（后面）

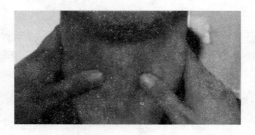

图 4-18 双手触诊法（前面）

知识链接

甲状腺肿大可分为三度：不能看出肿大但能触及者为Ⅰ度；能看到肿大又能触及，但在胸锁乳突肌外缘以内者为Ⅱ度；超过胸锁乳突肌外缘者为Ⅲ度（图 4-19）。

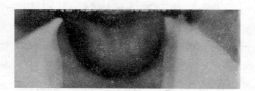

图 4-19 甲状腺Ⅲ度肿大

（3）听诊：正常甲状腺区听不到血管杂音，当甲状腺肿大时，用钟形听诊器放在肿大的甲状腺上，甲状腺功能亢进时可听到连续性低调的"嗡鸣"样血管杂音，对诊断甲状腺功能亢进症有意义。

2. 甲状腺肿大病因　见表 4-8。

表 4-8　引起甲状腺肿大的病因及其特点

甲状腺肿大病因	特点
单纯性甲状腺肿	腺体肿大显著，多为弥漫性，也可为结节性，不伴有甲状腺功能亢进体征
甲状腺功能亢进症	肿大的腺体质地较柔软，两侧可对称或不对称，触诊可有震颤，听诊有血管杂音
甲状腺癌	触诊时呈不规则结节、质硬，可与周围组织发生粘连而使甲状腺移动受限

续表 4-8

甲状腺肿大病因	特点
甲状腺瘤	生长缓慢,多为单个,呈圆形或椭圆形,无压痛,与周围组织相比,质地较韧
结节性甲状腺肿	肿大的腺体不对称,有结节、不光滑、质硬、无震颤及血管杂音
慢性淋巴性甲状腺炎(桥本甲状腺炎)	甲状腺肿大呈弥漫性,表面光滑,质地似橡胶,有时可出现质地较硬的结节

(五) 气管

正常人气管位于颈前正中部。评估时被评估者取坐位或仰卧位,颈部自然直立,评估者以示指及无名指分别置于左右胸锁关节上,中指置于胸骨上窝找到气管正中处,观察中指与示指和无名指的距离。正常人两侧距离相等,气管居中。若两侧距离不等则提示气管有移位。大量胸腔积液、积气、纵隔肿瘤时将气管推向健侧;而肺不张、肺纤维化、胸膜粘连肥厚可将气管拉向患侧。

(赵莉萍)

第五节 胸部评估

1. 患者,女,45 岁,因发现左侧乳房肿块伴乳头血性溢液 5 天入院。

请思考:(1) 乳房评估有哪些内容?

(2) 该病人乳房评估时可有哪些阳性体征? 如该病人乳房评估时,出现两侧乳房不对称,左侧乳房皮肤呈橘皮样外观,乳头回缩,触诊发现 2 cm×3 cm 大小肿块,质硬,固定,无压痛,请问该病人可能疾病是什么?

2. 患者,男,28 岁,3 天前淋雨后寒战、高热伴咳嗽、胸痛、咳铁锈色痰。查体:神清,急性病容,呼吸急促,T 39.6 ℃,P 108 次/分,R 30 次/分,BP 102/72 mmHg,口唇发绀,鼻翼扇动,初步诊断为肺炎球菌性肺炎。

请思考:(1) 该病人肺部评估有何异常体征?

(2) 如病人并发右侧大量胸腔积液时,评估时应有哪些阳性体征?

胸部是指颈部以下和腹部以上的区域。胸部评估内容包括胸廓外形、胸壁、乳房、支气管、肺、心脏和血管等。一般先评估前胸部、侧胸部,再评估背部,左右对称进行对比,按视诊、触诊、叩诊、听诊顺序进行。

知 识 链 接

胸部评估应在温暖、安静和光线充足的环境中进行,被评估者可依具体情况取坐位或卧位,尽可能暴露评估部位。

一、胸部的体表标志

胸部的体表标志主要是指胸部体表自然标志和人为的画线,包括骨骼标志、自然陷窝、垂直线标志和解剖区域。胸部评估时,可借助于这些标志用于标记胸部脏器的位置和轮廓,以及描述异常体征的部位和范围(图4-20、表4-9)。

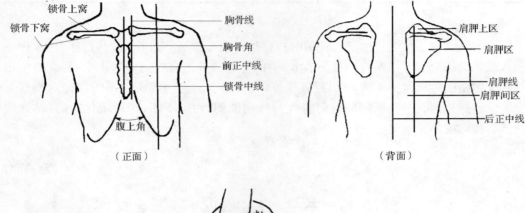

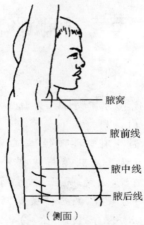

图4-20 胸部的体表标志与分区

(一)骨骼标志
见表4-9。

表4-9 胸部骨骼标志

名称	部位	临床意义
胸骨角	又称Louis角,为胸骨柄与胸骨体交接处向前突出的一道横嵴,其两侧分别与第2肋软骨相连接	为前胸壁计数肋骨和肋间隙的重要标志,胸骨角部位还相当于左右主支气管分叉处、主动脉弓下缘水平、心房上缘及上下纵隔交界,与背部第5胸椎相对应
肋骨与肋间隙	肋骨共12对,两个肋骨之间的间隙称为肋间隙	肋间隙用以标记病变的水平位置

续表 4-9

名称	部位	临床意义
胸骨下角	又称腹上角,为左右肋弓在胸骨下端会合所形成的夹角,正常为70°~110°,矮胖体型者较钝,瘦长体型者较锐	相当于横膈的穹隆部,该角后方为肝左叶、胃及胰腺的所在区域
肩胛下角	肩胛骨位于后胸壁第2~8肋骨之间,呈三角形,其下部尖端称肩胛下角	当被评估者两上肢自然下垂时,肩胛下角相当于第7后肋间和第8胸椎水平,为后胸部计数肋骨的标志
第7颈椎棘突	背部颈、胸交界的骨性标志,低头时最明显,其下连接第1胸椎	为计数胸椎的标志
肋脊角	第12肋骨与脊柱构成的夹角	其前方为肾和输尿管所在区域

（二）自然陷窝和解剖区域

见表 4-10。

表 4-10 胸部自然陷窝和解剖区域标志

名称	部位	临床意义
胸骨上窝	胸骨柄上方的凹陷	正常气管位于其后正中
锁骨上窝(左、右)	分别位于锁骨上方的凹陷	相当于两肺尖上部
锁骨下窝(左、右)	分别位于锁骨下方的凹陷	相当于两肺尖下部
腋窝(左、右)	上肢内侧与胸壁相连的凹陷部	
肩胛区(左、右)	肩胛冈以下的肩胛区域	
肩胛间区	两肩胛骨内缘之间的区域,后正中线将其分为左右两部分	

（三）垂直线标志

见表 4-11。

表 4-11 胸部垂直线标志

名称	部位
前正中线	又称胸骨中线,指通过胸骨正中所作的垂直线
锁骨中线(左、右)	指通过左右锁骨中点向下所作的垂直线
腋前线(左、右)	指通过腋窝前皱襞沿前胸壁向下所作的垂直线
腋后线(左、右)	指通过腋窝后皱襞沿后胸壁向下所作的垂直线
腋中线(左、右)	指自腋窝顶端于腋前线和腋后线之间中点向下所作的垂直线
肩胛下角线(左、右)	指两上臂自然下垂时通过肩胛下角所作的垂直线,又称肩胛线
后正中线	又称脊柱中线,指通过椎骨棘突或沿脊柱正中所作的垂直线

二、胸廓、胸壁与乳房评估

(一)胸廓评估

正常人胸廓呈椭圆形,两侧大致对称。成人胸廓前后径较左右径稍短,婴儿和老年人胸廓前后径与左右径接近或稍小于左右径。常见异常胸廓有下列几种情况(图4-21、图4-22、表4-12)。

表4-12 异常胸廓临床特点及临床意义

名称	临床特点	临床意义
桶状胸	胸廓呈圆桶状,前后径增大,与左右横径几乎相等,肋骨呈水平位,肋间隙增宽饱满,腹上角增大	见于严重肺气肿、支气管哮喘,也可见于老年人或肥胖体型者(图4-21)
扁平胸	胸廓扁平,前后径显著缩小,为左右横径的一半,两者的比例约为1:2	多见于慢性消耗性疾病,如肺结核、肿瘤晚期等,也可见于瘦长体型者(图4-21)
佝偻病胸	佝偻病串珠:沿胸骨两侧各肋软骨与肋骨交界处常隆起,形成串珠状	多见于佝偻病儿童(图4-21)
	①肋膈沟:下胸部前面的肋骨常外翻,自剑突沿膈附着部位向内凹陷形成的沟状带,又称郝氏沟	
	②鸡胸:胸廓前侧胸壁肋骨凹陷,胸骨下端前突,胸廓上下距离较短	
	③漏斗胸:胸骨剑突处显著凹陷呈漏斗状,称漏斗胸	
胸廓局部隆起	患侧胸廓局部隆起	见于心脏明显增大、大量心包积液、胸壁肿瘤、肋骨骨折等
胸廓一侧变形	患侧胸廓凹陷或隆起	一侧肺内含气量减少或肺、胸膜组织纤维化可引起患侧胸廓凹陷(如肺不张、广泛胸膜增厚、粘连等);一侧大量胸腔积液、气胸等可引起患侧胸廓一侧隆起
脊柱畸形所致的胸廓改变	因脊柱前凸、后凸、侧凸等畸形致胸廓前后、两侧不对称,肋间隙变窄或增宽	多见于脊柱结核、肿瘤、外伤等(图4-22),严重脊柱畸形所致的胸部改变,可导致呼吸、循环功能障碍

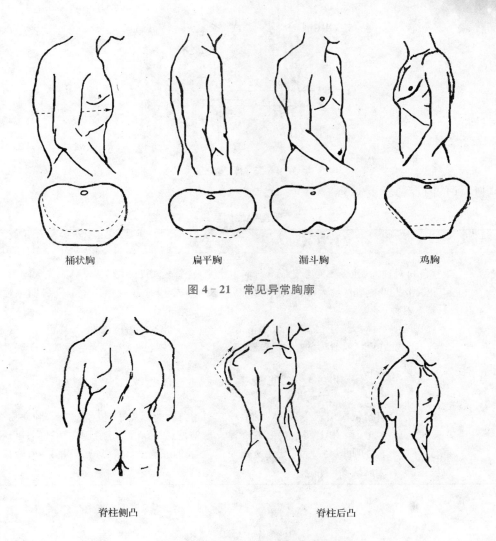

桶状胸　　扁平胸　　漏斗胸　　鸡胸

图 4-21　常见异常胸廓

脊柱侧凸　　　　　　脊柱后凸

图 4-22　脊柱畸形所致的胸廓改变

（二）胸壁评估

胸壁评估主要通过望诊和触诊进行。评估内容除包括胸部皮肤、淋巴结、肌肉发育等外，还应注意有无静脉曲张（当上腔静脉或下腔静脉阻塞时，胸壁静脉可以充盈、曲张）、皮下气肿（用手按压皮肤能感觉到气体在组织内的移动，似捻发感或握雪感）、胸壁压痛等（肋软骨炎、胸壁软组织炎、肋间神经炎及肋骨骨折时，胸壁局部可有压痛，白血病患者胸骨可有明显压痛和叩痛）。

（三）乳房评估

乳房评估应将胸部完全暴露，以利对比。一般先视诊，后触诊，按一定顺序进行，并评估腋窝及锁骨上窝。

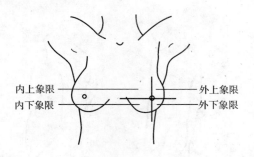

图 4-23 乳房分区

乳房评估内容见表 4-13。

表 4-13 乳房评估内容及临床意义

评估方法	评估内容	临床意义
视诊	观察乳房对称性、乳头和乳房皮肤。 1. 正常女性两侧乳房的大小、位置和外形应基本对称 2. 乳头两侧对称，无倒置或内翻、无溢液等 3. 皮肤无发红、水肿、溃疡、橘皮样变或局部回缩等	1. 一侧乳房明显增大，可见于先天畸形、囊肿形成、炎症或肿瘤。一侧乳房明显缩小多为发育不全 2. 乳头溢液多为病理性，如血性见于肿瘤，黄色、黄绿色、浆液性无色溢液见于慢性囊性乳腺炎等 3. 皮肤橘皮样变见于乳腺癌
触诊	取坐位或平卧位，依次按乳房分区（见图 4-23）外上、外下、内下、内上四个象限的顺序进行，评估乳房的质地与弹性、有无压痛及包块，乳头有无硬结等	乳房红肿热痛见于乳腺炎患者；肿块质软，界限清楚，无压痛，见于乳腺良性肿瘤；肿块质地硬，活动度差，无压痛，见于乳腺癌，晚期可有腋窝淋巴结转移

知 识 链 接

正常儿童和男性乳房较小，乳头大约位于锁骨中线第 4 肋间隙。女性青春期乳房逐渐增大，呈半球形，乳头也较大，呈圆柱状，乳头和乳晕色泽较深。怀孕或哺乳期乳房明显增大，乳头长大向前突出，皮肤表面可见有扩张的静脉，乳晕扩大，色素加深，在首次妊娠后变为深棕色。成年及老年妇女乳房多下垂呈袋状。

三、肺和胸膜评估

肺和胸膜评估时，被评估者一般取坐位或仰卧位，充分暴露胸壁，一般按视、触、叩、听诊的顺序进行，注意左右对称部位的比较。

（一）视诊

肺和胸膜视诊的主要内容为呼吸运动。视诊呼吸运动时，主要评估如下内容：

1. **呼吸运动类型** 正常成年女性以胸式呼吸为主,正常成年男性和儿童以腹式呼吸为主。呼吸运动类型改变及临床意义见表 4-14。

表 4-14 呼吸运动类型改变及临床意义

类型	临床意义
胸式呼吸改变	肺炎、重症肺结核、胸膜炎、肺水肿或肋骨骨折时,胸式呼吸减弱,腹式呼吸增强
腹式呼吸改变	腹膜炎症、大量腹水和腹腔巨大肿瘤时,腹式呼吸减弱,胸式呼吸增强。妊娠晚期也可致腹式呼吸减弱,胸式呼吸增强

2. **呼吸频率、深度、节律** 正常成人静息状态下呼吸为 16~20 次/分,呼吸与脉搏之比为 1∶4,新生儿呼吸为 44 次/分,随年龄的增长而逐渐减慢;呼吸节律基本上是均匀而整齐。某些疾病可致呼吸频率和深度改变,呼吸节律改变多提示中枢神经系统病变,改变类型及特点见表 4-15,及图 4-24 所示。

表 4-15 呼吸频率、深度、节律改变及临床意义

变化类型	临床特点	临床意义
呼吸过速	呼吸频率超过 24 次/分	见于发热、疼痛、贫血、甲状腺功能亢进、心肺功能不全等。一般体温升高 1 ℃,呼吸约增加 4 次/分
呼吸过缓	指呼吸频率低于 12 次/分	见于颅内高压、镇静剂过量
浅快呼吸	呼吸浅而快	见于肺炎、胸膜炎、胸腔积液、气胸、呼吸肌麻痹、腹水等
深快呼吸	呼吸深而快	见于剧烈运动、情绪激动或过度紧张症
浅慢呼吸	呼吸浅而慢	见于昏迷、麻醉剂或镇静剂过量、颅内压增高等
深大呼吸	呼吸深而慢,称为深大呼吸,又称 Kussmaul 呼吸	多见于糖尿病酮症酸中毒、尿毒症,偶见于大出血和急性肺炎
潮式呼吸	又称 Cheyne-Stokes 呼吸,呼吸由浅慢逐渐变得深快,再由深快转为浅慢,之后出现一段呼吸暂停,继而又重复上述呼吸节律。潮式呼吸周期长约 30 秒至 2 分钟,暂停约 5 秒至 30 秒。	多见于脑炎、脑膜炎、颅内压增高及某些中毒等。有些老年人在深睡时也可出现,为脑动脉硬化、中枢神经供血不足的表现
间停呼吸	又称 Biots 呼吸,表现为在规则的呼吸几次后,突然停止一段时间,之后又开始规则呼吸,周而复始	其发生原因同潮式呼吸,但较之更为严重,常发生于临终前
叹息气样呼吸	一种不规则长叹气呼吸,自觉胸部发闷,在一段正常呼吸节律中插入一次深大呼吸,常伴有叹息声	为功能性改变,见于神经衰竭、精神紧张或抑郁症

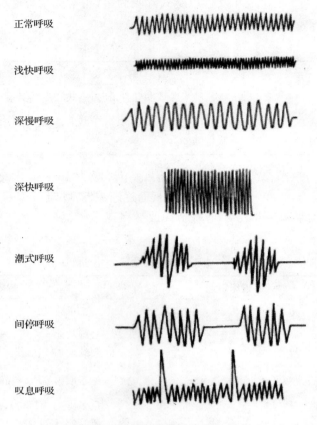

图 4-24 呼吸改变的类型和特点

（二）触诊

1. 语音震颤 嘱被评估者发出声音时，声波所产生的震动可沿气管、支气管及肺泡传到胸壁时，并引起的共鸣震动，评估者用手掌在胸部的体表可触及，称为语音震颤（简称语颤，又称为触觉语颤）。根据其强度变化，可判断胸内病变性质。

（1）评估方法：评估者用双手掌或双手掌的尺侧缘轻轻平贴在被评估者胸壁的对称部位→嘱被评估者用同等的强度重复发出"yi"的长音，或发"1、2、3"→评估者双手掌感到细微的震动。评估时自上而下，先前胸后背部比较两手掌感受的震颤是否一致（图4-25、图4-26），注意有无双侧、单侧、局部增强或减弱。

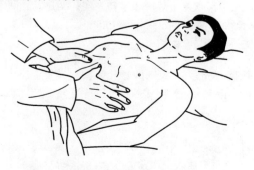

图 4-25 语音震颤评估方法（前胸）

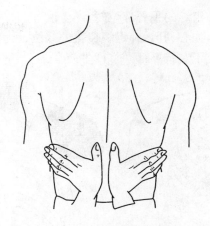

图4-26 语音震颤评估方法(后背)

(2)临床意义:语音震颤主要取决于气管、支气管是否畅通,胸壁传导是否良好等。一般情况下,发音强、音调低、胸壁薄、支气管与胸壁距离近,语音强,反之则弱,故正常人语颤的强弱与年龄、性别、体型及部位有关,一般成人较儿童强,男性较女性强,瘦者较胖者强,前胸上部较下部强,右胸上部较左胸上部强。语颤变化及临床意义见表4-16。

表4-16 语颤改变及临床意义

变化类型	临床意义
语颤减弱或消失	①支气管阻塞,如阻塞性肺不张;②肺泡含气量增多,如肺气肿;③大量胸腔积液或气胸;④严重胸膜增厚或粘连;⑤胸壁皮下气肿或皮下水肿
语颤增强	①肺组织实变,如大叶性肺炎实变期、肺梗死;②肺组织内靠近胸壁的大空洞及周围有炎性浸润,声波在空洞内产生共鸣,使语颤加强,当空洞周围有炎性浸润更有利于声音的传导,如肺脓肿、肺结核空洞

2. 胸膜摩擦感 胸膜炎时因纤维蛋白沉积于胸膜,使胸膜表面变得粗糙,呼吸时脏、壁层胸膜互相摩擦,触诊时有皮革相互摩擦的感觉。通常于呼吸两相均可触及,但有时只在吸气末触到,在侧胸壁下部最易触及。正常人无。

(三)叩诊

1. 叩诊方法及注意事项 胸部叩诊主要有直接叩诊法和间接叩诊法,以间接叩诊法最常用。叩诊时应自上而下,先前胸、再侧胸及背部,并进行左右、上下、内外对比,分析叩诊音。

(1)间接叩诊法:叩诊前胸时,评估者板指平贴在肋间隙并与肋骨平行;叩诊肩胛间区时,板指与脊柱平行,但肩胛下角以下部位叩诊时,板指仍保持与肋间隙平行。注意叩击力量要均匀,轻重应适宜。

(2)直接叩诊法:评估者右手指并拢,以指腹面对胸壁进行叩击。主要用于大面积病变。

2. 正常胸部叩诊音的分布 正常胸部叩诊音分布如图所示(图4-27,图4-28)。

(1)清音:正常肺组织叩诊音为清音。前胸上部比下部稍浊;右上肺叩诊较左上肺稍浊;左侧心缘旁稍浊;右腋下部因受肝影响叩诊稍浊;背部较前胸部稍浊。

(2) 浊音：叩击心、肝与肺组织的重叠部位时，产生浊音。

(3) 实音：叩击实质器官，如心、肝无肺组织覆盖的部位、后胸的脊柱时，产生实音。

(4) 鼓音：叩击胃泡区(位于左胸下部)时，产生鼓音。

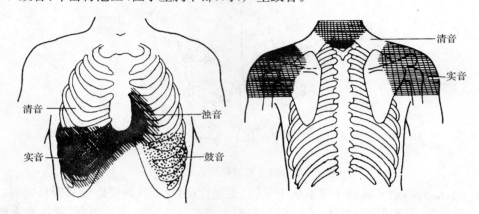

图 4-27 正常前胸部叩诊音的分布　　图 4-28 正常后胸部叩诊音的分布

3. **异常胸部叩诊音及临床意义**　当肺或胸膜发生病变时，正常肺部清音区出现过清音、浊音、实音及鼓音，称为异常胸部叩诊音。其临床意义见表 4-17。

表 4-17 异常胸部叩诊音及临床意义

异常胸部叩诊音	临床意义
浊音与实音	见于：①肺组织含气量减少或有实变时，如肺炎、肺结核、肺水肿、肺不张、肺梗死、未液化的肺脓肿；②肺内不含气的病变，如肺肿瘤；③胸腔积液、胸膜增厚等
过清音	见于：肺泡内含气量增多、肺组织弹性降低时，如肺气肿
鼓音	见于：气胸或肺内空腔性病变，且空腔靠近胸壁，直径大于 3～4 cm 时，如空洞型肺结核、肺脓肿等

(四) 听诊

肺部的听诊内容主要包括正常呼吸音、异常呼吸音、啰音、语音传导和胸膜摩擦音等。听诊的顺序一般由肺尖开始，自上而下，先前胸后侧胸再到背部，同时要上下对比、左右对称部位进行比较。

1. **正常呼吸音**　正常呼吸音可听到三种，即支气管呼吸音、肺泡呼吸音及支气管肺泡呼吸音(表 4-18 及图 4-29)。

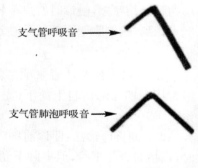
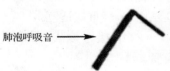

图 4-29 正常呼吸音示意图
粗线表示音强，细线表示音弱

表 4-18 正常呼吸音

类型	产生机理	听诊特点	听诊部位
支气管呼吸音	呼吸时气流经声门、气管、主支气管形成湍流所产生的声音	似抬舌后经口腔呼气发出的"哈—"音,特点为吸气时相短,呼气时相长而强,音调较高	正常可在喉部、胸骨上窝、背部第6、7颈椎及第1、2胸椎附近听到
肺泡呼吸音	呼吸时气流进出肺泡所致,吸气时气流由气管经支气管进入肺泡,肺泡由松弛变为紧张状态,呼气时又由紧张变为松弛,肺泡的这种弹性变化和气流震动所产生的声音	似上齿咬下唇吸气时发出的"夫—"音。特点为吸气时相较呼气时相长而强	正常人除支气管呼吸音和支气管肺泡呼吸音分布部位外,大部分肺部都可听到肺泡呼吸音
支气管肺泡呼吸音	兼有支气管呼吸音与肺泡呼吸音的特点	吸气音的性质与肺泡呼吸音相似,但音调较高,音响较强;呼气音的性质与支气管呼吸音相似,但音调较低、音响较弱、时间较短吸气时相与呼气时相大致相等	正常人于胸骨角附近、肩胛间区第3、4胸椎水平及肺尖前后部可听到支气管肺泡呼吸音

正常肺泡呼吸音的强弱与被评估者的年龄、性别、呼吸深浅、肺组织弹性大小和胸壁厚薄有关。儿童肺泡呼吸音较老年人强;男性较女性强;在肺组织较厚、胸壁较薄的部位如乳房下部、肩胛下部和腋窝下部,肺泡呼吸音较强;肺尖和肺下缘区域则较弱;此外,瘦长者较矮胖者肺泡呼吸音为强。

2. 异常呼吸音 见表 4-19。

表 4-19 异常呼吸音临床意义

变化类型	临床意义
异常肺泡呼吸音	
肺泡呼吸音减弱或消失	局部或一侧肺泡呼吸音减弱或消失见于:胸腔积液、气胸、支气管阻塞、肺不张、胸膜增厚、肋骨骨折、肋间神经痛等 双侧肺泡呼吸音减弱或消失见于:全身衰竭、重症肌无力、肺气肿等 膈肌麻痹引起肺泡呼吸音减弱可为单侧或双侧
肺泡呼吸音增强	双侧肺泡呼吸音增强见于:发热、运动、情绪紧张、贫血、代谢功能亢进和代谢性酸中毒等 一侧肺泡呼吸音增强见于肺组织病变,使健侧肺通气量增强引起代偿性肺泡呼吸音增强
呼气音延长	见于阻塞性肺气肿、慢性支气管炎、支气管哮喘等(下呼吸道部分阻塞导致呼气的阻力增加或由于肺泡弹性回缩力减弱所致)
呼吸音粗糙	见于支气管或肺部炎症的早期
异常支气管呼吸音	
指在正常肺泡呼吸音区域听到支气管呼吸音,又称管状呼吸音	见于肺组织实变、肺内大空腔(多见于肺结核空洞或肺脓肿)、压迫性肺不张

3. 啰音　啰音是呼吸音以外的附加音,正常情况下并不存在。按其性质不同可分为干啰音和湿啰音(表4-20、图4-30)。

表4-20　干性啰音与湿性啰音的区别

罗音	分类	产生机理	听诊特点	临床意义
干啰音	①低调干啰音:如鼾音,似熟睡中的鼾声,多发生于气管、主支气管部位 ②高调干啰音:有哮鸣音、哨笛音等,多发生在较小的支气管或细支气管	气流通过狭窄或部分阻塞的气道时产生湍流所发出的声音。气道狭窄或部分阻塞的病理因素有:①气管、支气管炎症使管壁黏膜充血、水肿和分泌物增加;②支气管平滑肌痉挛;③管腔内异物、分泌物或肿瘤部分阻塞;④管壁外肿大的淋巴结或肿瘤压迫	①为一种持续时间较长、带乐性的呼吸附加音,音调较高;②吸气与呼气均可听到,但以呼气时明显;③强度、性质和部位容易改变,在瞬间数量可明显增减。发生在主支气管以上大气道的干啰音,有时不用听诊器也可听到,称为喘鸣	①局限分布为支气管狭窄所致,见于支气管内膜结核、肿瘤等;②满布两肺见于支气管哮喘、慢性支气管炎、阻塞性肺气肿和心源性哮喘等
湿啰音	可分为大、中、小水泡音和捻发音。①大水泡音主要发生于气管、主支气管或空洞部位 ②中水泡音主要发生于中等大小支气管部位 ③小水泡音主要发生于细支气管或肺泡部位	吸气时气流通过气道内的较稀薄分泌物如渗出液、痰液、血液、黏液、脓液等形成的水泡破裂所产生的声音	①为断续而短暂的声音,一次常连续多个出现;②呼气和吸气均可听到,但多见于吸气相,以吸气末最清楚;③部位较固定,性质不易变化;④中小水泡音可同时存在;⑤咳嗽后可减轻或消失	①大水泡音多见于支气管扩张、肺空洞、肺水肿、昏迷或濒死患者 ②中水泡音多见于支气管炎、支气管肺炎 ③小水泡音多见于细支气管炎、支气管肺炎、肺淤血等 ④捻发音多见于正常老年人或长期卧床者,一般无特殊临床意义,持续存在的捻发音见于肺淤血或肺炎早期 ⑤肺部局限性湿啰音仅提示该处局部病变,如肺炎、肺结核或支气管扩张等;两侧肺底部湿啰音多见于支气管肺炎或左心功能不全所致的肺淤血;两肺满布湿啰音,多见于急性肺水肿、严重支气管肺炎

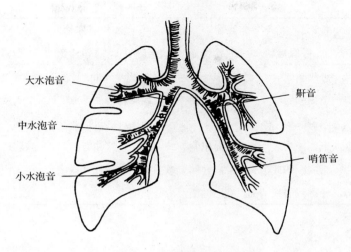

图 4-30 啰音示意图

4. 语音共振　语音共振产生机制与语音震颤类似，但较触诊更敏感。其临床意义同语音震颤。

5. 胸膜摩擦音　产生机理及临床意义同胸膜摩擦感，其听诊特点似在耳边用两个手背相互摩擦的声音，也有的像丝绸品的摩擦音或如擦纸的声音等，吸气和呼气时均可听到，以吸气末或呼气开始最为明显，屏住呼吸即消失。可发生于任何部位，但最多见于肺脏移动范围较大的部位，如腋中线下部。见于纤维素性胸膜炎、肺梗死、胸膜肿瘤、尿毒症、严重脱水致胸膜高度干燥等。

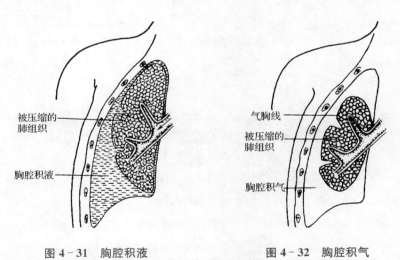

图 4-31 胸腔积液　　图 4-32 胸腔积气

肺与胸膜常见疾病的胸部体征比较见表 4-21。

表 4-21 肺与胸膜常见疾病胸部体征表

异常体征	视诊		触诊		叩诊	听诊	
	胸廓外形	呼吸运动	气管位置	语颤	叩诊音	呼吸音	啰音
肺实变	对称	患侧减弱	居中	患侧增强	浊音或实音	异常支气管呼吸音	湿啰音
肺不张	患侧凹陷	患侧减弱	移向患侧	消失或减弱	浊音或实音	消失或减弱	无
肺气肿	桶状胸	两侧减弱	居中	两侧减弱	过清音	减弱	多无
胸膜增厚	患侧凹陷	患侧减弱	移向患侧	减弱	浊音	减弱	无
胸腔积液	患侧饱满	患侧减弱或消失	推向健侧	减弱或消失	浊音或实音	消失或减弱	无
胸腔积气	患侧饱满	患侧减弱或消失	推向健侧	减弱或消失	鼓音	减弱或消失	无

四、心脏评估

心脏评估仍按视、触、叩、听诊的顺序进行。评估时环境要安静、温暖,光线最好来自左侧。

(一)视诊

1. 心前区有无隆起 正常人心前区外形与右侧相应部位对称。先天性心脏病或儿童期即患心脏病且伴心脏显著增大者心前区可隆起;大量心包积液时,心前区外观显得饱满。

2. 心尖搏动 心尖主要由左心室构成,心脏收缩时,心尖冲击心前区,可引起局部肋间组织向外搏动,称为心尖搏动。

(1) 正常心尖搏动:正常人心尖搏动位于胸骨左侧第 5 肋间隙锁骨中线内侧 0.5~1.0 cm 处,搏动范围的直径为 2.0~2.5 cm。肥胖或女性乳房垂悬时则不易看见。

(2) 心尖搏动的改变:心尖搏动的改变有生理因素和病理因素两种情况影响,主要表现在位置、强弱和范围等方面变化。

1) 生理因素影响:见表 4-22。

表 4-22 生理因素对心尖搏动的影响

体位或体型	心尖搏动改变
仰卧位时	心尖搏动稍向上移
左侧卧位时	心尖搏动可左移 2~3 cm
右侧卧位时	心尖搏动可向右移 1.0~2.5 cm
矮胖体型者	心尖搏动向外上方移位可达第 4 肋间
瘦长体型者	心尖搏动向下移位可达第 6 肋间

2) 病理因素影响:见表 4-23。

表 4-23 病理因素对心尖搏动的影响

病 理 因 素		心尖搏动改变
心脏疾病	左心室增大	心尖搏动向左下移位
	右心室增大	心尖搏动向左移位
	右位心	心尖搏动在胸骨右侧第5肋间锁骨中线内0.5 cm~1 cm处
胸部疾病	一侧胸腔积液或气胸	心尖搏动移向健侧
	一侧肺不张或胸膜粘连	心尖搏动移向患侧
	左侧胸腔大量积液或肺气肿	心尖搏动减弱或消失
腹部疾病	大量腹水或腹腔巨大肿瘤	心尖搏动向上移位

（3）心尖搏动强度改变：心尖搏动增强见于剧烈运动、情绪激动、消瘦、左心室增大、甲状腺功能亢进、发热和贫血时；心尖搏动减弱见于肥胖、女性乳房垂悬、或肋间隙变窄、心肌炎、心肌梗死时；心包积液时心尖搏动减弱或消失。

3. 心前区异常搏动 剑突下搏动可见于肺气肿伴右心室肥大、腹主动脉瘤等。消瘦或腹壁薄而凹陷者，正常腹主动脉搏动传导也可出现剑突下搏动。右心室肥大时，胸骨左缘第3~4肋间可见搏动。少数正常青年人或肺动脉高压时可出现胸骨左缘第2肋间搏动。

（二）触诊

触诊是为进一步验证视诊所见、并可发现视诊未能察觉的体征的方法。通常以右手全手掌、手掌尺侧或示指、中指、无名指并拢以指腹触诊。触诊的主要内容包括：

1. 心尖搏动及心前区搏动 进一步确定心尖搏动的位置、强弱和范围较视诊更为准确。触诊感觉到的心尖搏动标志着心室收缩期的开始，可以此确定震颤、心音和杂音出现的时期。心前区其他部位触到搏动意义同视诊。

2. 震颤（又称猫喘） 是指用手触诊时感觉到的一种细微震动感。震颤具有重要临床意义，触到震颤即提示有器质性心血管病，多见于心脏瓣膜狭窄及某些先天性心脏病。瓣膜关闭不全时震颤较少出现。按震颤出现的时期，可分为收缩期、舒张期和连续性震颤。

震颤发生的机制与杂音相同，是由于血流经狭窄瓣膜口或循不正常通道流动产生湍流，使瓣膜、心壁或大血管壁产生振动传到胸壁所致。一般来说，震颤的强弱与瓣膜狭窄程度、血流速度和心脏两腔室之间压力差的大小呈正比。如瓣膜狭窄越重，震颤越强，但过度狭窄反而无震颤。

3. 心包摩擦感 是指一种与胸膜摩擦感相似的心前区摩擦震动感。在胸骨左缘第4肋间处最易触及，因心脏在此处不被肺覆盖，且接近胸壁，坐位前倾或呼气末明显，收缩期和舒张期均可触到，见于心包膜炎症。当心包渗液增多时，摩擦感则消失。

（三）叩诊

心脏叩诊是用于确定心界，判断心脏（包括所属的大血管）的大小、形状以及在胸腔中位置的重要方法。一般叩心界是指叩心脏相对浊音界，因为它所代表的是心脏实际大小。

1. 心脏叩诊方法及注意事项 心脏叩诊时使用间接叩诊法。一般先叩左界，后叩右界，由下而上，由外而内，叩至由清音变为浊音时，表明已达心脏相对浊音界。

叩诊时，被评估者坐位，评估者左手板指与心缘平行，仰卧位时与肋间平行，用力要均匀，尽可能轻叩。叩心左界时，从心尖搏动外2~3 cm处由外向内叩，如此自下而上逐一肋间进行直至第 2 肋间;叩心右界时,先叩出肝浊音界的上界,自肝浊音界上界的上一肋间(通常为右锁骨中线上第 5 肋间)开始,由外向内叩出浊音界,依次逐一肋间进行上移至第 2 肋间止,并用笔分别作标记。然后用尺测量前正中线至各标记点的垂直距离,叩出的此界即为心脏相对浊音界,代表心脏实际大小和形状。当越过浊音再继续向内叩诊音由浊音变为实音表示已达心脏不被肺覆盖的部分,则此界称为心脏绝对浊音界,主要反映右心室大小,再测量左锁骨中线距正中线的距离(图 4-33)。

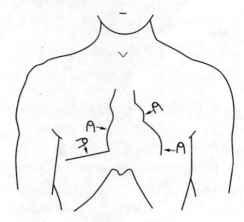

图 4-33 叩诊心脏相对浊音界时板指的位置

2. 正常心浊音界(相对浊音界) 正常人心脏相对浊音界与前正中线的距离见图 4-34 及表 4-24。心浊音界各部的组成见图 4-35。

表 4-24 正常人心脏相对浊音界

右界(cm)	肋间	左界(cm)
2～3	Ⅱ	2～3
2～3	Ⅲ	3.5～4.5
3～4	Ⅳ	5～6
	Ⅴ	7～9

(正常成人左锁骨中线距前正中线 8～10 cm)

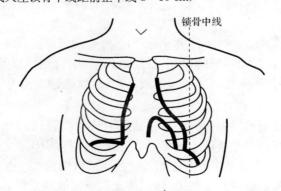

图 4-34 正常心脏相对浊音界与绝对浊音界示意图

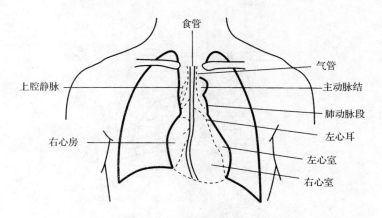

图 4-35 心浊音界各部的组成示意图

3. 心脏浊音界的改变及其临床意义　心脏相对浊音界的大小、形态、位置可因心脏疾病或心外疾病而发生改变。

（1）心脏疾病：见图 4-36、图 4-37、图 4-38、表 4-25。

表 4-25　心脏疾病致心脏相对浊音界改变

病理因素	心脏浊音界改变	临床意义
左心房与肺动脉扩大	心腰部饱满或膨出，使心浊音界外形呈梨形（图 4-36）	多见于二尖瓣狭窄
左心室增大	心浊音界向左下扩大，心腰部加深由钝角变为近似直角，使心浊音界外形呈靴形（图 4-37）	见于主动脉瓣关闭不全、高血压性心脏病
右心室增大	右心室轻度增大时，心脏绝对浊音界增大；显著增大时，心脏相对浊音界向左右扩大，以向左扩大明显	多见于肺心病
左右双心室增大	心浊音界向两侧扩大，且左界向下扩大，呈普大型心	多见于扩张型心肌病、重症心肌炎、克山病和全心功能不全等
心包积液	心界向两侧扩大，且心界外形随体位改变而发生改变。坐位时心浊音界呈三角烧瓶形；仰卧位时心底部浊音界明显增宽（图 4-38）	见于心包积液

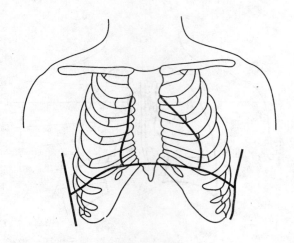

图4-36 梨形心

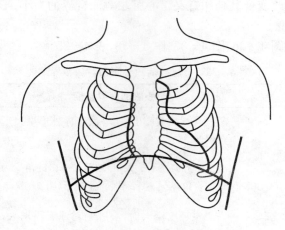

图4-37 靴形心

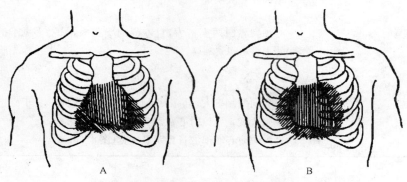

图4-38 心包积液的心浊音界改变
A. 坐位　　　B. 卧位

（2）心外疾病：肺气肿时，心浊音界缩小，甚至叩不出；大量胸腔积液和胸腔积气时，心界在患侧叩不出，健侧心界向外移位；腹腔大量积液、腹腔巨大肿瘤、妊娠末期，使膈肌上升，心脏呈横位，叩诊时心浊音界扩大。

(四)听诊

听诊内容包括心率、心律、心音、杂音、心包摩擦音等。为了便于辨别心音或杂音,有时需要让被评估者改变体位,作深吸气或深呼气,或病情允许时可作适当运动。

1. **心瓣膜听诊区** 心脏各瓣膜开放与关闭时产生的声音,沿血流方向传至体表,听诊最清楚的部位即为该瓣膜听诊区。与各瓣膜的解剖位置不完全一致,传统的心瓣膜听诊区为四个瓣膜五个区(表4-26、图4-39、图4-40)。

表4-26 心脏瓣膜听诊区

心瓣膜听诊区	体表部位
二尖瓣区	位于心尖部,即胸骨左侧第5肋间锁骨中线稍内侧。心脏增大或心尖搏动移位时,可选择心尖搏动最强点听诊
三尖瓣区	胸骨体下端左缘,即胸骨左缘第4、5肋间
主动脉瓣区	主动脉瓣第一听诊区在胸骨右缘第2肋间。主动脉瓣第二听诊区在胸骨左缘第3、4肋间,主动脉瓣关闭不全所致的舒张期杂音在此区听诊较清晰
肺动脉瓣区	胸骨左缘第2肋间

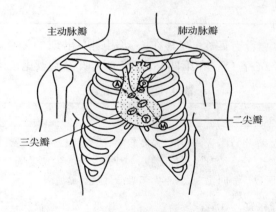

图4-39 心脏各瓣膜的解剖位置

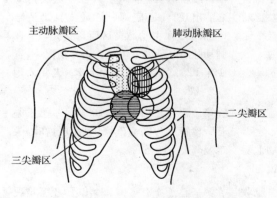

图4-40 心脏各瓣膜听诊区

听诊顺序可沿逆时针方向进行,即由二尖瓣区开始→肺动脉瓣区→主动脉瓣区→主动脉瓣第二听诊区→三尖瓣区;也可按病变好发部位的次序进行,即由二尖瓣区开始→主动脉瓣区→主动脉瓣第二听诊区→肺动脉瓣区→三尖瓣区。

2. 听诊内容 包括心率、心律、心音、额外心音、杂音和心包摩擦音。

(1)心率:为每分钟心跳的次数。正常成人心率范围为60~100次/分,大多为60~80次/分,女性稍快,老年人偏慢,3岁以下儿童多在100次/分以上。成人心率低于60次/分称为窦性心动过缓;心率超过100次/分(一般不超过150次/分)、婴幼儿心率超过150次/分,称为窦性心动过速。

(2)心律:为心脏跳动的节律。正常成人心跳节律规整,临床上儿童和部分青年的心律吸气可增快,呼气可减慢,这种随呼吸而出现的心律不齐称为窦性心律不齐,一般无临床意义。临床上最常见的心律失常是期前收缩和心房颤动(表4-27)。

表4-27 期前收缩与心房颤动的特点及临床意义

心律失常类型	听诊特点	临床意义
期前收缩	在规则心律基础上提前出现的心跳,其后有一较长间歇,使基本心律发生紊乱。期前收缩有第一心音明显增强,第二心音减弱	见于器质性心脏病、洋地黄中毒、电解质紊乱,也可见于正常人
心房颤动	①心室律快慢不一;②心室律绝对不规则;③第一心音强弱不等;④绌脉	见于二尖瓣狭窄、甲状腺功能亢进、冠心病等

(3)正常心音:正常心音有四个,按其在心动周期中出现的先后,依次命名为第一心音(S_1)、第二心音(S_2)、第三心音(S_3)和第四心音(S_4),其听诊特点见表4-28。

表4-28 正常心音

正常心音	产生机理	听诊特点	临床意义
第一心音	主要是心室收缩开始时,房室瓣骤然关闭引起的振动所致	①音调较低,强度较响;②性质较钝;③持续时间较长(约0.1秒);④与心尖搏动同时出现;⑤心尖部听诊最强且最清晰	标志着心室收缩期的开始
第二心音	主要是心室舒张期开始时,半月瓣骤然关闭引起的振动所致	①音调较高,强度较S1低;②性质清脆;③持续较短(约0.08秒);④在心尖搏动之后出现;⑤心底部听诊最强且最清晰(一般A2在主动脉瓣区听诊清楚,P2在肺动脉瓣区听诊最清楚。正常情况下,青少年P2>A2,成年人A2=P2,老年人则A2>P2)	标志着心室舒张期的开始
第三心音	心室舒张早期血液自心房急速流入心室,使心室壁、乳头肌、腱索产生振动所致	在第二心音之后0.12~0.18秒,第三心音听诊特点为轻而低调,短而弱,在心尖部及其上方听及	部分正常儿童和青少年可听到
第四心音	是指由于心房肌收缩的振动所致	在第一心音开始前0.1秒出现,正常情况下此音特点为低调、沉浊、很弱很弱,一般听不到	病理情况下可在心尖部及其内侧听到,称为房性或收缩期前奔马律

> **知识链接**
>
> 只有正确区分 S1 和 S2,才能判定心室收缩期和舒张期,确定异常心音或杂音出现的时期。

(4) 心音改变:包括心音强度及性质改变、心音分裂。

1) 心音强度的改变见表 4-29。

表 4-29 心音强度改变及临床意义

心音强度改变	临床意义
S1 增强	见于二尖瓣狭窄瓣膜尚未钙化僵硬时、高热、甲状腺功能亢进等
S1 减弱	见于二尖瓣关闭不全、心肌炎、心肌病、心肌梗死和左心衰竭等
S1 强弱不等	见于心房颤动、室性心动过速、频发室性期前收缩及Ⅲ度房室传导阻滞等
第二心音增强	主要是主动脉内压增高或肺动脉内压增高,A2 增强主要见于高血压、主动脉粥样硬化;P2 增强主要见于二尖瓣狭窄、二尖瓣关闭不全、左心衰竭
第二心音减弱	主要是主动脉内压降低或肺动脉内压降低。A2 减弱主要见于主动脉瓣狭窄或关闭不全;P2 减弱主要见于肺动脉瓣狭窄或关闭不全
S1、S2 同时增强	见于心脏活动增强时,如情绪激动、劳动、贫血等
S1、S2 同时减弱	见于心肌炎、心肌病、心肌梗死、心功能不全等,心包积液、左侧胸腔大量积液、肺气肿、休克等

2) 心音性质改变:心肌严重受损时,第一心音失去其原有特征而与第二心音相似,同时多有心率增快,听诊犹如钟摆的"滴答"声,称钟摆律,因此音酷似胎儿心音,故又称胎心律,为重症心肌炎和急性心肌梗死的重要体征。

> **知识链接**
>
> 心音分裂是指听诊时出现一个心音分成两个心音的现象,可有第一心音分裂和第二心音分裂,临床上以第二心音分裂较常见。生理性分裂多见于正常儿童和青年,病理性分裂多见于器质性心脏病。

(5) 额外心音:是指在正常心音之外出现的病理性附加心音。常见的额外心音有奔马律、二尖瓣开放拍击音、心包叩击音等。其中以舒张早期奔马律最多见,临床意义也较大(表 4-30)。

表4-30 额外心音及临床意义

额外心音	听诊特点	临床意义
舒张早期奔马律	在心率增快时(>100次/分),与原有的S1、S2组成的节律,犹如马奔跑的蹄声。在S2之后出现,音调较低,强度较弱,以心尖部及呼气末听诊最明显	多见于心力衰竭、急性心肌梗死、扩张性心肌病、心肌炎、高血压病等,是心室肌严重受损的重要体征。心功能好转后奔马律可消失
二尖瓣开放拍击音	在S2之后0.07秒出现,高调、响亮、短促、清脆	见于二尖瓣狭窄,提示瓣膜弹性尚好

(6)心脏杂音:是指除心音和额外心音以外的一种夹杂音,其特点是持续时间较长,可与心音完全分开或连续,甚至完全掩盖心音。

1)杂音的产生机制:正常血流呈层流,由于血流速度加快、异常血流通道、管径异常或血液黏度改变,使血流紊乱产生湍流,致心脏壁或血管壁产生振动而在相应部位产生杂音(图4-41)。

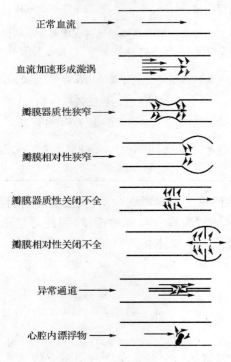

图4-41 杂音的产生机制示意图

2)杂音的听诊要点:听取杂音时,应注意分析杂音出现的时期、性质、最响部位、强度、传导方向等,以判断杂音的临床意义。

①时期:分为收缩期杂音、舒张期杂音、连续性杂音。一般舒张期和连续性杂音为器质性杂音,收缩期杂音可为功能性,也可为器质性,应注意区分。

②最响部位:杂音的最响部位与病变部位和血流方向有关。一般来说杂音在某瓣膜听诊区最响,病变就在该区相应的瓣膜。

③强度:收缩期杂音强度通常采用Levine6级分级法(表4-31)。

表 4-31　心脏收缩期杂音分级

级别	临床意义
1级	最轻微的杂音,占时短,需在安静环境下仔细听才能听出
2级	较易听出的弱杂音
3级	将听筒置于胸壁上即可听出较响亮杂音
4级	响亮的杂音
5级	很响亮的杂音,只需听诊器胸件一半边缘接触胸壁,即能清楚地听到
6级	极响的杂音,听诊器的胸件稍离开胸壁一定距离,也能听到杂音

一般2级以下收缩期杂音多为功能性杂音,常无病理意义;3级以上收缩期杂音多为病理性,但仍应结合杂音性质、粗糙程度、传导情况等判定。

④性质:杂音的性质常以隆隆样、吹风样、叹气样、机器样、乐音样等来形容。按音调高低又可分为粗糙和柔和两种。一般功能性杂音较柔和,器质性杂音多较粗糙。

⑤传导方向:杂音一般顺着产生杂音的血流方向传导,也可经周围组织向四周传导。杂音越响则传导越广。根据杂音的最响部位及其传导方向有助于判断杂音的来源。

知 识 链 接

杂音与体位、运动、呼吸的关系:改变体位可使某些杂音的强度发生变化,如前倾坐位使主动脉瓣关闭不全的舒张期杂音更明显;左侧卧位可使二尖瓣舒张期杂音更明显;运动时心率加快,心排血量增加,可使器质性杂音增强。此外呼吸可使心脏的位置及左、右心室的排血量发生变化,从而影响杂音的强度。如深吸气时右心发生的杂音增强,深呼气时左心发生的杂音增强。

3)各瓣膜区杂音的临床意义:根据杂音的听诊要点,杂音可分为功能性和器质性。通常舒张期杂音和连续性杂音均为器质性杂音,收缩期杂音可有功能性与器质性,故两者的鉴别具有重要意义(表4-32)。

表 4-32　功能性与器质性收缩期杂音鉴别要点

	功能性收缩期杂音	器质性收缩期杂音
部位	心尖部或肺动脉瓣区	可发生各瓣膜区
强度	2/6级以下	3/6级以上
性质	柔和、吹风样	粗糙、吹风样
传导	局限	范围较广
持续时间	短促	较长
心脏大小	正常	心房或(及)心室增大

(7) 心包摩擦音:产生机制和临床意义同心包摩擦感。听诊特点为性质粗糙,呈搔抓样,与心跳一致,在心脏收缩期和舒张期均可听到,屏气时摩擦音仍存在。通常在胸骨左缘第3、4肋间最响,坐位前倾、屏气时更明显。

五、周围血管评估

周围血管评估包括对动脉、静脉和毛细血管的评估,可通过视、触、听诊进行,本节主要叙述脉搏、血压、周围血管征的评估内容。

(一)脉搏

脉搏测量方法和正常值范围详见《护理学基础》。评估脉搏时应注意脉率、脉律、脉搏紧张度、强度、波形和动脉壁情况。常见的异常脉搏及临床意义见表4-33。

表4-33 异常脉搏及临床意义

异常脉搏	临床特点	临床意义
水冲脉	脉搏骤起骤落,急促而有力,将被评估者手臂抬高过头,并紧握其腕部掌面,仍感到急促有力的冲击	是由于脉压增大所致。多见于严重贫血、主动脉瓣关闭不全、甲状腺功能亢进
交替脉	脉搏一强一弱交替出现而节律正常	是由于心室收缩强弱交替所致,提示心肌严重受损,为左室衰竭的重要体征。多见于左心功能不全、高血压性心脏病、急性心肌梗死等
奇脉	吸气时脉搏显著减弱甚至消失	多见于心包积液和缩窄性心包炎,是心包填塞的重要体征之一
无脉	脉搏消失	多见于严重休克和多发性大动脉炎

知识链接

奇脉又称吸停脉。正常吸气时胸腔负压增大,腔静脉回心血量增多,肺循环血容量增多,由肺静脉血液回流入左室的量随之增加,较之呼气时无明显变化,左室搏出量也无明显变化,故吸气和呼气时脉搏强弱无明显变化。当心包填塞或心包缩窄时,吸气时由于心室舒张受限,腔静脉回心血量减少,致右心排血量降低,同时肺循环受吸气时胸腔负压影响,肺血管扩张,这些因素均使肺静脉血液回流入左房的量减少,因此左心室搏出量锐减,导致脉搏减弱甚至不能触及。

(二)血压测量

血压测量方法及正常值详见《护理学基础》。血压改变及其临床意义见表4-34。

表 4-34　异常血压及临床意义

异常血压	临床意义
高血压	成人收缩压达 140 mmHg(18.6 kPa)或以上,和(或)舒张压达 90 mmHg(12 kPa)或以上多见于原发性高血压,也见于肾脏疾病、肾上腺皮质或髓质肿瘤、甲状腺功能亢进等
低血压	血压低于 90/60 mmHg(12/8.0 kPa)多见于休克、心力衰竭、急性心肌梗死、急性心包填塞、肾上腺皮质功能减退等,也可见于少数正常人
双侧上肢血压差增大	正常人的双侧上肢血压差别为 10 mmHg(1.3 kPa),双侧上肢血压差大于正常范围多见于多发性大动脉炎或先天性动脉畸形等
上下肢血压差异常	正常人下肢血压比上肢血压高 20~40 mmHg(2.7~5.3 kPa),如出现下肢血压低于上肢血压则提示主动脉狭窄或胸、腹主动脉型大动脉炎等
脉压改变	脉压>40 mmHg(5.3 kPa)为脉压增大,多见于主动脉瓣关闭不全、严重贫血、甲状腺功能亢进等;脉压<30 mmHg(3.9 kPa)为脉压减小,多见于心力衰竭、低血压、心包积液、主动脉瓣狭窄、缩窄性心包炎等

(三) 周围血管征

见表 4-35。

表 4-35　周围血管征及临床意义

周围血管征	临床特点	临床意义
毛细血管搏动征	用手指轻压患者指甲末端,或以玻片轻压口唇黏膜,受压部分的边缘有红、白交替节律性搏动	多见于主动脉瓣关闭不全、甲状腺功能亢进、严重贫血
射枪音	将听诊器体件置于肱动脉或股动脉处,可闻及与心跳一致的一种短促如射枪的声音	主要见于主动脉瓣关闭不全
Duroziez 双重杂音	将听诊器置于股动脉上,稍加压力,可听到收缩期与舒张期均出现的杂音,呈吹风样,称 Duroziez 双重杂音	见于主动脉瓣关闭不全、甲状腺功能亢进、严重贫血患者

(童晓云)

第六节　腹部评估

患者,女,45 岁,因腹胀 1 个月入院,临床诊断为"肝硬化腹水"。
请思考:1. 腹部评估内容有哪些?
　　　　2. 该病人腹部评估时有哪些阳性体征?

评估腹部仍沿用视、触、叩、听诊等基本评估法,其中以触诊最重要。为便于准确记录腹部症状和体征出现的部位,首先必须熟知腹部体表标志、分区及各区脏器分布。

> **知 识 链 接**
>
> 腹腔内有很多重要脏器,主要有消化系统、泌尿系统、血管系统、部分生殖系统、脾及肾上腺等。评估应在温暖、安静和光线充足的环境中进行,被评估者取仰卧位,充分暴露全腹,评估者站在被评估者右侧。

一、腹部体表标志与分区

为了准确描写脏器病变和体征的部位和范围,常借助于腹部的固有的体表标志和人为的画线将腹部划分为几个区,以便熟悉脏器的位置和其在体表的投影。

(一)体表标志

常用的体表标志有:胸骨剑突、肋弓下缘、耻骨联合、髂前上棘、脐、腹中线、腹直肌外缘、腹股沟韧带、髂嵴、竖脊肌外缘、腰椎棘突、第12肋骨及肋脊角等(图4-42)。记录体征时,应详细描述该体征部位及其与体表标志间的距离。

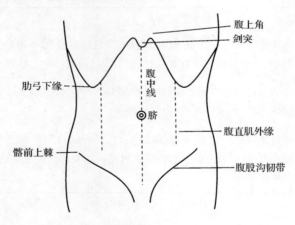

图4-42 腹部前面体表标志示意图

(二)腹部分区

临床上常用上述体表标志将腹部划为若干区。有四区法、九区法等两种划区法(图4-43、图4-44),各区所包含的主要脏器见表4-36、表4-37。

第四章 身体评估

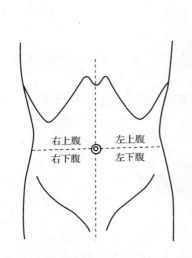 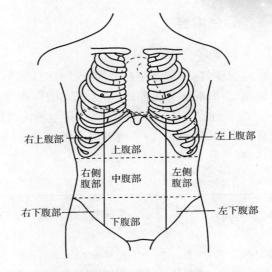

图4-43 腹部体表分区示意图(四区法)　图4-44 各区所包含的主要脏器见表(四区法)

表4-36 各区所包含的主要脏器见表(四区法)

名称	主要脏器
左上腹	肝左叶、脾、胃、小肠、胰体、胰尾、左肾、左肾上腺、部分横结肠、结肠脾曲、主动脉腹部(腹主动脉)
右上腹	肝、胆囊、幽门、十二指肠、小肠、胰头、右肾、右肾上腺、结肠肝曲、部分横结肠、主动脉腹部
左下腹	小肠、部分降结肠、乙状结肠、充盈的膀胱、增大的子宫、男性左侧精索和左输尿管、女性左侧卵巢和输卵管
右下腹	小肠、盲肠、阑尾、部分升结肠、充盈的膀胱、增大的子宫、男性右侧精索和右输尿管、女性右侧卵巢和输卵管

表4-37 各区所包含的主要脏器见表(九区法)

名称	主要脏器
左上腹部	胃、结肠脾曲、脾、胰尾、左肾、左肾上腺
左侧腹部	部分空肠和回肠、降结肠、左肾下部
左下腹部	乙状结肠、淋巴结、男性左侧精索、女性左侧卵巢及输卵管
上腹部	幽门、十二指肠、横结肠、肝左叶、胰头与胰体、主动脉腹部、大网膜
中腹部	十二指肠下部、空肠、回肠、横结肠、肠系膜及其淋巴结、主动脉腹部、输尿管、大网膜
下腹部	回肠、乙状结肠、输尿管、充盈的膀胱、增大的子宫
右上腹部	结肠肝曲、肝右叶、胆囊、右肾、右肾上腺
右侧腹部	空肠、升结肠、右肾
右下腹部	回肠下端、盲肠、阑尾、淋巴结、男性右侧精索、女性右侧卵巢及输卵管

二、评估内容

(一) 视诊

腹部视诊时,评估者站在被评估者右侧,在充足的光线下,按一定的顺序观察腹部外形、呼吸运动、腹壁静脉有无曲张、有无蠕动波胃肠型等。

1. **腹部外形** 正常人腹部外形平坦,两侧对称。肥胖者及小儿腹部外形较圆,可高于肋缘及耻骨平面,呈饱满状;消瘦者皮下脂肪少,腹部下凹,呈低平状。若腹部外形明显膨隆或凹陷,应视为异常,其临床意义见表4-38。

表4-38 腹部外形改变临床意义

外形	临床意义
膨隆	
全腹膨隆	可由腹腔积液、胃肠胀气(如肠梗阻、肠麻痹)、巨大腹块(巨大卵巢囊肿)、妊娠、肥胖等所致;妊娠晚期、肥胖症等亦可呈全腹膨隆,后者多见脐凹陷,易与腹水鉴别
局部膨隆	常因局部有增大的脏器、炎性包块、肿瘤、局部肠曲胀气、局部积液及腹壁上的肿物或疝等引起
凹陷	
全腹凹陷	见于极度消瘦或严重脱水者
局部凹陷	较少见,多由于手术后腹壁瘢痕收缩所致

知识链接

蛙腹:大量腹腔积液病人仰卧位时,腹部外形呈蛙腹状,简称蛙腹。舟状腹:慢性消耗性疾病晚期、恶性肿瘤、败血症等病人极度消瘦呈恶病质状,前腹壁凹陷几乎贴近脊柱,肋弓、髂嵴和耻骨联合显露,腹外形如舟状,称舟状腹。

---

2. **呼吸运动** 正常成人男性及儿童以腹式呼吸为主,女性则以胸式呼吸为主。腹式呼吸减弱或消失见于急性腹膜炎、腹水、剧烈腹痛、膈肌麻痹时。腹式呼吸增强见于癔症性呼吸或胸腔疾病(如胸腔积液等)。

3. **腹壁静脉** 正常人的腹壁静脉一般不显露,但在腹壁皮肤薄而松弛的老年人尚可看出。当门静脉循环障碍或上、下腔静脉回流受阻时,腹壁静脉显而易见或迂曲变粗,称腹壁静脉曲张。正常时,脐水平线以上的腹壁静脉自下向上流入上腔静脉;脐水平线以下的腹壁静脉自上而下流入下腔静脉。门静脉高压形成侧支循环时,血液的流向与正常者相同。下腔静脉阻塞时,脐水平线以下的腹壁静脉血流方向向上;上腔静脉阻塞时,上腹部静脉血流方向向下。

> 知 识 链 接

确定腹壁曲张静脉的血流方向,可判断静脉阻塞部位:评估者将右手食指和中指并拢压在一段没有分支的曲张静脉上,然后将一只手指沿着静脉紧压而向外移动3~5 cm,挤空静脉中的血液,放松这一手指,另一指紧压不动。如果这一段挤空的静脉迅速充盈,则血液是从放松的手指一端流向紧压的手指一端。

4. 胃肠型和蠕动波 正常人腹部一般看不到胃肠型和蠕动波。胃肠道梗阻时可显出各自的轮廓,称为胃型或肠型,同时伴有该部位的蠕动加强,可出现蠕动波。如幽门梗阻时,上腹部可见胃型和胃蠕动波;机械性肠梗阻时,在腹壁上可看到肠型和肠蠕动波。但当发生肠麻痹时,肠蠕动波消失。

5. 腹壁皮肤 评估腹壁皮肤时,除应注意有无发红、苍白、黄染、脱水或水肿外,尚应评估有无色素、腹纹、皮疹、疝等。

(二) 触诊

触诊是腹部评估的主要方法,对腹部体征的认知和疾病的诊断具有重要意义。触诊内容主要有:腹壁紧张度、压痛和反跳痛、波动感、肿块及肝、胆囊、脾、胰、肾重要脏器等。

> 知 识 链 接

腹部评估时,被评估者通常取仰卧位,头垫低枕、两下肢屈曲并稍分开,两上肢平放于躯干两侧,作缓慢、较深的腹式呼吸,使腹肌松弛。评估者位于被评估者右侧,动作轻柔,由浅入深,根据问诊的提示,先从"正常"部位开始,逐渐移向"病变"部位,边触诊边观察被评估者的反应与表情,可用谈话转移其注意力而减少反射性腹肌紧张。

1. 腹壁紧张度 正常人腹壁柔软,腹腔有炎症刺激腹膜及腹腔容量增大(如大量腹水、肠胀气、气腹)时,可使腹壁紧张度增加。在年老体弱、腹肌发育不良或过度肥胖者,腹膜虽有炎症,但腹壁紧张可不明显。腹肌紧张临床意义见表4-39。

表4-39 腹壁紧张度增加临床意义

腹壁紧张度增加	临床意义
局限性腹肌紧张	提示腹部某一脏器炎症波及局部腹膜
弥漫性腹肌紧张	见于胃肠道穿孔所引起的急性弥漫性腹膜炎,此时腹壁强直硬如木板,称板状腹。若全腹紧张度增加,触之犹如揉面团,称为揉面感或柔韧感,见于结核性腹膜炎,亦可见于癌性腹膜炎

2. 压痛与反跳痛 压痛局限于一点,称为压痛点。触诊腹部出现压痛后,手指在原处稍停片刻,然后迅速将手抬起,如此时患者腹痛明显加重,称反跳痛。

正常人腹部无压痛及反跳痛,如按压逐渐加深即发生疼痛,称为压痛。出现压痛提示相应部位有病变,如阑尾压痛点压痛提示阑尾病变。出现反跳痛提示病变累及壁层腹膜。腹肌紧张、压痛、反跳痛是腹膜炎症的三大体征,临床上称腹膜刺激征。

3. 肝脏触诊 肝脏触诊常用单手触诊法、双手触诊法、冲击触诊法等三种,单手触诊法较为常用,如图 4-45 所示。触及肝脏时,应注意其大小、形态(包括边缘、表面)、质地、压痛、搏动等。

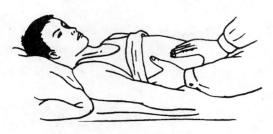

图 4-45 肝触诊示意图

正常成人肝下缘常不能触及。腹壁松软或体瘦者可被触及,但在右锁骨中线肋缘下不超过 1 cm,在剑突下不超过 3 cm,或不超过上腹部剑突根部至脐连线的上 1/3 处;正常肝脏表面平滑,边缘整齐,且厚薄一致;质软(如触口唇);无压痛;无搏动。肝脏触诊异常及临床意义见表 4-40。

表 4-40 肝脏触诊异常及临床意义

	急性肝炎	肝淤血	脂肪肝	肝硬化	肝癌
大小	轻度肿大	明显肿大	肝肿大	早期肝常肿大,晚期则缩小	明显肿大
形态	表面平滑,肝边缘圆钝	表面平滑,边缘圆钝	表面光滑	表面可触及结节,边缘锐利	肝表面呈大小不等结节状,边缘不整
质地	质较软	质稍韧	质地柔软或稍韧	质韧(如触鼻尖)	质坚硬(如触前额)
压痛	轻度压痛	轻度压痛	不明显	无明显压痛	明显压痛
搏动	无	三尖瓣关闭不全所致肝肿大时有		无	无

4. 胆囊触诊 胆囊触诊要领与肝脏触诊相同。正常胆囊不能触及,胆囊肿大时,在右肋弓下腹直肌外缘可触到一张力较高、卵圆形或梨形的肿块,随呼吸而上下移动,质地取决于病变性质。

墨菲(Murphy)征阳性,见于急性胆囊炎。评估方法是:评估者以左手掌放在被评估者右肋缘下部,将拇指放在腹直肌外缘与肋弓交界处(胆囊点),拇指用力压迫腹壁后,再嘱其深呼吸,被评估者在深吸气时,因疼痛而突然屏气,即墨菲(Murphy)征阳性,又称胆囊触痛征(图 4-46)。

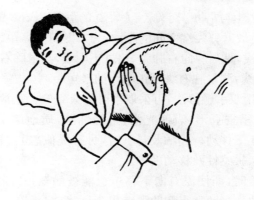

图 4-46 墨菲征评估示意图

5. 脾脏触诊　脾脏触诊除注意大小外，还应注意表面、边缘、硬度、压痛和摩擦感。脾脏明显肿大、位置较浅表时，用浅部触诊法即可查出。如肿大的脾脏位置较深，则要用双手触诊法进行评估(图 4-47)。

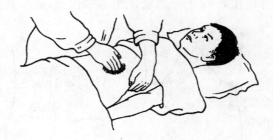

图 4-47 脾脏触诊示意图

正常脾脏在左肋下不能触及，如脾脏被触及，应视为病理征象。脾肿大分为轻度、中度、高度，其临床意义见表 4-41。有时脾肿大未能触到，其原因多与触诊手法不规范及实践较少有关。为避免漏诊，应按上述触诊方法仔细触摸。

表 4-41 脾脏肿大临床意义

分度		临床意义
轻度肿大	脾脏在肋缘下不超过 2 cm	见于伤寒、败血症、感染性心内膜炎等
中度肿大	自 2 cm 至脐水平线	见于慢性淋巴细胞性白血病、淋巴瘤和肝硬化等
高度肿大	超过脐水平以下	见于慢性粒细胞性白血病、疟疾、血吸虫病等

当触及巨脾(高度肿大)时，临床上常以三条线记录其大小(图 4-48)。

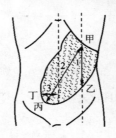

图 4-48 脾肿大测量法

(1) 测量在左锁骨中线上与左肋弓交叉点至脾下缘的距离(以 cm 表示)为"1"线,又称甲乙线。
(2) 测量此交叉点与最远脾尖端之间的距离,为"2"线,又名甲丙线。
(3) "3"线又名丁戊线,是当脾向右肿大,超过正中线,测量脾右缘至正中线的最大距离,以"+"表示;未超过正中线,测量脾右缘至正中线的最短距离,以"-"表示。

6. **肾脏触诊** 一般用双手触诊法,可采取平卧位或立位。正常人的肾脏一般不能触及,瘦弱者可触及右肾下极,呈蚕豆形,表面光滑,边缘钝圆,质地结实有弹性,有浮沉感,移动大,极易滑动,可随呼吸上下移动。当触及肾脏时,可有类似恶心感。肾脏被触及时,应注意其大小、形状、硬度、表面、敏感性及移动度等。

当肾肿大半倍至一倍时,即使没有向下移位也能被触知。肾肿大原因可能由于肾盂积水、多囊肾、肾肿瘤等所致。当肋脊点和肋腰点出现压痛,提示肾脏炎症性疾患如肾盂肾炎、肾脓肿和肾结核等。当上输尿管点或中输尿管点出现压痛,提示输尿管结石、结核。肾脏和输尿管疾病压痛点如图 4-49 所示(季肋点:在第 10 肋前端上输尿管点;上输尿管点:在脐水平线上腹直肌外缘;中输尿管点:在两髂前上棘连线与腹直肌外缘的相交点,相当于输尿管进入骨盆腔;肋脊点:在脊柱和第 12 肋下缘所成角部的顶点;肋腰点:在第 12 肋下缘和竖脊肌外缘所成角部的顶点)。

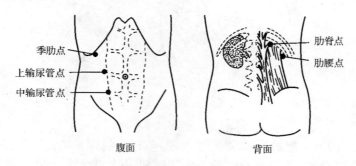

图 4-49 肾脏疾病压痛点示意图

7. **膀胱触诊** 正常膀胱空虚时隐于盆腔内,不易触及。当膀胱充盈时,下腹正中部可触及呈球形或横置的椭圆形的囊性肿物,不能用手推移,按压有尿意,排尿或导尿后肿物消失,借此可与妊娠子宫、卵巢囊肿及直肠肿物等相鉴别。

8. **腹部肿块** 腹部肿块常由腹腔内器官肿大、异位、肿瘤、囊肿、炎性组织或肿大的淋巴结等引起。触及肿块时应注意部位、大小、形态、表面与边缘、质地与硬度、压痛、活动度、搏动等(表 4-42)。

表 4-42 腹部肿块临床意义

肿块特点	临床意义
肿块随呼吸上下移动	位于右上腹者以肿大的肝脏多见,位于左上腹者以肿大的脾脏常见,如存在切迹,则可确定为脾肿大
肿块边界清楚,表面光滑,质地不硬,活动度较大,无压痛	可能是良性肿瘤
肿块巨大,质地坚硬,边界模糊,表面不平,移动度差	提示恶性肿瘤
肿块与邻近脏器组织黏连,不易推动,压痛明显	以炎性最为可能

(三) 叩诊

多采用间接叩诊法。腹部视诊与触诊所得的结果，可通过叩诊加以证实和补充。

1. **腹部叩诊音** 正常腹部叩诊除肝、脾区呈浊音外，其余部位均为鼓音，其程度随胃肠充气多少而不同。明显的鼓音可见于胃肠高度充气、人工气腹和胃肠穿孔等。当肝脾高度肿大、腹腔内肿瘤或大量积液时，鼓音范围缩小，可出现浊音或实音。

2. **肝脏叩诊** 确定肝上界时，沿右锁骨中线自肺区开始向下叩至肝区，依次叩得清音转为浊音处即为肝上界；确定肝下界时，可由腹部鼓音区向上叩，鼓音转为浊音处即为肝下界。肝上、下界之间距离为 9~11 cm。正常匀称体型者的肝脏上界在右锁骨中线上第 5 肋间，下界在右肋弓下缘；矮胖型者肝上、下界均可高一肋间；瘦长体型者则低一肋间。如无肝缘增厚，一般叩得的肝下界比触得的肝下缘上移 2~3 cm。

肝浊音区缩小见于急性重症肝炎、胃肠胀气时；肝浊音区扩大见于肝炎、肝淤血、肝癌等。肝浊音界消失是消化性溃疡或阑尾炎穿孔等的征象，是因空气漏至腹腔内横膈下所致。肝脏叩击痛主要见于肝炎、肝脓肿等。

3. **肾脏叩诊** 被评估者取坐位或侧卧位，评估者用左手掌平贴在被评估者肾区(即肋脊角处)，右手握空拳用轻至中等强度的力量向左手背进行叩击。正常时肾区无叩击痛。在肾脏疾病时肾区可有叩击痛。

4. **膀胱叩诊** 膀胱充盈时在耻骨联合上方可叩得圆形浊音区。尿液排出后，叩诊为鼓音，这是小肠遮盖膀胱所致。借此可与妊娠子宫、子宫肌瘤或卵巢囊肿等鉴别。

5. **腹水的叩诊** 因患者变换体位而出现腹部浊音区变动的现象，称移动性浊音，见于腹腔内液体超过 1 000 ml 以上时。常见病因有：肝硬化失代偿期、结核性腹膜炎、肾病综合征、心功能不全、腹膜癌等。卵巢囊肿与腹水叩诊区别见图 4-50。

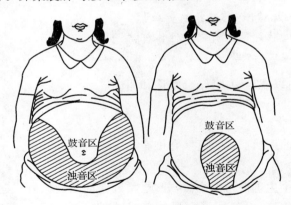

图 4-50 腹水与卵巢囊肿叩诊音的鉴别示意图

(四) 听诊

腹部听诊主要内容有：肠鸣音、振水音和血管杂音。

1. **肠鸣音** 正常情况下肠鸣音每分钟 4~5 次，肠鸣音改变临床意义见表 4-43。

表 4-43 肠鸣音改变临床意义

肠鸣音		临床意义
肠鸣音活跃	肠鸣音每分钟 10 次以上,但音调不高亢	见于急性肠炎、胃肠道大出血或泻药效应
肠鸣音亢进	肠鸣音次数多且响亮、高亢,甚至呈叮当声或金属音	见于机械性肠梗阻
肠鸣音减弱或消失	肠鸣音在连续 3～5 分钟以上才听到一次或始终听不到	见于急性腹膜炎、麻痹性肠麻痹

2. 振水音　评估者用并拢、稍弯曲的手指在被评估者上腹部迅速地连续冲击,如用听诊器或耳凑近直接听到胃内气体与液体相撞击所发出的声音,称为振水音。正常人饮大量液体后可出现振水音,若空腹或饭后 6 小时以上仍有振水音,表示胃潴留,见于幽门梗阻、胃扩张等。

3. 血管杂音　正常腹部无血管杂音,病理性血管杂音可见于腹主动脉瘤、腹主动脉狭窄、肾动脉狭窄等。如同时有高血压,尤其是青年人,应疑及肾动脉狭窄。腹主动脉狭窄患者下肢血压低于上肢,严重者足背动脉搏动消失。

（童晓云）

第七节　脊柱与四肢评估

患者,女,5 岁,临床诊断为"缺铁性贫血"。
请思考:该病人四肢评估时有何阳性体征?

脊柱、四肢评估时以视诊为主,结合触诊和叩诊进行。

一、脊柱评估

主要评估脊柱弯曲度、脊柱活动度、脊椎有无压痛与叩击痛等。

（一）脊柱弯曲度

正常人脊柱有四个生理性弯曲部位,即颈、腰段向前凸,胸、骶段向后凸,近似"S"型。评估时被评估者取直立位或坐位,从侧面观察有无过度的前后弯曲;观察脊柱有否侧凸时,用手指沿棘突以适当的压力从上向下划压,皮肤上即出现一条红色充血线,借此可作出判断。

1. 脊柱前凸　多发生于腰椎,见于大量腹水、腹腔巨大肿瘤、髋关节结核、先天性髋关节脱位等,亦可见于妊娠晚期。

2. 脊柱后凸　多发生于胸段,见于佝偻病、胸椎结核、类风湿性脊柱炎、老年人骨质退行性变、外伤性胸椎骨折。

3. 脊柱侧凸　分为姿势性和器质性两种。姿势性侧凸见于儿童发育期坐位姿势不良、椎间盘脱出症及脊髓灰质炎后遗症等,改变体位,如平卧或向前弯腰时可使侧凸消失;器质性侧凸时,见于佝偻病、脊椎损伤、慢性胸膜粘连肥厚及肩部畸形等,改变体位不能使侧凸得到纠正。

（二）脊柱活动度

正常脊柱有一定的活动度，但各部分的活动范围明显不同，颈段和腰段活动范围较大，胸段活动范围较小，骶椎几乎不活动。评估时嘱被评估者做前屈、后伸、侧弯、旋转等动作，以观察脊柱活动情况。

脊柱活动受限见于软组织损伤、骨质增生、骨质破坏、椎间盘突出及脊椎骨折或脱位。

（三）脊椎压痛与叩击痛评估

脊椎压痛时，被评估者取坐位，评估者用右手拇指自上而下逐个按压脊椎棘突，观察有无压痛。叩击痛有两种评估法：①直接叩击法，用叩诊锤或手指直接叩击各脊椎棘突；②间接叩击法又称传导痛或冲击痛，被评估者取坐位，评估者左手掌面放于患者头顶上，右手半握拳以小鱼际肌部叩击左手，观察被评估者有无疼痛。

正常人脊椎无压痛及叩击痛，脊椎病变时，局部有压痛与叩击痛，见于脊椎结核、骨折、肿瘤、椎间盘脱出等。急性腰肌劳损，则脊柱两侧肌肉有压痛。

二、四肢评估

四肢评估以视诊与触诊为主，评估内容主要包括四肢及其关节的形态、肢体位置、活动度或运动情况等。

（一）形态异常

1. 杵状指　是指手指或足趾末端增生、肥厚，呈杵状膨大，又称槌状指（图4-51）。可能与慢性缺氧、代谢障碍和中毒性损害有关。临床常见于支气管扩张、肺脓肿、慢性脓胸、原发性支气管肺癌、发绀型先天性心脏病、亚急性感染性心内膜炎及肝硬化等。

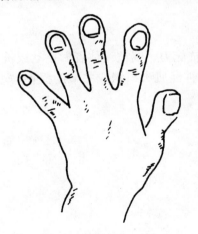
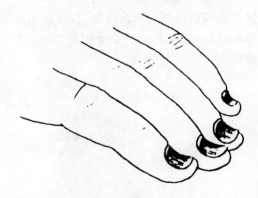

图4-51　杵状指示意图　　　　图4-52　匙状指示意图

2. 匙状指　又称反甲，特点是指甲中央凹陷周边隆起，指甲变薄，表面粗糙有条纹（图4-52）。多见于缺铁性贫血，偶见于风湿热。

3. 膝内、外翻　正常人双脚并拢直立时，两膝及双踝均能靠拢。如双脚内踝部靠拢时两膝却向外分离，称膝内翻，又称"O"型腿畸形（图4-53）。当两膝靠拢时，两内踝分离，称膝外翻，又称"X"型腿畸形（图4-54）。膝内、外翻畸形见于佝偻病和大骨节病等。

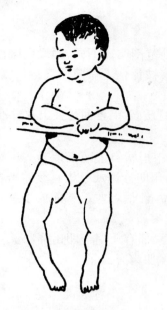
图 4-53 膝内翻示意图

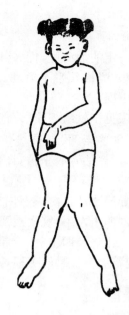
图 4-54 膝外翻示意图

4. 足内、外翻　正常人当膝关节固定时,足掌可向内翻、外翻均达35°。若足掌部呈固定形内翻、内收畸形,称足内翻;足掌部呈固定形外翻、外展畸形,称足外翻。此两种畸形见于先天性畸形和脊髓灰质炎后遗症。

5. 下肢静脉曲张　表现为小腿静脉呈蚯蚓状弯曲、怒张,重者感腿部肿胀、局部皮肤颜色暗紫或有色素沉着,可形成经久不愈的溃疡。见于栓塞性静脉炎患者或从事站立性工作者。

（二）运动功能障碍

主要评估四肢伸屈、内收、外展、旋转运动及抵抗能力。嘱被评估者做主动或被动运动,观察关节的活动幅度、有无活动受限或疼痛。四肢神经肌肉组织或关节的损害均可引起运动功能障碍。

（童晓云）

第八节　肛门直肠评估

男,65岁,体弱,因便血1个月就诊。
请思考:1. 该病人肛门直肠评估时采用何种体位?
　　　　2. 对病人直肠指诊时,应注意哪些内容?

肛门与直肠评估通常采用视诊和触诊,辅以内镜检查。评估结果及病变部位按顺时针方向记录。可为护理诊断提供重要评估依据,不能忽视,以免造成误诊、漏诊。对女性被评估者进行评估时,须有女医务人员或第三者在场。

(一) 常用体位

1. 左侧卧位　被评估者取左侧卧位,右腿向腹部屈曲,左腿伸直,臀部靠近检查台右边(图4-55)。此体位适用于病重、年老体弱或女性患者。

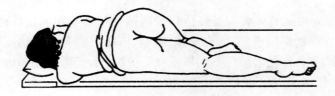

图4-55　左侧卧位

2. 肘膝位　被评估者两肘关节屈曲,置于检查台上,胸部靠近检查台,两膝关节屈曲成直角跪于检查台上,抬高臀部,头偏于一侧(图4-56)。此体位用于检查前列腺、精囊及进行直肠内镜检查等。

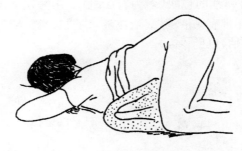

图4-56　膝胸位

3. 仰卧位或截石位　被评估者仰卧于检查台上,臀部垫高,两腿屈曲、抬高并外展。适用于膀胱直肠窝评估及直肠双合诊。

4. 蹲位　被评估者下蹲呈排便的姿势。适用于评估直肠脱出、内痔及直肠息肉等。

(二) 评估内容及临床意义

1. 视诊　评估时注意以下情况:

(1) 肛门闭锁与狭窄:多见于新生儿先天性畸形。

(2) 肛门外伤与感染:肛门有创口或瘢痕,见于外伤或术后。肛门周围有局限性红肿及压痛,见于肛门周围脓肿。

(3) 肛裂:肛门黏膜有裂伤,可伴有梭形或圆形多发性小溃疡,排便时疼痛且出血,常因怕痛而抑制便意,以致大便干燥,加重症状,评估时有明显触压痛。

(4) 痔:是直肠下端痔静脉丛淤血的结果。根据发生部位分为:①外痔:见于肛门外口(齿状线以下)有紫红色肿物,触之柔软,为直肠下静脉扩张所致,局部有压痛及组织水肿;②内痔:见于肛门内口(齿状线以上)黏膜下有紫红色肿物,为直肠上静脉扩张所致;排便时可脱出肛外,严重时大便带血;内痔发生血栓或嵌顿时出现剧痛、肿胀、淤血加重;③混合痔:同时存在内痔和外痔的表现。

(5) 肛瘘:是肛管与肛门周围皮肤相通形成的瘘管,经久不愈。多继发于肛门直肠周围脓肿,少数为结核性。

(6) 直肠脱垂:又称脱肛。评估时嘱被评估者下蹲,用力屏气做排便动作,如在肛门外看到紫红色球状突出物即为直肠部分脱垂(直肠黏膜脱垂),如突出部分为椭圆形块状物,表面有环行皱襞,即为直肠完全脱垂(直肠壁全层脱垂)。

2. 触诊 对肛门或直肠的触诊,称为肛诊或直肠指诊。方法简便易行,对肛门直肠的局部病变和某些盆腔疾病如阑尾炎、髂窝脓肿、前列腺和精囊病变、女性生殖器疾病等,均有重要的诊断价值。

(1) 方法:触诊时根据具体病情及评估目的嘱被评估者选用不同体位,评估者右手示指戴指套或手套,并涂以适量润滑剂,如凡士林、肥皂、液体石蜡等。先将探查的示指指腹置于肛门外口轻轻按摩,等被评估者肛门括约肌松弛后,探查示指再徐徐插入肛门做直肠全周评估。注意不能用手指指尖直接顶入。

(2) 内容:评估内容包括肛门及括约肌的紧张度,肛管及直肠的内壁,注意有无压痛及黏膜是否光滑,有无肿块及波动感;男性还可触诊前列腺及精囊,女性则应评估子宫颈、子宫、输卵管等,必要时可用双合诊进一步评估。

(3) 临床意义:①剧烈触痛,见于肛裂及感染;②触痛伴有波动感见于肛门、直肠周围脓肿;③触及柔软、光滑而有弹性的包块,多为直肠息肉;④触及坚硬凹凸不平的包块,应考虑直肠癌;⑤指诊后指套表面带有黏液、脓液或血液,说明有炎症或伴有组织破坏,必要时应取其涂片镜检或作细菌学评估,以助诊断。

(童晓云)

第九节 神经系统评估

6个月男孩,体检时发现有巴宾斯基征阳性,其他未见异常。
请思考:该男孩巴宾斯基征阳性提示中枢神经系统有病变吗?为什么?

神经系统评估包括运动功能评估、感觉功能评估、神经反射、脑膜刺激征及自主神经评估等方面。本节主要介绍神经反射评估和脑膜刺激征评估。

一、神经反射评估

神经反射是通过反射弧完成的,反射弧中任一环节有病变都可影响反射,使其减弱或消失;评估时,被评估者应放松肢体,并进行两侧对比。

(一) 生理反射

正常人都具有的反射称为生理反射,临床上根据反射刺激的部位,又分为浅反射和深反射。在某些病理情况下这些反射可以增强、减弱或消失。

1. 浅反射 刺激皮肤黏膜引起的反应称为浅反射。反射弧受损的周围神经病和锥体束受损时浅反射消失或减弱。浅反射评估方法见表4-44。

表4-44 浅反射评估方法

	评估方法	正常反应	反射中枢
角膜反射	被评估者眼睛注视内上方,评估者用细棉签毛由角膜外缘处轻触被评估者角膜	刺激一侧角膜,同侧及对侧眼睑迅速闭合,称为直接和间接角膜反射	反射中枢为桥脑,传入神经为三叉神经眼支,传出神经为面神经
腹壁反射	被评估者仰卧,双下肢稍屈曲使腹壁放松,然后用钝头竹签迅速由外向内轻划上、中、下腹部皮肤(图4-57)	受刺激部位腹壁肌收缩。老年人、肥胖者及经产妇由于腹壁松弛,也可出现腹壁反射减弱或消失	反射中枢上腹壁为胸髓7～8节;中腹壁为胸髓9～10节;下腹壁为胸髓11～12节
提睾反射	用钝头竹签由下向上轻划被评估者股内侧上方皮肤(图4-57)	可引起同侧提睾肌收缩,使睾丸上提	反射中枢为腰髓1～2节

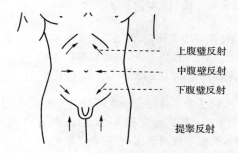

图4-57 腹壁反射和提睾放射

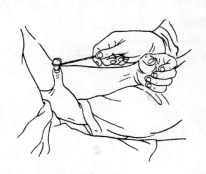

图4-58 肱二头肌反射

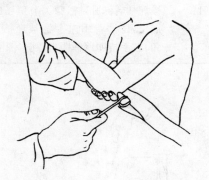

图4-59 肱三头肌反射

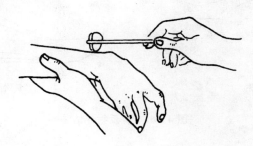

图4-60 桡骨膜反射

2. 深反射 刺激骨膜、肌腱引起的反射称为深反射。深反射减弱或消失见于末梢神经炎、神经根炎、脊髓前角灰质炎等,深反射亢进见于锥体束以上的高级神经中枢病变,如脑血管病后遗症、高位脊髓病损的恢复期等。深反射评估方法见表4-45、图4-61a、b。

表4-45 深反射评估方法

	评估方法	正常反应	反射中枢
肱二头肌反射	被评估者前臂屈曲90°,评估者用左手拇指按住其肘关节稍上方的肱二头肌肌腱,其余四指托住肘关节,然后用右手持叩诊锤适当用力直接叩击置于肱二头肌肌腱的左手拇指(图4-58)	肱二头肌收缩,前臂快速屈曲	反射中枢为颈髓5~6节
肱三头肌反射	被评估者外展上臂,半屈肘关节,评估者以左手托扶被评估者的肘部,右手用叩诊锤直接叩击尺骨鹰嘴突上方的肱三头肌肌腱附着处(图4-59)	肱三头肌收缩,引起前臂稍伸展	反射中枢为颈髓6~8节
桡骨膜反射	评估者前臂置于半屈半旋前位,评估者以左手轻托其腕部,并使腕关节自然下垂,然后以叩诊锤叩击其桡骨茎突,可引起肱桡肌收缩(图4-60)	前臂旋前和屈肘	反射中枢为颈髓5~8节
膝反射	坐位评估时,被评估者小腿完全松弛下垂,卧位时评估者以左手在其腘窝处托起下肢,使髋、膝关节均稍屈曲,足跟不要离开床面,用右手持叩诊锤叩击股四头肌肌腱(图4-61a,b)	小腿迅速伸展	反射中枢为腰髓2~4节
跟腱反射	被评估者仰卧,髋、膝关节稍屈曲,下肢取外旋外展位,评估者用左手将被评估者足部背屈成直角,右手持叩诊锤叩击跟腱(图4-62)	腓肠肌和比目鱼肌收缩,足向跖面屈曲	反射中枢为腰髓5节~骶髓1~2节

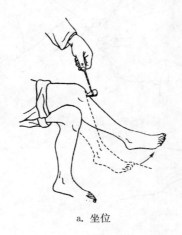
a. 坐位

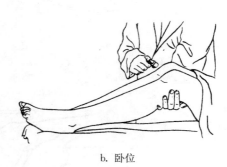
b. 卧位

图4-61 膝反射评估法

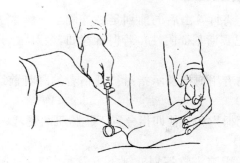

图 4-62 跟腱反射

知识链接

深反射常因被评估者精神紧张而出现可疑性减弱或消失,应在转移其注意力之后重新评估。此外,当有脑脊髓急性病变时,致脑脊髓处于休克状态,由于损伤病灶的超限抑制,致使低级反射弧受到抑制,也可见到深反射减弱或消失,见于脑血管病、脊髓炎的急性期等。

(二)病理反射

指锥体束损害时,失去了对其脑干和脊髓的抑制功能时而出现的异常反射,故又称锥体束征。常见病理反射见图 4-63。

知识链接

1岁半以内的婴幼儿由于锥体束未发育完善,可出现此类反射,且多为两侧,不属于病理反射。

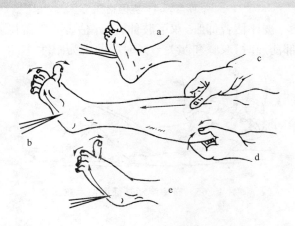

图 4-63 病理反射

a. 巴宾斯基征阴性　b. 巴宾斯基征阳性　c. 奥本海姆征阳性　d. 戈登征阳性　e. 查多克征阳性

(1) 巴宾斯基征：用钝头竹签由后向前划足底外侧至小趾掌关节处再转向拇趾侧，正常表现为足趾向跖面屈曲(巴宾斯基征阴性)，若拇趾背屈，余趾呈扇形展开为巴宾斯基征阳性表现(图4-63 b)。

(2) 奥本海姆征：评估者用拇指及示指沿被评估者的胫骨前缘由上向下推移，阳性表现同巴宾斯基征(图4-63 c)。

(3) 戈登征：评估者用拇指和其他四指分置于腓肠肌两侧，以适当的力量捏压，阳性表现同巴宾斯基征(图4-63 d)。

(4) 查多克征：评估者用钝头竹签划外踝下方及足背外缘，阳性表现同巴宾斯基征(图4-63 e)。

二、脑膜刺激征

脑膜或其附近病变波及脑膜时，可刺激脊神经根使相应的肌群发生痉挛，称为脑膜刺激征。见于各种脑膜炎、蛛网膜下腔出血和颅内压增高等。

1. **颈强直** 被评估者去枕仰卧，颈部放松，双下肢伸直，评估者一手置于被评估者胸前，另一手托其后枕部作被动屈颈动作，如感觉到抵抗力增强，即为颈强直。

2. **克匿格征** 被评估者取仰卧位，一腿伸直，另一腿屈髋、屈膝成直角。评估者用手抬高其小腿，正常人膝关节可伸达135°以上。若在135°以内伸膝受限并伴有疼痛者，或引起对侧下肢屈曲者为阳性(图4-64)。

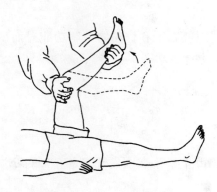

图4-64 克匿格征

3. **布鲁津斯基征** 被评估者仰卧，双下肢伸直，评估者一手置患者胸前，另一手托其枕部做被动屈颈。当头部前屈时，双膝和髋关节同时屈曲则为阳性(图4-65)。

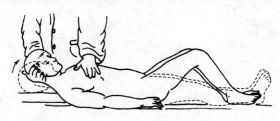

图4-65 布鲁津斯基征评估示意图

本章小结

本章主要介绍了身体评估的基本方法,依次阐述了一般状态评估、皮肤黏膜及浅表淋巴结评估、头颈部评估、胸部评估、腹部评估、脊柱四肢评估、肛门直肠评估、神经系统评估的方法、内容、异常体征及临床意义,学生应加强对异常体征及其临床意义的理解。

关键词: 身体评估　视诊　触诊　叩诊　听诊　嗅诊　临床意义

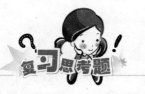

1. 身体评估的基本方法有哪几种?
2. 简述各种叩诊音的特点及临床意义。
3. 一般状态评估的内容有哪些?
4. 常见病容有哪些?营养状态如何判断?
5. 何谓被动体位和强迫体位?举例说明。
6. 意识障碍有哪些类型?
7. 局部和全身淋巴结肿大常见原因有哪些?举例说明恶性肿瘤淋巴结转移的常见部位。
8. 简述扁桃体肿大的分度及其临床意义。
9. 简述瞳孔检查方法及其异常的临床意义。
10. 什么是颈静脉怒张?简述颈静脉怒张的临床意义。
11. 甲状腺肿大如何划分?有何临床意义?
12. 简述异常胸廓的临床意义。
13. 正常呼吸音有几种?简述其听诊特点。
14. 正常心尖搏动点位于何处?心尖搏动移位有何意义?
15. 心脏听诊内容有哪些?如何区别第一心音和第二心音?
16. 何谓腹膜刺激征?有何临床意义?
17. 肝颈静脉反流征阳性有何临床意义?
18. 简述肝脏触诊的主要内容。
19. 直肠指诊有哪些内容?有何临床意义?
20. 何谓病理反射?有何临床意义?
21. 脑膜刺激征有哪些?如何评估?

(童晓云)

第五章　影像学检查

影像检查是一种特殊的检查方法。它是借助于不同的成像手段，使人体内部器官和结构显出影像，从而了解人体解剖与生理功能状况以及病理变化，达到诊断的目的。医学影像学的发展经历了漫长的发展过程，放射诊断学是医学影像学的基础。近年来随着科技的进步，设备和检查技术有了很大提高，促进了临床医学的发展。因此，了解医学影像学基础知识，尤其是X线的特性、应用原理，掌握有关检查前准备及防护，熟悉常见基本病变的X线表现，是护理工作者必须具备的基本技能。

知识链接

1895年德国物理学家伦琴（W. C. Rontgen）发现X线（图5-1）。在真空管中高速行进的电子流轰击阳极钨靶，即可产生X线。X线机主要包括X线管、变压器、操作台及检查床等。不久X线被用于人体检查（图5-2），形成了放射诊断学。20世纪50~60年代出现超声成像和γ闪烁成像。70~80年代出现X线计算机体层摄影（CT）、磁共振成像（MRI）和放射体层成像（ECT）等新的成像技术，形成了影像诊断学。20世纪70年代迅速兴起了介入放射学，使影像诊断学发展为医学影像学。

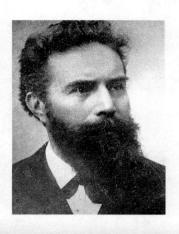

图5-1　伦琴

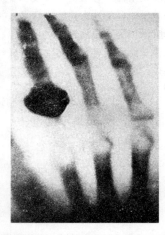

图5-2　伦琴夫人手骨摄片

第一节　X线检查

学习目标

1. 掌握X线检查的临床应用和检查前各项准备工作。
2. 熟悉X线的特性、检查方法,各系统基本病变的X线表现。
3. 了解CT、MRI的临床应用和检查前各项准备工作。
4. 能向患者正确解释X线检查前的准备工作并顺利实施检查。

患者,陈某,女,74岁,因"反复咳嗽、咳痰、气喘5年余,加重伴发热1周"入院,入院诊断为"慢性阻塞性肺疾病(急性加重期)"。

请思考:1. 该患者入院摄胸片有什么特点?
　　　　2. 完成胸片检查应注意哪些问题?

一、X线物理特性及诊断应用原理

(一)X线物理特性

X线是一种肉眼看不到的电磁波,其波长比紫外线短。医用X线的波长0.08～0.31 nm。X线具有四大特性:强穿透性、荧光效应、感光效应、电离效应。

1. **强穿透性**　X线对物质具有强的穿透能力,穿透过程中有一定程度的吸收即衰减。密度高、厚度大物质吸收的X线量多,穿透的量少。这是X线成像的基础。

2. **荧光效应**　X线作用于荧光物质后,可转换为肉眼可见的荧光。这是透视检查的基础。

3. **感光效应**　X线能使涂有溴化银的胶片感光,经显影、定影处理,可在胶片上产生黑白影。这是X线摄影的基础。

4. **电离效应**　X线射入人体后产生电离效应,可引起生物学方面的改变,即生物效应,是放射治疗的基础,也是注意X线防护的原因。

(二)X线应用原理

1. **自然对比**　人体各种组织结构的密度和厚度有差别,这种因人体组织密度和厚度本身存在的差异而形成对比清晰的影像,称为自然对比。人体组织结构中,骨骼密度最高,吸收X线量最多,在X线片上呈白色;软组织及液体密度较高,吸收X线量较多,在X线片上呈灰白色;脂肪组织密度较低,吸收X线量较少,在X线片上呈灰黑色;气体密度最低,对X线的吸收最少,X线片上呈黑色。

2. 人工对比　在组织和器官的管腔内或周围引入高密度或低密度的物质造成人为的差异,形成对比清晰的影像,称为人工对比。人工对比原理是造影检查的基础。这种将高密度或低密度物质引入组织或器官内或周围,产生人工对比以显影,称为造影检查。

二、X线常用检查方法

1. 普通检查

(1) X线透视:优点:简便易行;费用低廉;即时得出结论;转动患者进行多轴位观察;观察器官的功能动态变化。缺点:影像对比度和清晰度较差;缺乏图像记录,不利随访对比;密度高或较厚的部位不宜采用;长时间透视人体受辐射较多。

(2) X线摄片:优点:成像清晰,对比度、清晰度较好;可作为客观记录留存,便于复查对比和会诊;能检查较厚的部位;人体受辐射较少。缺点:工序较多;费用较高,观察体位有限,常是一个部位的瞬间影像;不能观察脏器的功能动态。

2. 特殊检查

(1) 体层摄影:可获得某一选定层面上的组织结构影像,而选定层面以外的结构则被模糊掉。用于显示平片难于显示的病变以及显示病变的内部、边缘和范围。

(2) 软线摄影:亦称钼靶X线摄影。用于软组织检查,尤其是乳腺的检查。

(3) 其他:放大摄影,观察细微结构的病变;荧光摄影,用于集体体检。

3. 造影检查

(1) 造影剂:造影剂分为高密度造影剂和低密度造影剂。高密度造影剂有钡剂和碘剂。钡剂为医用纯净硫酸钡,主要用于食管和胃肠道造影。碘剂种类很多,分有机碘和无机碘制剂两类;应用碘制造影前务必行碘过敏试验。低密度造影剂有空气、氧气及二氧化碳等。

(2) 引入方法:直接引入法:①口服法,如胃肠道钡餐检查;②灌注法,如钡灌肠和逆行性肾盂造影;③穿刺注入法,如心血管造影。间接引入法:经口服或静脉注射造影剂,选择性经某脏器生理聚积或排泄使之显影,例如口服胆囊造影、静脉肾盂造影等。

三、X线检查前准备

(一) 透视检查前准备

应简单向患者说明检查的目的和需要配合的姿势,以消除患者进入暗室的恐惧心理。应尽量除去透视部位的厚层衣物及影响X线穿透的物品,如发夹、金属饰物、膏药、敷料等,以免干扰检查结果,影响诊断治疗。

(二) 摄片检查前准备

应向患者解释摄片的目的、方法、注意事项,如充分暴露投照部位、摄片时须屏气等,使患者在摄片时合作。除急腹症外,腹部摄片前应先清理肠道,以免气体或粪便影响摄片质量。创伤患者摄片时,应尽量少搬动,危重患者摄片必须有临床医护人员监护。

(三)造影检查前准备(图5-3)

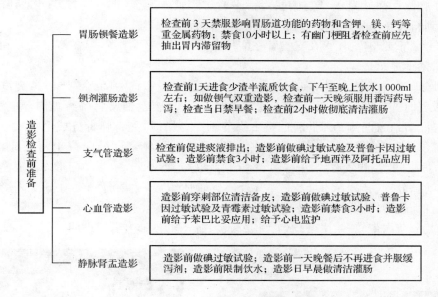

图5-3 造影检查前准备

四、X线检查的临床应用

(一)呼吸系统X线检查

1. 呼吸系统正常X线表现 见图5-4、图5-5。

(1) 胸廓：包括软组织和骨骼。

乳突肌及锁骨上皮肤皱褶：胸锁乳突肌在两肺尖内侧形成外缘锐利、均匀致密的影像。锁骨上皮肤皱褶为锁骨上缘3～5 mm宽的薄层软组织影，与锁骨上缘平行，内侧与胸锁乳突肌影相连，形成光滑的锐角。胸大肌：在肌肉发达的男性，于两侧肺野中外带形成扇形致密影，下缘锐利，呈斜线与腋前皮肤皱褶连续。女性乳房及乳头：乳房可在两下肺野形成下缘清楚、上缘模糊的半圆形致密影。乳头可在两肺下野大致相当于第五前肋处形成小圆形致密影，一般两侧对称。

肋骨：共12对，自后上向前下斜行，前后肋骨投影多互相交叉而呈网格状。肩胛骨：投照位置良好的胸片，两侧肩胛骨应位于肺野之外；如投照时患者肩关节向前旋转不足，肩胛骨可重叠于肺野外带。胸骨及胸椎：正位胸片胸骨和胸椎与纵隔阴影重叠。如投照条件合适，则1～4胸椎隐约可见，其余胸椎不易辨认。锁骨：在后前位上，两侧锁骨外高内低呈倒八字排列。两侧锁骨内端与中线距离是否相等为估计胸片投照位置正确与否的标志。

(2) 纵隔：纵隔位于两肺之间，胸骨之后，脊柱之前，上为胸腔入口，下为膈。其内包括心脏、大血管、食管、气管及支气管、淋巴组织、神经及结缔组织等。气管及支气管由于含气可以分辨，其余结构无明显对比，只能观察其外形轮廓。正常情况下纵隔在后前位胸片上位置居中。

(3) 膈：正常位于第9～11后肋之高度，呈圆顶形，右侧比左侧略高1～2 cm。膈肌与胸壁之间的夹角叫肋膈角，与心脏之间的夹角叫心膈角。呼吸时两膈上下呈对称运动，活动范围为1～3 cm，深呼吸时可达3～6 cm。

(4) 胸膜:胸膜分为壁层和脏层,两层之间有潜在腔隙为胸膜腔。胸膜很薄,一般不显影,只有在胸膜反褶处当 X 线与胸膜走行平行时胸膜才显影,正位胸片常可见到横裂显影,侧位常见到斜裂及横裂显影。

(5) 气管与支气管:气管及支气管在胸片上观察,效果不满意,但在体层摄影和支气管造影时,可清楚地显示。

(6) 肺:肺泡内充满气体,表现为均匀一致的透亮阴影称为肺野。肺野透亮度与含气量成正比,吸气时透亮度增强,呼气时减低。为便于病变定位,通常将肺野纵向分成三等份,称为内、中、外三带;自两侧 2、4 肋骨前端下缘各画一条横线,又将肺野分成上、中、下三野。由肺动脉、肺静脉、支气管及淋巴结所组成,主要是肺动脉阴影。肺门位于两侧肺野内带,第 2~4 前肋骨之间,左侧较右侧约高 1 cm。因肺动脉走行不同,两侧肺门形态不完全一样。肺纹理由肺动脉分支、肺静脉属支、支气管及淋巴管所组成,主要是肺动脉分支阴影。在胸片上表现为自肺门向周围肺野呈放射状分布的树枝状阴影,逐渐变细变疏,直至肺野外带消失。通常其分布内带较多、中带均匀、外带较少;肺下野较肺上野纹理明显。

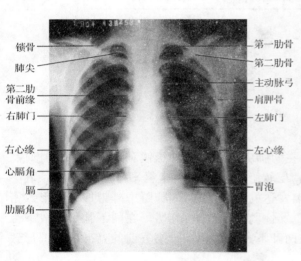

图 5-4 呼吸系统正常 X 线表现

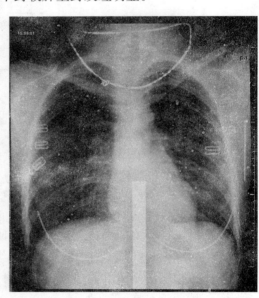

图 5-5 呼吸系统正常 X 线表现

2. 肺部基本病变 X 线表现

(1) 渗出:X 线表现为密度较高的点片状或云絮状阴影,边缘模糊(图 5-6)。

(2) 实变:X 线表现为呈肺叶或肺段分布的均匀的高密度阴影(图 5-7)。

(3) 增殖:X 线表现为密度增高的结节状或梅花瓣状阴影,边缘清楚(图 5-8)。

(4) 纤维化:X 线表现为细条状或索条状影,密度高,走行僵直。病变被较大纤维组织取代时,则形成密度高、边缘清晰的块影,气管、纵隔、肺门可被牵拉移位(图 5-9)。

(5) 钙化:X 线表现为高致密度的斑点状或不规则阴影或球形阴影。常见的有肺结核的钙化、淋巴结的钙化等(图 5-10)。

(6) 肿块:X 线表现为圆形、卵圆形或不规则的致密阴影。因病理性质不同,其密度、大小、形态及边缘可有明显差异。如晚期周围型肺癌可表现为块状致密阴影,边缘呈分叶状,有短毛刺;肺内良性肿瘤表现为边缘光滑、密度均匀一致的块状阴影(图 5-11)。

(7) 空洞：X线表现为圆形、半圆形或不规则的透亮区，周围被空洞壁所环绕，常见于肺结核、肺脓肿及肺癌。根据病变性质不同，空洞壁厚薄不等，内壁可光滑或凸凹不平，空洞可为中心性或偏心性，空洞内可有液平或无液平，空洞周围可有或无渗出病变、结核卫星病灶或结核播散病灶（图5-12）。

(8) 空腔：X线表现与薄壁空洞表现类似，呈局限性边缘清楚的密度减低区，无完整的壁，腔内多无液平，周围无实变和炎症反应。而囊状支气管扩张性囊腔及化脓性肺炎形成的肺气囊，腔内可出现液平，周围可出现炎症实变区（图5-13）。

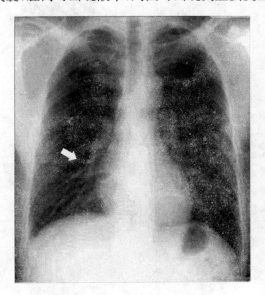

图5-6 渗出

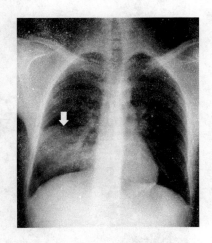

图5-7 实变

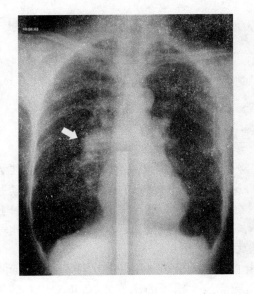

图5-8 增殖

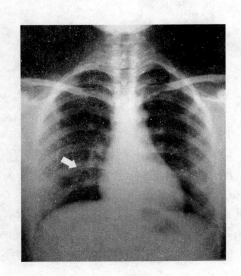

图5-9 纤维化

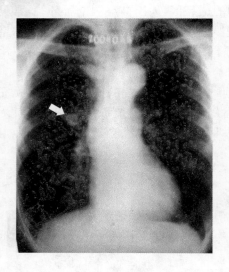

图 5-10 钙化

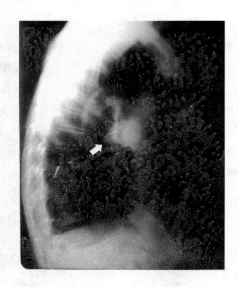

图 5-11 肿块

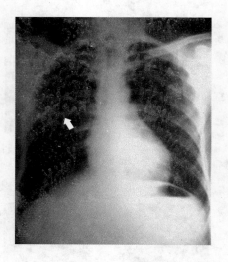

图 5-12 空洞

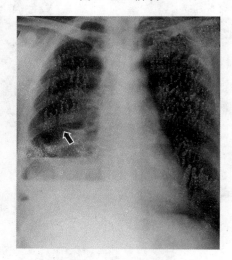

图 5-13 空腔

(二) 循环系统 X 线检查

1. 循环系统正常 X 线表现

(1) 后前位(图 5-14)：右心缘上段为上腔静脉及升主动脉的复合影。青少年主要为上腔静脉，老年人则以升主动脉为主。下段为右心房影，呈弧形外突。左心缘上段为主动脉弓降部所构成，形成半球形影，即主动脉结，年龄越大，突出越明显。中段为肺动脉干所构成，称肺动脉段或心腰，正常斜位心时此段稍凹陷。下段为左心室阴影，呈明显的隆凸；此段上部为左心耳所占据，长约 1 cm，与左心室间一般无明显分界。

心胸比率是估计心脏增大最简单的方法，指心影最大横径与胸廓最大横径之比，通常以后前位上左、右心缘到前正中线最大距离之和与胸廓最大横径的比值计算，正常成人约等于或小于 0.5(图 5-15)。

(2) 右前斜位(图 5-16)：后缘上段由气管、上腔静脉组成并相互重叠，下段大部分由左心房构成。前缘自上而下为升主动脉、肺动脉干及右心室漏斗部和右心室的前壁。如旋转的角度较小,则最下部为左心室。

(3) 左前斜位(图5-17):后缘上部为左心房,下部为左心室所占据,明显向后隆凸,左心室一般应位于脊柱之前。前缘自上而下为升主动脉、右心房和右心室。

(4) 左侧位(图5-18):后缘自上而下为左心房、左心室。前缘自上而下为升主动脉、肺动脉段及右心室。

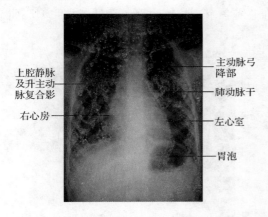

图5-14 循环系统正常X线表现(后前位)

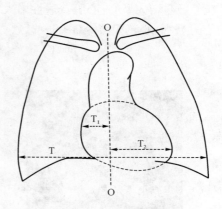

图5-15 心胸比率

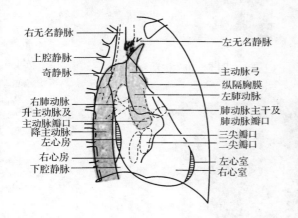

图5-16 循环系统正常X线表现(右前斜位)

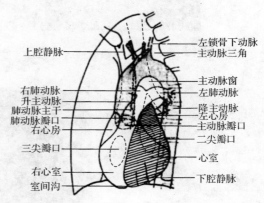

图5-17 循环系统正常X线表现(左前斜位)

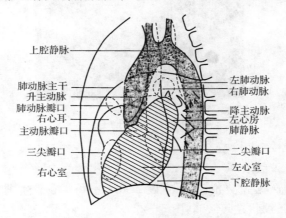

图5-18 循环系统正常X线表现(左侧位)

2. 循环系统基本病变X线表现

(1) 二尖瓣型心：心脏向两侧扩大，心腰饱满或呈弧形突出，主动脉球缩小，心外形呈梨形。多见于风湿性心脏病二尖瓣狭窄、肺源性心脏病以及房、室间隔缺损等（图5-19）。

(2) 主动脉型心：主动脉阴影增宽，主动脉球突出，心腰凹陷，左室向左隆凸，心外形呈靴形。常见于主动脉瓣关闭不全、高血压心脏病等（图5-20）。

(3) 普遍增大型心：心脏普遍性增大，即心脏各个心腔都增大。常见于扩张型心肌病、严重的心力衰竭、心包积液等（图5-21）。

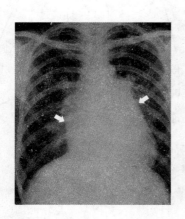

图5-19 二尖瓣型心

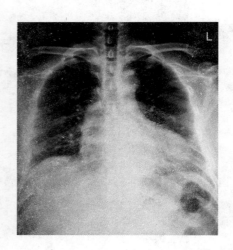

图5-20 主动脉型心

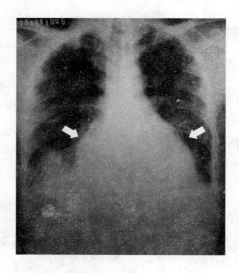

图5-21 普遍增大型心

（三）消化系统X线检查

1. 消化系统正常X线表现

(1) 食管：吞钡充盈，轮廓光滑整齐，宽度2～3 cm；可见食管生理性狭窄、生理性压迹；少量吞钡示数条纵行的条纹状黏膜皱襞（图5-22）。

(2) 胃：①形态：一般分为牛角型、钩型、无力型、瀑布型四种形态。②构成：分胃底、胃体、胃窦、胃大弯及胃小弯。③黏膜皱襞：胃体小弯侧呈条状透亮影，大弯侧呈锯齿状，胃底呈网状，胃窦部呈可为纵形或斜形（图5-23）。

(3) 十二指肠：呈C形，分四部（球部、降部、水平部、升部），一般球部较清楚，呈两缘对称的三角形或锥形（图5-23）。

(4) 空肠、回肠：空肠与回肠没有明显分界。空肠肠壁较宽，皱襞粗而深，呈羽毛状；回肠肠壁略窄，皱襞细而浅，轮廓整齐如带状（图5-24）。

(5) 结肠：钡剂灌肠可显示盲肠、升结肠、横结肠、降结肠、乙状结肠及直肠。结肠管腔有许多大致对称的袋状凸出，称结肠袋；结肠袋以横结肠明显，降结肠以下逐渐变浅，至乙状结肠接近消失，直肠没有结肠袋（图5-25）。

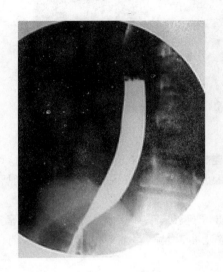

图5-22 食管

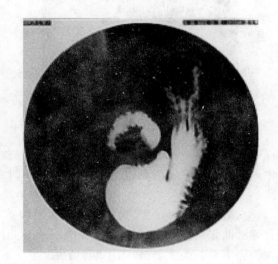

图5-23 胃及十二指肠

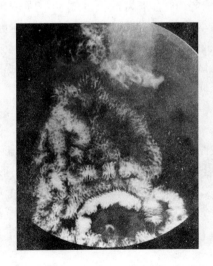

图5-24 小肠（空肠、回肠）

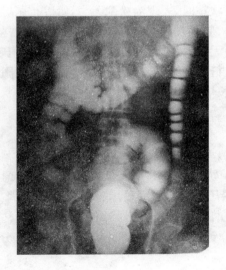

图5-25 结肠

2. 消化系统基本病变X线表现

(1) 轮廓改变：胃肠道内壁病变致局部出现凹陷，造影剂充填于其中，X线从切线位投照时表现为向腔外突出的阴影称为龛影,是溃疡的直接征象(图5-26)。胃肠道病变向腔内突出,使造影剂在局部不能充盈,称为"充盈缺损"。良性病变边缘多光滑整齐,边缘不规则者多为恶性病变(图5-27)。

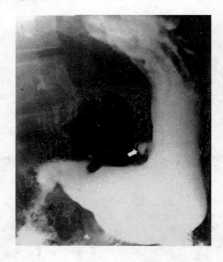 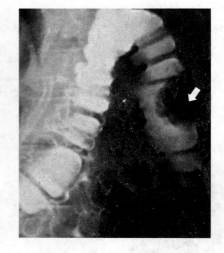

图5-26 龛影　　　　　　　　　　图5-27 充盈缺损

(2) 形态改变:胃肠道发生炎症、肿瘤、瘢痕、粘连、痉挛、外在压迫或发育不良等时,可以产生局部管腔变窄。胃肠道平滑肌张力低下时管腔可扩张,或管腔狭窄的近侧常出现管腔扩张。

(3) 黏膜改变:黏膜改变常表现为黏膜增宽迂曲,黏膜破坏、中断,黏膜皱襞纠集等。如食管静脉曲张典型X线表现为食管中下段黏膜增宽迂曲、增宽,呈蚯蚓状或串珠状;消化道恶性肿瘤常有黏膜皱襞破坏、中断、消失。

(4) 功能改变:张力增高表现为管腔变窄,局部持续性收缩,称为痉挛,如溃疡;当平滑肌呈舒张状态时,表现为松弛无力,管腔扩张,运动减弱,称为张力低下。蠕动增强表现为蠕动波加快、频率加快,见于局部炎症或远端梗阻;蠕动减弱或消失,即蠕动波变浅、速度变慢或长时间无蠕动波出现,见于肿瘤浸润或梗阻晚期肌张力低下;反向蠕动,亦称逆蠕动,蠕动方向呈上行性,致内容物反流,见于胃肠道梗阻。机械性肠梗阻时立位X线检查可见多数高低不一、长短不等的液平面,有时排列成阶梯状。炎症、溃疡等可致腺体分泌增多。

(四) 泌尿系统X线检查

1. 泌尿系统正常X线表现

(1) 肾:腹部平片上可看到两肾的轮廓。正常肾边缘光滑,密度均匀。肾影长12～13 cm,宽5～6 cm,其上缘约在第12胸椎上缘,下缘位于第3腰椎下缘水平。一般右肾略低于左肾。造影主要显示肾盏和肾盂。肾盂分2～3个肾盏,每肾盏再分若干个小盏,肾小盏呈杯口状。排泄性尿路造影时,开始注射造影剂后1～2分钟肾实质显影,密度均匀,2～3分钟后肾盏、肾盂开始显影,15～30分钟时肾盏、肾盂显影最浓(图5-28,图5-29)。

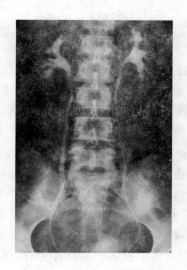 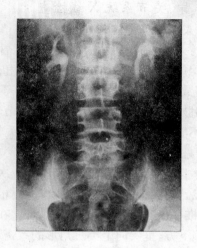

图 5-28　逆行肾盂造影　　　　图 5-29　静脉尿路造影

（2）输尿管：输尿管全长约 25 cm，位于腹膜后，上端与肾盂相接，沿着脊椎旁向前下行。入盆腔后，多在骶髂关节内方行走，过骶骨后，先弯向外下斜形进入膀胱。输尿管有三个生理狭窄，即肾盂输尿管连接处、越过骨盆边缘处和进入膀胱处。

（3）膀胱：膀胱的正常容量为 200~300 ml，形态、大小取决于充盈的程度及与周围器官的关系。充盈满意的膀胱呈卵圆形，横置于耻骨联合之上，其下缘多与耻骨上缘相平。边缘光滑整齐，密度均匀。

（4）尿道：男性尿道可分前后两部，前尿道较宽，自外向内分为舟状窝、海绵体部（为最长的部分）与球部（为尿道最宽处），前尿道长 13~17 cm。后尿道较窄，自外而内分为膜部和前列腺部，长 3~4 cm。膜部有外括约肌围绕，为尿道最窄处。

2. 泌尿系统常见病变 X 线表现

（1）肾结石：X 线摄片可见肾区呈圆形、卵圆形或表面带刺的致密影，桑葚状、鹿角状、分层状结石为三种典型的肾结石（图 5-30）。

（2）输尿管结石：X 线摄片可见黄豆或米粒状的致密阴影，其长轴与输尿管走行一致，多位于输尿管狭窄部（图 5-31）。

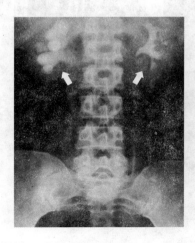 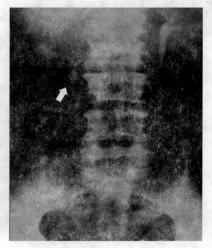

图 5-30　双肾结石　　　　　图 5-31　右输尿管结石

（五）骨、关节系统 X 线检查

1. 骨、关节系统正常 X 线表现

（1）骨：人体骨骼因形状不同而分为长骨、短骨、扁骨和不规则骨四类。骨质按其结构又可分为密质骨和松质骨两种。长骨的骨皮质和扁骨的内外板为密质骨，X 线显影密度高而均匀，松质骨由多数骨小梁组成，X 线显影密度低于密质骨，且可见交叉排列的骨小梁（图 5-32）。

（2）四肢关节：四肢关节包括骨端、关节软骨和关节囊。由于关节软骨、关节囊都是软组织密度，X 线不能显示，所以相对骨端的骨性关节面间呈半透明间隙，称为关节间隙（图 5-33）。

（3）脊柱：脊柱由脊椎和椎间盘所组成。除第 1～2 颈椎外，每一脊椎分椎体和椎弓两部分。正位片上，椎体呈长方形，从上向下依次增大，主要由松质骨构成，纵行骨小梁比横行的骨小梁明显。周围为一层致密的骨皮质。椎体两侧有横突影。在横突内侧可见椭圆形环状致密影，为椎弓根横断面影像，称椎弓环。在椎弓根的上、下方为上、下关节突的影像。于椎体中央的偏下方，呈尖向上类三角形的致密影，为棘突的投影。侧位片上，椎体也呈长方形，其上、下缘与后缘呈直角。椎弓居其后方。在椎体后方的椎管显示为纵行的半透明区。椎板位于椎弓根与棘突之间。棘突在上胸段斜向后下方，不易观察，于腰段则向后突，易于显示。上、下关节突分别起于椎弓根与椎板连接之上、下方。椎间盘系软组织密度，呈宽度匀称的横行透明影，称为椎间隙。椎间孔居相邻椎弓、椎体、关节突及椎间盘间，呈半透明影（图 5-34）。

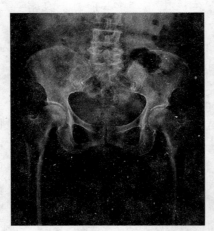

图 5-32　髋部骨骼

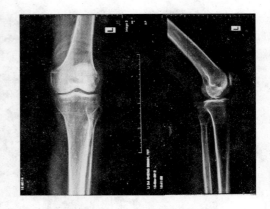

图 5-33　膝关节

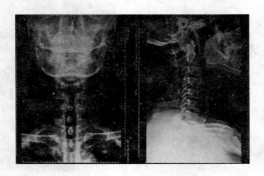

图 5-34　颈椎

2. 骨、关节系统常见病变X线表现　骨折是骨的连续性、完整性中断。骨折以长骨和脊椎骨折常见。长骨骨折的断裂多为有规则的断面，X线上呈不规则的透明线，称为骨折线，于骨皮质显示清楚整齐，在松质骨则表现为骨小梁中断、扭曲和错位。脊椎骨折多为椎体压缩性骨折，X线表现为椎体楔状变形、前缘皮质断裂、凹陷或凸出，椎体中央出现横纹、规则线状致密带（图5-35）。

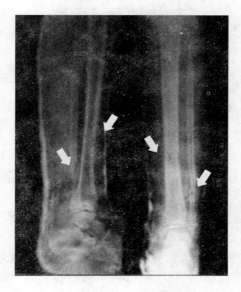

图5-35　胫骨、腓骨骨折

五、新技术临床应用

（一）电子计算机体层摄影（CT）

1. 基本原理　CT图像不同于X线图像，它是用X线束对人体某部一定厚度的层面进行扫描，透过该层面的X线，由探测器接收后，进行光电模/数转换，将模拟信号转换成数字信号，然后输入计算机进行数据处理，处理后的数据进行图像重建。重建图像再经数/模转换器将数字转换为由黑到白的不等灰度的小方块，即像素，并按矩阵排列，即构成CT图像，所以CT图像是重建图像。CT所显示的是断层解剖图像，其密度分辨率明显优于X线图像，从而显著扩大了人体的检查范围，提高了病变检出率和诊断的准确率。CT设备主要由扫描设备，信息数据存储运算系统，图像显示和存储系统构成。

知 识 链 接

1969年英国科学家Hounsfield首先设计成电子计算机体层成像（computed tomography，CT）装置，并因此获得1979年的诺贝尔医学生物学奖（图5-36）。该检查方法开始只能用于头部，1974年Dedley设计成全身CT装置，使之可以对全身各个解剖部位进行检查，扩大了检查范围，临床应用日趋普遍。

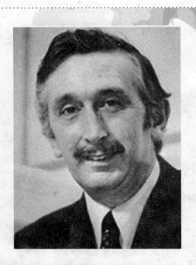

图 5-36　CT 发明人 Hounsfield

2. 图像特点　CT 图像是以不同的灰度来表示的,反映器官和组织对 X 线的吸收程度。因此,与 X 线图像所示的黑白影像一样,黑影表示低吸收区,即低密度区,如肺部;白影表示高吸收区,即高密度区,如骨骼。但 CT 与 X 线图像相比,CT 具有高的密度分辨率。因此,人体软组织的密度差别虽小,也能形成对比而成像,可以更好地显示由软组织构成的器官,如脑、脊髓、肝胆、胰等。实际工作中用 CT 值表示组织对 X 线的吸收系数,单位为 HU。水的吸收系数为 1.0,CT 值定为 0 HU,人体中密度最高的骨皮质吸收系数最高,CT 值为 +1 000 HU,空气密度最低,CT 值为 -1 000 HU。人体中密度不同的组织 CT 值居于 -1 000 HU～+1 000 HU 之间,如软组织的 CT 值在 +20 HU～+50 HU 之间,脂肪的 CT 值在 -90 HU～-70 HU 之间(图 5-37)。

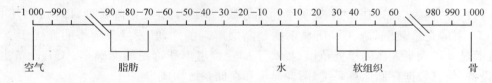

图 5-37　人体组织 CT 值

3. 检查方法　见图 5-38。

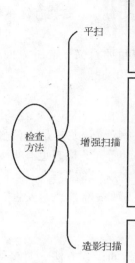

图 5-38　CT 检查方法

4. 临床应用

(1) 神经系统：CT 诊断对中枢神经系统疾病的诊断价值较高，应用普遍。如对颅内肿瘤、脓肿与肉芽肿、寄生虫病、外伤性血肿与脑损伤、脑梗死与脑出血以及椎管内肿瘤与椎间盘脱出等诊断效果好，较为可靠(图 5-39，图 5-40)。

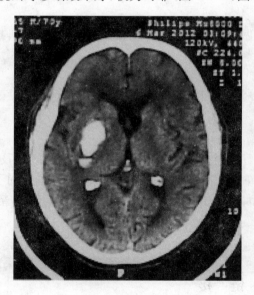
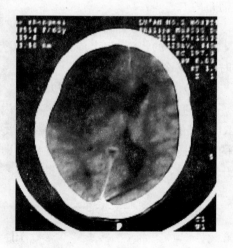

图 5-39　CT 平扫(脑出血)　　　　　图 5-40　CT 平扫(脑梗死)

(2) 头颈部：CT 对头颈部疾病诊断也很有价值。如对眶内占位性病变、早期鼻窦癌、中耳小胆脂瘤、听骨破坏与脱位、内耳骨迷路的轻微破坏、耳先天性发育异常以及鼻咽癌的早期发现等。

(3) 胸部：通常采用造影增强扫描以明确纵隔和肺门有无肿块或淋巴结增大、支气管有无狭窄或阻塞,对原发和转移性纵隔肿瘤、淋巴结结核、中央型肺癌等的诊断均很有帮助。CT对平片检查较难显示的部分,如与心脏、大血管重叠病变的显示更具有优越性,对胸膜、隔、胸壁病变也可清楚显示。

(4) 心血管:心及大血管的CT检查,尤其是后者,具有重要意义。心脏方面主要用于心包病变的检查,冠状动脉和心瓣膜的钙化、大血管壁的钙化和动脉瘤改变等CT检查也可很好显示。

(5) 腹部及盆腔:腹部及盆腔脏器疾病的CT检查在临床的应用日益广泛,主要用于肝、胆、胰、脾、腹膜腔及腹膜后间隙以及泌尿和生殖系统的疾病诊断,尤其是占位性、炎症性和外伤性病变等。胃肠道病变向腔外侵犯以及邻近和远处转移等CT检查也有很大价值。

(6) 骨关节:骨关节疾病多数情况可通过简便、经济的常规X线检查确诊,因此使用CT检查相对较少。对于脊柱和脊髓的疾病,横断面CT可直接观察椎管狭窄变性,测量椎管大小并探明引起椎管狭窄的原因。

5. 检查前准备

(1) 向患者说明CT是一种方法简单、迅速、参考价值高的检查方法。对身体无副作用,检查无痛苦与危险,帮助患者克服紧张和恐惧心理。

(2) 检查前询问患者有无过敏史并做好碘过敏试验,阳性反应者检查时不能注射造影剂。

(3) 根据不同的检查部位服不同的造影剂。

(4) 凡做增强者,检查前需禁饮、禁食4小时。

(5) 女性患者盆腔扫描前,阴道内置阴道塞或纱布填塞,以标记阴道位置。

(6) 经CT预约登记后,请患者不要服用含金属和含碘的药物,不要做胃肠钡餐检查。如果在近期内做过钡餐检查请告诉登记处工作人员。

(7) 做头颅CT者,扫描前一天洗净头发,做胸、腹、盆腔CT者检查时,须穿无金属扣子的棉布内衣。

(8) 肺与纵隔扫描者,需训练患者吸气与屏气,以免呼吸移动造成图像模糊。

(9) 检查的当天,患者应按时赴CT室检查并持CT预约单、相关X线片、B超等,便于扫描时定位或诊断参考。

(二) 磁共振成像(MRI)

磁共振成像是利用原子核在磁场内共振所产生的信号经重建成像的一种成像技术。MRI提供的信息量不但大于医学影像学中的许多其他成像技术,其提供的信息也不同于已有成像技术,所以用它诊断某些疾病具有很大的优越性。该项检查属于无创伤性检查,患者乐于接受,但价格相对较为昂贵。

知 识 链 接

从本世纪40年代起磁共振作为一种物理现象就应用于物理、化学和医学领域。1973年Lauterbur等人首先报道利用磁共振原理成像的技术。近年来磁共振成像作为医学影像学的一部分发展十分迅速,已在世界范围得到推广。

1. 基本原理 磁共振是一种核物理现象。含单数质子的原子核,例如人体内广泛存在的氢原子核,在均匀的磁场中,用特定频率的射频脉冲进行激发,能发生磁共振现象。停止发射射频脉冲,则被激发的氢原子核把所吸收的能逐步释放出来,其相位和能级都恢复到激发前的状态。这一恢复过程称为弛豫过程,恢复到原来平衡状态所需的时间称之为弛豫时间,弛豫时间有两种 T_1、T_2,人体不同器官的正常组织与病理组织的 T_1 是相对固定的,而且它们之间有一定的差别,T_2 也是如此。这种组织间弛豫时间的差别,是 MRI 的成像基础。MRI 的成像系统包括 MR 信号产生、数据采集处理、图像显示三部分。信号产生来自 MR 波谱仪,数据处理及图像显示部分与 CT 装置相似。

2. 图像特点 MRI 成像的特点是无放射性损伤,软组织密度分辨率高,多方位多序列成像,在一定程度上反映了组织的病理及生化改变甚至功能的改变。MRI 图像虽然也以不同的灰度显示,但反应的是组织弛豫时间上的差别,而不是不同密度组织透过 X 线的多少。MRI 可获得人体横断面、冠状面、矢状面和任何方向断面的图像,有利于病变的三维定位。心血管内的血液由于流动迅速,使发射 MR 的氢原子核离开接受范围外,所以测不到 MR 信号呈黑影,这就是流空效应。这一效应使心腔和血管显影。采用呼吸和心电图门控成像技术,不仅能改善心脏大血管的 MRI 成像,还可获得其动态图像。

3. 临床应用

(1) 神经系统:MRI 在神经系统的应用较为成熟。病变定位诊断更为准确,并可观察病变与血管的关系。对脑干、幕下区、枕骨大孔区、脊髓与椎间盘的显示明显优于 CT。对脑脱髓鞘疾病、多发性硬化、脑梗死、脑与脊髓肿瘤、血肿、脊髓先天性异常与脊髓空洞症的诊断有较高价值(图 5-41)。

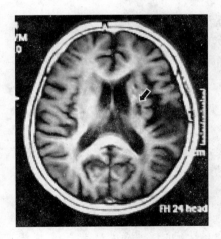

图 5-41 MRI 检查(脑梗死)

(2) 纵隔:纵隔在 MRI 上,脂肪与血管形成良好对比,易于观察纵隔肿瘤及其与血管间的解剖关系。对肺门淋巴结与中央型肺癌的诊断帮助也较大。

(3) 心血管:心脏、大血管在 MRI 上因可显示其内腔,用于心脏。大血管的形态学与动力学的研究可在无创伤的检查中完成。

(4) 腹部及盆腔:对腹部与盆部器官,如肝、肾、膀胱、前列腺和子宫,颈部和乳腺,MRI 检查也有相当价值。在恶性肿瘤的早期显示、对血管的侵犯以及肿瘤的分期方面优于 CT。

(5)骨髓：骨髓在 MRI 上表现为高信号区，侵及骨髓的病变，如肿瘤、感染及代谢疾病，MRI 上可清楚显示。在显示关节内病变及软组织方面也有其优势。

4. 检查前准备

(1) 向患者解释检查目的、意义，检查的过程和时间，以利配合。

(2) 检查前询问病史，排除禁忌证。装有心脏起搏器者为绝对禁忌证；铁磁性夹用于动脉瘤夹闭术后的患者、体内检查部位有铁磁性金属植入物者不能做此项检查；特别危重需要监护的患者不宜行 MRI 检查；早孕者也不宜做 MRI 检查。

(3) 患者需带 X 片、CT 或 B 超结果及相关病史资料，按预约时间赴检。

(4) 小儿及不能合作者需镇静后方能检查，病情较重者需医务人员陪同。

(5) 患者不可携带金属物品以及磁性物体，以防干扰检查结果和损坏物品。

(6) 做眼部检查勿化妆；行盆腔检查的患者需保留尿液，充盈膀胱。

(7) 检查前告诉患者所取体位。为了定位准确，告诉患者全身放松，平静呼吸，不可随便改变体位，以免影响图像质量。

第二节　超声检查

学习目标

1. 掌握超声检查前各项准备工作。
2. 熟悉超声检查的方法及临床应用。
3. 了解超声波的物理特性。
4. 能向患者正确解释超声检查前的准备工作并顺利实施检查。

患者，男，41 岁，右上腹疼痛 2 天，进食油腻食物后加重，医师建议其行肝胆超声检查。
请思考：1. 超声检查的临床应用范围有哪些？
　　　　2. 进行肝胆超声检查前应做哪些准备？

超声检查是指运用超声波的物理特性和人体器官组织声学性质上的差异，以波形、曲线或图像的形式显示和记录，从而对人体组织的物理特征、形态结构、功能状态作出判断而进行疾病诊断的一种非创伤性的检查方法。超声检查具有分辨率高、操作简便、可多次重复、能及时获得结论、无特殊禁忌证及无放射性损伤等优点，不仅能观察组织器官的形态，而且能检测人体脏器功能和血流状态，在临床诊断与决策上发挥着重要作用，成为现代医学影像学中的重要组成部分(图 5-42)。

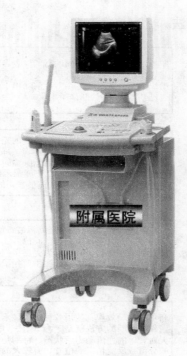

图 5-42 超声工作站

一、超声波的物理特性

超声波是指振动频率在 20 000 赫兹（Hz）以上的机械波。医学诊断用超声波的频率在 1~20 MHz 之间，常用超声频率为 2.5~10 MHz。超声波在弹性介质中以规则的纵波形式传播，有波长（λ）、频率（f）和声速（c）三个基本物理量，它们的关系是：$c=f \times \lambda$。

1. 方向性　超声波频率极高，波长极短，在介质中呈直线传播，具有良好的束射性或指向性，这是超声波对人体器官进行定向探测的基础。

2. 声阻抗　声阻抗（Z）用来表示介质传播超声波能力的一个重要物理量，等于介质的密度（ρ）与超声波在该介质中传播速度（c）的乘积，即 $Z=\rho \times c$。两种不同声阻抗物体的接触面，称界面。

3. 反射、折射和散射　超声波在介质中的传播过程中，由于不同介质的声阻抗不同，可能发生反射、折射及散射等现象。

4. 吸收与衰减　超声波在介质中传播时，由于介质的黏滞性和导热性等因素的影响，使声能耗损的现象称为吸收。由于声能的吸收、超声束在远场的扩散和在界面上的反射与折射等，均使声能在介质中随传播距离的增加而逐渐减弱，这称为衰减。

5. 多普勒效应　超声束遇到运动的反射界面时，其反射波的频率将发生改变，此即超声波的多普勒（Doppler）效应。当声源与接收器做相对运动时，接收器所接收到的声波频率增高，如两者的运动方向相反时，则接收频率减低，多普勒超声血流检测技术主要用于测量血流速度等系列参数，确定血流方向、血流种类如层流、射流等。

二、超声检查的常用方法

```
超声检查方法
├─ A型诊断法：即幅度调制型，以波幅的高低代表界面反射信号的强弱、探测界面距离、脏器径值以及鉴别病变的物理特性，可用于对组织结构的定位和定性。目前除用于颅内病变的诊断外，此法已基本为B型诊断法所取代
├─ B型诊断法：即辉度调制型，本法以不同辉度的光点表示界面反射信号的强弱，反射强则亮，反射弱则暗，称为灰阶成像。由于采用连续方式进行扫描，故可显示脏器的二维切面图像。当成像速度达到每秒24~30幅时，则能显示脏器的活动状态，称为实时显像。B型诊断法是目前最常用的超声诊断法
├─ M型诊断法：系在B型扫描中加入慢扫描锯齿波，使反射光点从左向右移动扫描。其纵坐标为扫描空间位置线，代表被探测结构所在位置的深度变化，横坐标为光点慢扫描时间。所显示的扫描线称为时间运动曲线。此法主要用于探测心脏，临床称其为M型超声心动图描记术(UCG)
└─ D型诊断法：利用多普勒效应，使用各种方式显示多普勒频移，从而对疾病作出诊断的方法就是D型诊断法。临床可用于检测心脏及大血管等的血流动力学状态，特别是先天性心脏病及瓣膜病的分流或反流情况的检查，有较大的临床应用价值
```

图 5-43 超声检查的方法

三、超声检查的临床应用

见图 5-44，图 5-45。

1. 检测实质性脏器的大小、形态及物理特性。
2. 检测囊性器官的大小、形状、位置及功能状态。
3. 检测心脏、大血管及外周血管的结构、功能与血流动力学状态。
4. 检测脏器内占位性病变的物理特性，部分可鉴别良、恶性。
5. 检测浆膜腔积液的存在与否，并初步估计积液量。
6. 监测药物或手术治疗后各种病变的动态变化。
7. 介入性超声辅助诊断及治疗。

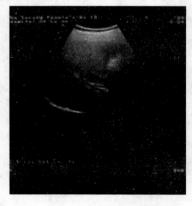

图 5-44 超声检查(胆囊结石)

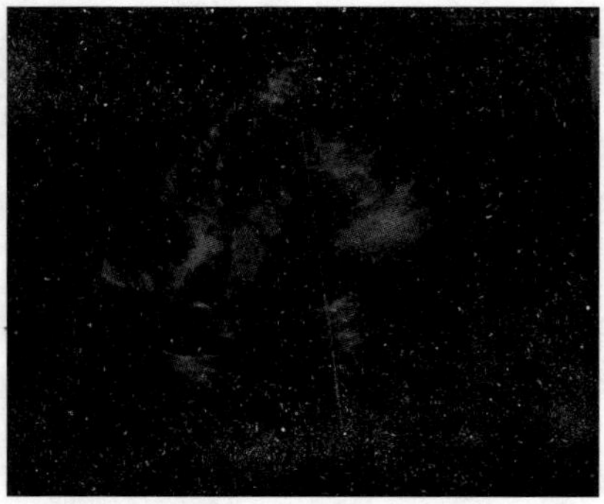

图 5-45 超声检查(主动脉反流)

四、超声检查前准备

1. 常规肝、胆囊、胆道及胰腺检查通常需空腹。必要时饮水 400～500 ml，使胃充盈作为声窗，以使胃后方的胰腺及腹部血管等结构充分显示。胃的检查需饮水及服胃造影剂，显示胃黏膜及胃腔。
2. 早孕、妇科、膀胱及前列腺的检查患者于检查前 2 小时饮水 400～500 ml 以充盈膀胱。
3. 心脏、大血管及外周血管、浅表器官及组织、颅脑检查一般不需特殊准备。
4. 婴幼儿对检查不合作者，可予水合氯醛灌肠，待安静入睡后再行检查。
5. 腹部检查 2 日内应避免行胃肠钡剂造影和胆系造影，因钡剂可能干扰超声检查。

第三节　核医学检查

学习目标

1. 熟悉核医学检查前的各项准备工作。
2. 了解核医学检查的临床应用。
3. 能向患者正确解释核医学检查前的准备工作。

患者，男，56 岁，反复咯血 8 月余，近 2 周出现上腹隐痛不适、食欲锐减，查胸部 CT 显示左侧肺门占位，拟诊"中央型肺癌"，为明确肿瘤是否转移，准备行正电子发射计算机断层显像设备（PET）检查。

请思考：1. 核医学检查有哪些优势？
　　　　2. 核医学检查前应作何准备？

核医学是利用放射性核素及其标志的化合物进行疾病诊断和治疗的一门学科。它能及时地反映体内生理、生化过程，提供动态资料，故有人把核医学称为"应用生物化学及应用生理学"，它不仅能够反映组织器官的整体或局部的功能，而且能提供定量的、准确的数据，能简便、安全、无损伤地诊断疾病，能有效地治疗某些疾病等。目前，核医学仪器已与超声断层仪、热像图仪、CT 和磁共振扫描装置等共同组成医学图像成像技术，把现代医学的诊断技术提高到一个新的阶段。

一、核医学检查应用原理

（一）基本原理

1. 体外检查法　体外检查法是以放射免疫分析（RIA）为代表的体外放射配体结合分析

法。它是以放射核素标记的配体为示踪剂,以配体(如抗原)和结合剂(如抗体)的结合反应为基础,在试管内完成的微量生物活性物质的检测技术。这类技术除 RIA 外,还有竞争性蛋白结合分析法(CPBA)、放射受体分析法(RRA)以及放射酶学分析法(REA)等。以 RIA 法为例,其原理是:以放射性核素标记的抗原为示踪剂,以非标记抗原(标准抗原或被测抗原)为检测对象,共同与限量的特异性抗体进行竞争性免疫结合反应。由于标记抗原与抗体的结合量(因变量)与非标记抗原的含量(自变量)之间,存在竞争性抑制的反函数关系,可依据反映这一函数关系的标准曲线,求出被测抗原的含量。这类分析技术具有灵敏度高($10^{-9} \sim 10^{-15}$ g)、特异性强、精密度和准确度高以及应用广泛等特点。迄今可用本技术测定的体内微量生物活性物质,如激素、蛋白质、抗体、维生素、药物等可达 300 多种。

2. 体内检查法　引入体内的放射性核素标记药物,与同类非标记药物相似,根据其化学和生物学特性,表现为一定的生物学行为:或被某一脏器的某种细胞摄取、浓聚;或经由某一脏器清除、排出;或参与某一代谢过程,或仅简单地在某一生物区积存等等。由于它发射能穿透组织的核射线,用放射性探测器可在体表定量探测到放射性药物在体内的吸收、分布和排出等代谢过程,通过计算机、显示器等仪表,可将人体的生理、生化或病理生理、病理变化过程定量和(或)定位显示出来,从而对罹患脏器的功能状态和(或)功能形态变化作出诊断。

(二)放射性药物及核医学仪器

1. 放射性药物　凡引入体内的放射性核素标记物均称为放射性药物,其中用于非显像检查者称为示踪剂,如用于甲状腺功能检查的^{131}I-NaI、用于肾图检查的^{131}I-邻碘马尿酸等;用于显像检查者称为显像剂,^{99m}Tc 为最常用的理想的显像核素,因它是纯 γ 光子发射体,能量适中(141KeV),半衰期为 6 小时,并能标记多种化合物,几乎可用于所有脏器显像。

2. 核医学仪器　γ 闪烁探头是绝大多数核医学仪器最基本的部位,其基本原理是将射入闪烁晶状体的 r 光子转化为荧光光子,再通过光电倍增管将荧光光子转化为电脉冲,记录这些电脉冲数,即可得到 r 光子的发射数量,即放射性强度。由此闪烁探头组成的常用仪器有:①放射免疫计数仪;②r 照相机;③单光子发射计算机断层显像仪(SPECT,简称 ECT);④核多功能仪;⑤局部脑血流(rCBF)测定仪;⑥正电子发射计算机断层显像设备(PET)等。目前最常用的是 ECT。

二、核医学检查的临床应用

见图 5-46,图 5-47,图 5-48。

1. 用发射式计算机断层照相机(ECT)进行检查,获得人体脏器的功能影像结果,作为诊断疾病的依据。由于疾病的发生和发展常常是功能异常在前,因此,ECT 更早地发现和诊断某些疾病。例如:早期诊断冠心病、评价心脏功能;早期诊断脑血管病、评价脑组织的活性和愈后;早期诊断恶性肿瘤骨转移;甲状腺功能测定和显像;肾脏功能测定和显像、肺灌注显像、肝胆显像、消化道出血灶定位等。

2. 体外放射分析可以检测各种内分泌激素、抗体、病毒、细菌、递质、免疫因子等。其特点是:只需要采集极少量的血液或者其他体液样本,即可获得高质量的检查结果,而患者本人却不需要接触射线,检查费用很低。

3. 核素治疗是利用放射性药品在人体内特征性分布时所发射出来的射线,选择性地杀死某些细胞来达到治疗疾病的目的。临床上用于甲状腺功能亢进症、晚期恶性肿瘤骨转移所造成的顽固性疼痛、甲亢、甲状腺高功腺瘤、甲状腺癌转移灶、类风湿、毛细血管瘤、瘢痕、恶性肿瘤骨转移、恶性胸水腹水、顽固性关节滑膜积液。

4. 核医学也是科学研究不可缺少的工具，例如在DNA研究和基因治疗等方面。

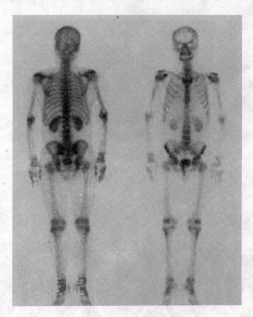

图5-46　正常全身骨显像图

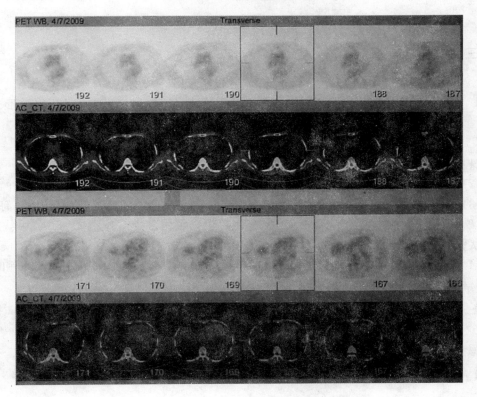

图5-47　胸部PET-CT显像图

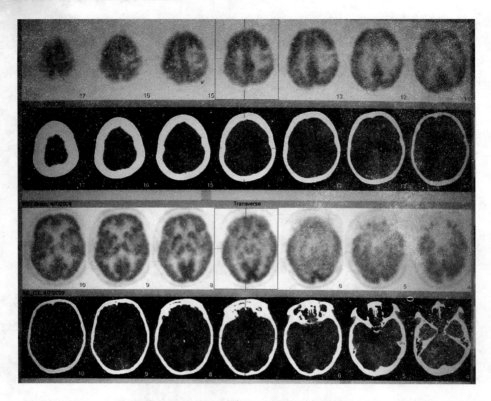

图 5-48 头颅 PET-CT 显像图

三、核医学检查前准备

1. 向患者解释检查的目的、意义,消除其恐惧心理。

2. 在施以放射性药物前必须仔细核对患者的姓名,放射性药物名称、化学形式和活度等。

3. 根据不同的检查方法和内容,给予特殊的准备。

(1) 肝血流血池显像注药前 1 小时常规口服高氯酸钾 400 mg。

(2) 肝胆显像检查前患者禁食至少 2 小时以上,同时须自备煮鸡蛋或炸鸡蛋 2 个。

(3) 甲状腺摄碘试验和甲状腺显像检查前需禁食含碘食物如海带、紫菜、海鱼、海虾等 2 周;含碘药物如碘化物、复方碘溶液、碘酊、含碘片根据服用多少需停用 2~8 周;甲状腺片及抗甲状腺药物停服 4~6 周;受检者早晨空腹。

(4) 放射免疫分析血标本采集一般要求早晨空腹抽血,抽血前日晚应禁止饮酒和吃油腻食物。样品采集后应及时送检,以免生物活性物质发生酶解、降解和变质。

4. 儿童、孕妇在核医学检查或治疗时要采取慎重态度。

5. 在核医学检查或治疗中,患者可能会发生病情变化,必须准备好抢救药物和物品。

本章小结

本章重点介绍了 X 线的物理特性、成像原理和检查方法,X 线检查前各项准备工作,各系统基本病变的 X 线表现;超声检查的方法与临床应用,超声检查前的准备工作;CT、MRI

等新技术及核医学检查的临床应用和检查前各项准备工作。鉴于护理工作的特点与要求，尤其强调经典的X线检查方法与检查前各项准备工作的掌握，熟悉和了解一些新技术的应用与检查前准备。

本章关键词： X线检查　自然对比　人工对比　透视检查　摄片检查　造影检查　CT检查　MRI检查　超声检查　核医学检查

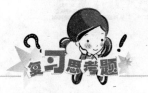

1. X线有哪些物理特性？
2. 何谓自然对比、人工对比？
3. 叙述X线检查方法。
4. 简述透视和摄片检查前的准备。
5. 简述钡餐摄片检查前的准备。
6. 简述静脉肾盂造影检查前的准备。
7. 举例说明X线检查时如何做好防护。
8. 简述肺部基本病变X线表现。
9. 叙述超声检查的常用方法。
10. 叙述超声检查的临床应用范围。

（张兰青）

第六章 实验室检查

实验室检查是运用各种物理、化学、生物化学、分子生物学、微生物学、细胞学、免疫学及遗传学等实验室技术与方法,对患者的血液、体液、排泄物、分泌物、组织细胞等标本进行检测,以获得反映机体功能状态、与疾病相关的病理变化、病因等客观资料,对协助诊断、判断病情、推测预后、制定防治措施等有其独特的作用。实验室检查与临床护理有着十分密切的关系,护士必须熟悉常用实验室检查的目的、标本采集的方法、检查结果的判断与临床意义。

第一节 血液检查

学习目标

1. 掌握血液一般检查的参考值与临床意义。
2. 熟悉网织红细胞计数、红细胞沉降率、血小板计数的参考值与临床意义。
3. 了解出血时间测定、凝血时间测定、凝血酶原时间的参考值与临床意义。
4. 能向患者正确解释血液检查的各项指标结果,具备关心爱护患者的态度。

患者,女,36岁,因"乏力1年,加重1个月"入院。入院查体:精神较萎,面色苍白,心脏听诊可闻及2/6级收缩期杂音,双手可见匙状甲。经检查诊断为"缺铁性贫血"。

请思考:1. 患者血常规检查中红细胞、血红蛋白变化有何特点?
2. 患者外周血的网织红细胞有何变化?

一、血液一般检查

血液一般检查包括血红蛋白测定(Hb)、红细胞计数(RBC)、白细胞计数(WBC)及白细胞分类计数(DC)四项。

(一)红细胞计数与血红蛋白测定

1. 参考值

见表6-1。

表6-1 红细胞计数与血红蛋白测定参考值

	红细胞计数($\times 10^{12}$/L)	血红蛋白(g/L)
成年男性	4.0～5.5	120～160
成年女性	3.5～5.0	110～150
新生儿	6.0～7.0	170～200

2. 临床意义

见表6-2。

表6-2 红细胞计数与血红蛋白测定临床意义

项目	临床意义
血红蛋白	
增多	相对性红细胞增多:常因血浆中水分丢失,使血液中有形成分相对增加所致。如连续呕吐、频繁腹泻、多汗、多尿、大面积烧伤等
	绝对性红细胞增多:常因各种生理、病理原因引起的缺氧所致,生理性见于胎儿、新生儿、高原生活、剧烈的体力活动;病理性见于严重的肺气肿、肺源性心脏病和某些先天性心脏病、真性红细胞增多症等
减少	生理性减少:妊娠中、后期通过神经、体液的调节,使血浆容量明显增加而引起血液稀释。部分老年人由于造血功能衰退可致Hb减少
	病理性减少:可由造血原料不足、造血功能障碍或红细胞丢失、破坏过多等原因引起,如缺铁性贫血、再生障碍性贫血、溶血性贫血和失血性贫血等
红细胞	
增多	临床意义基本同血红蛋白
减少	缺铁性贫血血红蛋白较红细胞减少明显;巨幼细胞性贫血红细胞较血红蛋白减少明显;再生障碍性贫血、溶血性贫血、失血性贫血、肝肾等疾病所致贫血红细胞与血红蛋白减少基本一致

(二)白细胞计数及分类计数

1. 参考值

见表6-3、表6-4。

表6-3 白细胞计数参考值

成人	(4～10)$\times 10^9$/L(4 000～10 000/mm^3)
6个月～2岁	(11～12)$\times 10^9$/L(11 000～12 000/mm^3)
新生儿	(15～20)$\times 10^9$/L(15 000～20 000/mm^3)

表6-4 白细胞分类计数参考值

	百分数(%)	绝对值
中性杆状核粒细胞(N)	1~5	$(0.04~0.5)\times10^9/L$
中性分叶核粒细胞(N)	50~70	$(2~7)\times10^9/L$
嗜酸性粒细胞(E)	0.5~5	$(0.02~0.5)\times10^9/L$
嗜碱性粒细胞(B)	0~1	$(0~0.1)\times10^9/L$
淋巴细胞(L)	20~40	$(0.8~4)\times10^9/L$
单核细胞(M)	3~8	$(0.12~0.8)\times10^9/L$

2. 临床意义(表6-5) 白细胞是中性粒细胞、嗜酸性和嗜碱性粒细胞、单核细胞和淋巴细胞的总称。白细胞是人体防御系统的重要组分,各种细胞功能有所不同,具有吞噬微生物、衰老细胞、抗原抗体复合物、致敏红细胞和细胞碎片以及分泌特异性抗体、参与体液免疫等功能,计数值的多少可以反映上述功能的一般情况。白细胞数高于$10\times10^9/L(10\ 000/mm^3)$称白细胞增多,低于$4\times10^9/L(4\ 000/mm^3)$称白细胞减少。由于外周血中白细胞的组成以中性粒细胞为主,故白细胞的增多或减少通常与中性粒细胞的增多或减少有着密切的关系和相同意义。

表6-5 白细胞计数及分类计数临床意义

项目		临床意义
白细胞	增多	临床意义基本同中性粒细胞
	减少	临床意义基本同中性粒细胞
白细胞分类		
中性粒细胞	增多	生理性增多:新生儿、妊娠及分娩时、寒冷、酷热、饱餐、剧烈运动后等,多为一过性 病理性增多:急性感染(尤其是化脓性细菌感染);组织损伤或坏死;急性大出血;急性溶血;中毒;恶性肿瘤;白血病等 中性粒细胞核象变化:核左移即周围血杆状核粒细胞增多,甚或出现更幼稚阶段的粒细胞。常见于重症感染或急性中毒。核右移即周围血液中5叶核粒细胞超过3%。常见于造血物质不足或骨髓造血功能减退(图6-2)。
	减少	某些感染性疾病(如病毒及伤寒杆菌感染);血液系统疾病;化学药物副作用或放射线损伤;脾功能亢进;自身免疫疾病
嗜酸性粒细胞	增多	变态反应性疾病、寄生虫病、皮肤病、淋巴系统恶性肿瘤、慢性粒细胞性白血病、器官移植排异反应前期等
	减少	伤寒、副伤寒及长期应用糖皮质激素
嗜碱性粒细胞	增多	慢性粒细胞性白血病、真性红细胞增多症、骨髓纤维化、脾切除后、重金属中毒等
	减少	一般无重要临床意义
淋巴细胞	增多	病毒、结核、传染性单核细胞增多症、百日咳等感染性疾病,淋巴细胞性白血病、淋巴瘤,移植物抗宿主反应或移植物抗宿主病
	减少	放射病、免疫缺陷病、长期应用肾上腺皮质激素及烷化剂等
单核细胞	增多	疟疾、黑热病、结核病、感染性心内膜炎等感染性疾病,单核细胞白血病、恶性组织细胞病、淋巴瘤、骨髓增生异常综合征等血液病,急性传染病或急性感染的恢复期
	减少	一般无重要临床意义

二、血液其他检查

血液其他检查常用的有网织红细胞计数(Ret)、红细胞沉降率(ESR)、血小板计数(PLT)、出血时间测定(BT)、凝血时间测定(CT)、凝血酶原时间(PT)等。

网织红细胞(Ret)是晚幼红细胞脱核后到完全成熟的红细胞之间的过渡型细胞。网织红细胞的增减,可反映骨髓造血功能的盛衰。红细胞沉降率(ESR)指红细胞在一定条件下沉降的速率,简称血沉。在正常情况下,血流中红细胞膜表面带负电荷,它们互相排斥,不易凝集,沉降缓慢。当血浆中带有正电荷的不对称的大分子物质如球蛋白、纤维蛋白增加时,红细胞外表电荷被减弱使之易于凝集,因而血沉加速。血小板计数(PLT 或 BPC)是计数单位容积内外周血液中血小板的含量。出血时间(BT)是指皮肤毛细血管受一定程度的创伤后出血至自然停止所需的时间。凝血时间(CT)是指血液离体后至凝固所需的时间,用以测定血液凝固的能力。在血浆中加入组织因子(组织凝血活酶),测定凝血所需的时间称凝血酶原时间(PT),可了解外源性凝血机制有无异常。

1. 参考值　见表 6-6。

表 6-6　血液其他检查参考值

项目	参考值
网织红细胞计数	成人相对值:0.5%~1.5%;绝对值:(24~84)×10^9/L;新生儿:3%~7%
血沉	成年男性:0~15 mm/1 h 末;成年女性:0~20 mm/1 h 末
血小板计数	(100~300)×10^9/L
出血时间	Duke 法:1~3 min;Ivy 法:2~6 min
凝血时间	试管法:4~12 min;玻片法:2~5 min
血浆凝血酶原时间	11~13 s(一步法),应测正常对照,患者结果超过正常对照 3 s 以上为异常

2. 临床意义　见表 6-7。

表 6-7　血液其他检查临床意义

项目	临床意义
网织红细胞计数	增多:各种增生性贫血,急性溶血 减少:再生障碍性贫血
血沉	生理性增快:经期、妊娠、分娩、老年人等 病理性增快:感染性疾病、活动性风湿热、严重组织损伤及坏死、恶性肿瘤、高球蛋白血症、各种贫血、高胆固醇血症等
血小板计数	生理性波动:运动、进餐后血小板增加,女性月经期初血小板可降低 病理性减少:造血功能障碍(如再生障碍性贫血),血小板破坏增加(如特发性血小板减少性紫癜),血小板消耗过多(如弥散性血管内凝血)等,血小板分布异常 病理性增高:骨髓增生性疾病,反应性增多
出血时间	延长:血小板减少或功能异常,血管壁结构或功能异常,抗凝药物的影响
凝血时间	延长:各种凝血因子减少,严重的凝血酶原减少,纤维蛋白原减少,应用抗凝药物,纤溶亢进 缩短:血液高凝状态
血浆凝血酶原时间	延长:严重肝病、阻塞性黄疸、维生素 K 缺乏症、纤维蛋白溶解亢进、先天性凝血酶原或纤维蛋白原缺乏症、应用华法林、双香豆素等抗凝药物等 缩短:血液高凝状态时,如弥散性血管内凝血早期、脑血栓形成或心肌梗死、静脉血栓等

三、血细胞自动分析仪检查

20世纪中叶库尔特发明了电阻法计数血细胞,开创了血细胞分析的新纪元。其基本原理为细胞相对于电解质溶液而言属电的不良导体,在电解质溶液中悬浮的血细胞通过计数小孔时产生电阻抗变化来进行检测,这种方法称为电阻抗法,可对红细胞、白细胞及血小板进行计数(表6-8)。随着技术的不断发展,血细胞分析仪精密度、准确度不断提高,特别是在白细胞仪器自动化分类上进展非常迅速,为临床提供了更多有效的实验数据,有助于疾病的诊断及治疗。但到目前为止,血细胞分析仪还不能完全取代人工显微镜的白细胞分类,白细胞形态千变万化,特别是异常白细胞,单靠仪器鉴别还不够,还需要将血液制成血涂片,染色后在显微镜下行人工鉴别。

表6-8 血细胞自动分析仪参数值

项目	英文缩写	参考值
白细胞	WBC	$(4\sim10)\times10^9/L$
红细胞	RBC	男性$(4.0\sim5.5)\times10^{12}/L$
		女性$(3.5\sim5.0)\times10^{12}/L$
血红蛋白	HGB	男性$120\sim160\ g/L$
		女性$110\sim150\ g/L$
血细胞比容	HCT	男性$0.4\sim0.5$,女性$0.37\sim0.48$
平均红细胞容积	MCV	$82\sim95fl$
平均血红蛋白含量	MCH	$27\sim31\ pg$
平均血红蛋白浓度	MCHC	$320\sim360\ g/L$
红细胞直径分布变异系数	RDW-CV	$6.9\sim7.7\ um$
小细胞(淋巴细胞)	W-SCR	$0.20\sim0.40$
大细胞(粒细胞和单核细胞)	W-LCR	$0.60\sim0.80$
大细胞绝对值	W-LCC	$(2\sim7)\times10^9/L$
血小板计数	PLT	$(100\sim300)\times10^9/L$
平均血小板容积	MPV	$7\sim11fl$

第二节 尿液检查

学习目标

1. 掌握尿液一般检查的参考值与临床意义。
2. 熟悉1小时尿细胞排出率测定、尿沉渣细胞计数的参考值与临床意义。
3. 了解尿液自动分析仪检查项目。
4. 能向患者正确解释尿液检查的各项指标结果,具备关心爱护患者的态度。

患者,女,41岁,因"尿频、尿急、尿痛1周"入院。入院查体:腹部平软,未及包块及压痛,双肾区轻度叩击痛。经检查诊断为"尿路感染"。

请思考:1. 为明确诊断应做哪些尿液检查?
　　　　2. 进行尿培养检查时标本如何采集?

收集尿液标本时,应使用清洁、干燥的容器,容器上贴上检验号。一般检查的尿标本应留取新鲜尿,女性要注意经血、白带等混入,必要时可清洁外阴后留取中段尿送检。标本留取后应及时送验,如不能立即送验,最好放冰箱内保存,一般在4 ℃冰箱可保存6~8小时。需要较长时间留取标本时,可加适量防腐剂甲苯或二甲苯以延迟标本内容物的分解。

一、尿液一般检查

1. 尿量

(1) 参考值:成人为1 000~2 000 ml/24 h。
(2) 临床意义:见表6-9。

表6-9　尿量异常临床意义

尿量异常		临床意义
尿量增多	24小时尿量超出2 500 ml称为多尿	大量饮水、输液、应用利尿剂等可致暂时性多尿;垂体抗利尿激素(ADH)分泌不足或肾小管对ADH反应性减低所致多尿且尿液呈低比重(一般均<1.010);糖尿病尿糖过多引起的溶质性利尿,尿量增多,尿比重增高
尿量减少	24小时尿量少于400 ml或每小时少于17 ml称为少尿 24小时尿量少于100 ml称为无尿	肾前性少尿:各种原因所致休克、心衰、失水等 肾性少尿:各种肾实质性病变 肾后性少尿:各种原因所致尿路梗阻 假性少尿:前列腺增生或神经原性膀胱所致排尿功能障碍

2. 尿液颜色和性状

(1) 参考值:正常新鲜尿色多呈淡黄色,清澈透明。但可受食物成分、尿色素或药物等影响。

(2) 临床意义:见表6-10。

表6-10 尿液颜色和性状临床意义

颜色和性状		临床意义
血尿	由于出血量不同可淡红色云雾状、洗肉水样或混有血凝块	尿液外观变化不明显,离心沉淀后进行镜检时每高倍视野平均3个以上红细胞称为显微镜下血尿。每升尿内含血量超过1 ml即可出现淡红色,称肉眼血尿 血尿见于肾结核、肾肿瘤、肾或泌尿道结石、急性肾小球肾炎、肾盂肾炎、膀胱炎等;亦可见于出血性疾病如血小板减少性紫癜、血友病等
血红蛋白尿	浓茶色或酱油色	阵发性睡眠性血红蛋白尿、蚕豆病、血型不合的输血反应、肾梗死、肾实质区域溶血等
胆红素尿	深黄、褐色,振荡后有黄色泡沫	阻塞性黄疸或肝细胞性黄疸
乳糜尿	乳白色	丝虫病、肿瘤、腹部创伤等所致淋巴回流受阻时
脓尿或菌尿	不同程度脓白色混浊状	泌尿系感染,如急性肾盂肾炎、膀胱尿道炎、肾多发性脓肿等

3. 气味

(1) 参考值:正常尿液为挥发性芳香味,可受食物、饮料等影响,久置后有氨臭味。

(2) 临床意义:新鲜尿即有氨臭味多见于膀胱炎或尿潴留;蒜臭味见于有机磷农药中毒;烂苹果味见于糖尿病酮症酸中毒;鼠臭味见于苯丙酮酸尿。

4. 尿比密(SG) 是指在4 ℃时,同体积尿与纯水的重量比,又称尿比重。

(1) 参考值:1.015~1.025。

(2) 临床意义

1) 尿比密增高:见于高热、脱水、出汗过多、周围循环衰竭等致血容量不足的肾前性少尿;尿量多而比密高见于糖尿病。

2) 尿比密减低:见于急性肾衰竭少尿期及多尿期、尿崩症等,慢性肾功能不全时呈固定低比密尿。

5. 酸碱度 用含酸碱指示剂的试带条可测定尿酸度,精确测定则用酸度计,通常用pH表示测定结果。

(1) 参考值:新鲜尿pH多在6.0~6.5。肉食为主者尿液偏酸,素食者尿液则偏碱。久置的尿可变碱性。

(2) 临床意义

1) 病理性酸性尿:见于酸中毒、高热、脱水、痛风;服用氯化铵、维生素C等;低钾性代谢性碱中毒。

2) 病理性碱性尿:见于碱中毒、尿潴留;应用噻嗪类或碳酸氢钠等药物;肾小管性酸中毒。

6. 蛋白质

(1) 参考值:定性:阴性;定量:≤0.15 g/24 h(见表6-11)。

表6-11 尿蛋白测定反应结果

尿蛋白含量	反应结果	定性记录
20～80 mg/24 h	无混浊	(−)
<500 mg/24 h	混浊	(+)
<3 000 mg/24 h	颗粒状混浊	(2+)
<10 000 mg/24 h	絮状混浊	(3+)
>10 000 mg/24 h	块状混浊	(4+)

(2) 临床意义:见表6-12。

表6-12 尿蛋白测定临床意义

类型	临床意义
生理性蛋白尿 又称功能性蛋白尿	高蛋白饮食、妊娠、剧烈运动、长期直立体位、精神紧张等。定性一般不超过"+",定量多为轻度增高
病理性蛋白尿	
肾小球性蛋白尿	肾小球肾炎、肾病综合征等原发性肾小球疾病,糖尿病、高血压、系统性红斑狼疮、妊娠高血压综合征等
肾小管性蛋白尿	肾盂肾炎、氨基糖苷类抗生素、解热镇痛药等中毒
混合性蛋白尿	同时累及肾小球和肾小管的疾病,如糖尿病、系统性红斑狼疮等
溢出性蛋白尿	凝-溶蛋白尿(本周蛋白尿)
组织性蛋白尿	血红蛋白尿、肌红蛋白尿
假性蛋白尿	膀胱、尿道疾病

7. 葡萄糖

(1) 参考值:参考测试范围为0.56～5.0 mmol/24 h,定性试验为阴性(表6-13)。

表6-13 尿糖测定反应结果

尿糖含量	反应结果	定性记录
<5.0 mmol/L	蓝色透明	(−)
<11.2 mmol/L	绿色不透明	(+)
28～56 mmol/L	黄绿色沉淀	(2+)
56～112 mmol/L	土黄色大量沉淀	(3+)
>112 mmol/L	红棕色或砖红色	(4+)

(2) 临床意义:生理性糖尿见于食糖过多、精神紧张、妊娠等。病理性糖尿见于糖尿病、库欣综合征、嗜铬细胞瘤、暂时性糖尿(如颅脑外伤、脑血管意外、急性心肌梗死等)、肾性糖尿等。肾性糖尿是指由于肾糖阈降低而出现的血糖正常性糖尿,见于慢性肾炎、肾病综合征

等患者。

8. 亚硝酸盐

(1) 参考值:定性:阴性。

(2) 临床意义:筛选尿路感染,正常人尿液中存在适量硝酸盐,当尿液中有能产生硝酸盐还原酶的细菌生长时,可将硝酸盐还原为亚硝酸盐,出现阳性结果。

9. 酮体 包括丙酮、乙酰乙酸及β-羟丁酸,是体内脂肪代谢的中间产物。

(1) 参考值:定性:阴性。

(2) 临床意义:阳性见于糖尿病酮症、饥饿、反复呕吐、发热、甲状腺功能亢进症、尿毒症等。

10. 尿胆原

(1) 参考值:定性:阴性或弱阳性。

(2) 临床意义:增多见于肝实质性病变、溶血性黄疸、肠梗阻、顽固性便秘等;减少见于胆道梗阻等。

11. 尿胆红素

(1) 参考值:定性:阴性。

(2) 临床意义:肝实质性损害、阻塞性黄疸时均可出现阳性;溶血性黄疸时为阴性。

12. 隐血

(1) 参考值:尿液中存在红细胞大于15个/μl或血红蛋白大于600 μg/L时,均可呈现不同等级的阳性反应。

(2) 临床意义:尿中有少量红细胞(1~3个/HP),就可显示阳性,可作为颜色尿的鉴别依据。但输血反应、尿中出现强氧化剂时可能呈假阳性。肌红蛋白也会呈现阳性反应。

13. 白细胞 此法是应用白细胞中含有酯酶而设计,酯酶的催化反应使特制的化学色原发色从而做半定量。

(1) 参考值:尿液白细胞数大于0.5~1.5个/μl时,可呈现不等的阳性反应。

(2) 临床意义:肾盂肾炎、尿路感染。

二、尿液其他检查

(一) 1小时尿细胞排出率测定

准确留取3小时全部尿液,由计数结果除以3而得出。

1. 参考值 男性红细胞<3万/小时,白细胞<7万/小时;女性红细胞<4万/小时,白细胞<14万/小时。

2. 临床意义 肾盂肾炎白细胞排出增多,可达40万/小时,急性肾小球肾炎红细胞排出增多,可达20万/小时。

(二) 尿沉渣细胞计数(Addis计数)

1. 参考值 红细胞<50万/12小时,白细胞<100万/12小时,管型<5 000/12小时。

2. 临床意义 与尿中红细胞、白细胞、管型增多临床意义基本相同。

(三) 尿沉渣显微镜检查

1. 红细胞

(1) 参考值:正常人0~偶见/HP。

(2) 临床意义:尿中出现红细胞多属于病理现象。见于急性肾小球肾炎、急进性肾炎、慢性肾炎、肾结石、泌尿系肿瘤、肾盂肾炎、急性膀胱炎、肾结核或血友病等。

2. 白细胞
(1) 参考值：正常人尿沉渣镜检白细胞不超过 5 个/HP。
(2) 临床意义：尿液中有大量白细胞多为泌尿系统感染，如肾盂肾炎、肾结核、膀胱炎或尿道炎等。

3. 上皮细胞
(1) 参考值：正常尿液中可见少量移行上皮细胞、扁平上皮细胞。
(2) 临床意义：明显的上皮细胞增多时，表示该部位的组织有病理改变，如小圆上皮细胞表示肾小管病变，尾形上皮细胞多见于肾盂肾炎、膀胱炎等，鳞状上皮细胞提示泌尿系感染。

4. 管型　是尿中的蛋白质、细胞等在肾小管、集合管内凝固而形成的圆柱体。
(1) 参考值：正常尿液中无管型或偶见少许透明管型。
(2) 临床意义：见表 6-14。

表 6-14　尿液管型的临床意义

类型	程度	临床意义
透明管型	轻微	正常偶见，持续性多量存在见于肾小球肾炎、肾病综合征
颗粒管型	常见	提示肾实质病变，见于慢性肾小球肾炎，肾病综合征
红细胞管型	肾病	肾小球肾炎、慢性肾炎急性发作、肾移植术后急性排斥反应等
白细胞管型	肾病	肾盂肾炎，间质性肾炎，肾小球肾炎
上皮细胞管型	肾病	各种原因所致肾小管损伤
蜡样管型	严重	严重肾小管损害，多见于慢性肾炎晚期、慢性肾衰竭等
脂肪管型	少见	肾病综合征，慢性肾炎晚期
宽大管型	严重	急慢性肾衰竭

5. 结晶
(1) 参考值：正常尿液中常见尿酸盐、草酸钙、磷酸盐等结晶状体。
(2) 临床意义：一般无临床意义。若经常出现于新鲜尿中并伴较多红细胞时，应怀疑尿路结石。应用磺胺药物时如尿中出现磺胺结晶应停药。在急性肝坏死患者的尿液中，可出现亮氨酸和酪氨酸结晶。

三、尿液自动分析仪检查

尿液自动分析检测仪是尿液检测的自动化仪器，具有操作简单、快捷、检出灵敏度高、重复性好等优点。目前常用的有尿液干化学检测。尿自动分析仪检测项目与参考值见表 6-15。

表 6-15　尿自动分析仪检测项目、参考值

项目及代码	英文名称	参考值
酸碱度(pH)	hydrogen concentration	6.0～6.5
蛋白质(pH)	protein	定性:阴性
葡萄糖(Glu)	glucose	定性:阴性
酮体(Ket)	ketone	定性:阴性
隐血/红细胞(OB/Ery)	occult blood/erythrocyte	定性:阴性
胆红素(Bil)	bilirubin	定性:阴性
尿胆元(Um)	urobilinogen	定性:阴性 or 弱阳性
亚硝酸盐(Nit)	nitrite	定性:阴性
白细胞(Leu)	leukocyte	定性:阴性
比重(sc)	Specific gravity	1.015～1.025

第三节　粪便检查

学习目标

1. 掌握粪便一般性状检查的内容与临床意义。
2. 熟悉粪便隐血试验的临床意义。
3. 了解粪便显微镜检查的内容与临床意义。
4. 能向患者正确解释粪便检查的各项指标结果,具备关心爱护患者的态度。

患者,男,31岁,有"十二指肠溃疡"史2年,近3天出现上腹疼痛,解柏油样便,粪便隐血试验检查显示(3+)。

请思考:1. 患者目前可能出现了什么并发症?
　　　　2. 粪便隐血试验检查前应注意哪些问题?

一、粪便一般检查

用干净竹签挑取粪便含有黏液或脓血部分,外观无异常的粪便应从粪便的表面不同部位、深处及粪端多处取材。检查痢疾、阿米巴滋养体应于排便后立即送检,寒冷季节标本送验及检查时均需保温。检查蛲虫卵时需用透明薄膜拭子于清晨排便前向肛门周围皱襞处拭取并立即送验。

（一）一般性状检查

1. 正常粪便量与性状　正常成人大多每天排便一次，为黄褐色软便，排出量在200 g左右。婴儿粪便可为黄色或金黄色。
2. 异常粪便性状　见表6-16。

表6-16　粪便性状与临床意义

性状	临床意义
稀糊状或稀水样便	各种原因引起的腹泻
黏液脓血便	细菌性痢疾
米泔样便	霍乱
鲜血便	肛裂、痔疮、直肠息肉等
柏油样便	上消化道出血
果酱样便	阿米巴痢疾
白陶土样便	完全性胆道阻塞
细条状便	直肠癌
蛋花汤样便	婴儿消化不良、婴儿腹泻

3. 气味　正常粪便因含蛋白质分解产物而有臭味。慢性肠炎、胰腺疾病、结肠或直肠癌溃烂时粪便有恶臭；阿米巴痢疾患者粪便有血腥臭味；脂肪或糖类消化不良时呈酸臭味。
4. 寄生虫体　蛔虫、蛲虫及绦虫等较大虫体或其片段肉眼即可分辨，钩虫虫体须将粪便冲洗过筛方可看到。服驱虫剂后应查粪便中有无虫体，驱绦虫后应仔细寻找绦虫头节。

（二）显微镜检查

1. 细胞

（1）红细胞：正常人粪便中无红细胞，肠道下段炎症或出血时，如菌痢、肠炎、结肠直肠癌、直肠息肉等可见到红细胞。阿米巴痢疾时红细胞多于白细胞；细菌性痢疾时红细胞少于白细胞。

（2）白细胞：正常人粪便中不见或偶见，主要是中性粒细胞。肠道炎症时白细胞可增多，如细菌性痢疾可见大量白细胞，有的白细胞成堆分布、结构模糊，称为脓细胞。过敏性肠炎、肠道寄生虫病患者粪便中可见嗜酸性粒细胞。

（3）其他细胞：细菌性痢疾、直肠炎症患者粪便可见大吞噬细胞，是一种吞噬了较大异物的单核细胞。假膜性肠炎患者粪便中可见较多肠黏膜上皮细胞。结肠或直肠癌患者粪便偶可找到癌细胞。

2. 寄生虫和寄生虫卵　肠道寄生虫病的诊断主要依靠显微镜检查粪便中的虫卵、原虫滋养体及包囊。粪便中可检出的寄生虫卵有蛔虫卵、钩虫卵、鞭虫卵、姜片虫卵、蛲虫卵、血吸虫卵、华支睾吸虫卵等，原虫主要有阿米巴滋养体及其包囊。

二、粪便隐血试验检查

隐血是指胃肠道少量出血，粪便外观颜色无变化，肉眼及显微镜均不能证实的出血，必须用化学法或免疫学法检出。隐血试验检查时，应于前三日禁食肉类及含有动物血的食物，并禁服铁剂及维生素C和大量绿叶蔬菜,再取标本送检。正常人粪便隐血试验阴性。阳性结果对消化道出血有重要诊断价值,消化道溃疡时阳性率为40%~70%,呈间歇阳性;消化道恶性肿瘤时阳性率可达95%,呈持续性阳性。其他如钩虫病、肠结核、流行性出血热等此试验也可呈阳性。进食动物血、肉类及进食大量绿叶蔬菜均可出现假阳性反应。

第四节 肝脏功能检查

学习目标

1. 掌握血清蛋白质测定、血清转氨酶测定的参考值与临床意义。
2. 熟悉胆红素测定的参考值与临床意义。
3. 了解血清蛋白电泳的临床意义,血清碱性磷酸酶、γ-谷氨酰转肽酶的临床意义。
4. 能向患者正确解释肝功能检查的各项指标结果,具备关心爱护患者的态度。

案例

患者,男,49岁,因"乏力、食欲不振1年余,加重伴尿黄1个月"入院。入院查体:慢性病面容,面色晦暗,巩膜黄染,肝肋下5 cm,压痛(+),腹水征(+)。经检查诊断为"肝硬化失代偿期"。

请思考:1. 肝功能检查蛋白质各项指标如何变化?
2. 肝功能检查胆红素的变化有何特点?

肝脏是人体重要的代谢器官,其主要功能有:①代谢功能:参与糖、脂类、蛋白质的合成、分解和储存,核酸代谢,激素的生物转化,胆红素和胆汁酸的代谢;②排泄功能:胆红素、胆汁酸、药物、某些阴离子染料等的运输和排泄;③解毒功能:参与对药物、毒物等化合物的氧化、还原、水解、结合等;④凝血和纤溶因子、纤溶抑制因子的生成及对活性凝血因子的清除等。当肝脏受到各种致病因素侵袭时,其功能状态和组织结构必然受到影响。为了解肝脏功能状态而设计的实验室检查方法,称为肝功能试验。标本采集通常抽取空腹静脉血2~3 ml,注入干燥试管中送检,不抗凝,避免溶血。

一、蛋白质代谢检查

(一)血清总蛋白(TP)和清蛋白(A)、球蛋白(G)比值测定

1. 参考值 血清总蛋白(TP):60~80 g/L,其中清蛋白(A)为40~55 g/L,球蛋白(G)为20~30 g/L。A/G之比(A/G)约为(1.5~2.5):1。

2. 临床意义 见表6-17。

表 6-17　蛋白质代谢功能测定临床意义

项目	临床意义
总蛋白(TP)	
增高	各种原因引起的血液浓缩；多发性骨髓瘤等
降低	血液稀释；长期蛋白质摄入不足；蛋白合成功能障碍(如慢性肝病)；丢失蛋白质(如大面积烧伤、肾病综合征)
清蛋白(A)	
增高	严重脱水，血液浓缩
降低	降低与总蛋白降低的原因相同，当减少至 25 g/L 以下时，常出现水肿和腹水
球蛋白(G)	
增高	慢性肝炎、肝硬化、多发性骨髓瘤、结核病、血吸虫病、疟疾、系统性红斑狼疮等
降低	γ-球蛋白缺乏症、原发性低球蛋白血症、严重营养不良
白/球比值(A/G)	
A/G 倒置	球蛋白明显增高，清蛋白显著下降，A/G 比值可倒置。见于肝功能严重损伤，如慢性活动性肝炎、肝硬化，病情好转时清蛋白回升

(二) 血清蛋白电泳

1. 参考值　清蛋白 61%～71%，α_1 球蛋白 3%～4%，α_2 球蛋白 6%～10%，β 球蛋白 7%～11%，γ 球蛋白 9%～18%(醋酸膜法)。

2. 临床意义

(1) 肝脏疾病：轻症急性肝炎时电泳结果几乎无变化。慢性肝炎、肝硬化、肝细胞肝癌(常合并肝硬化)，清蛋白减少，α_1、α_2 及 β 球蛋白也有减少倾向。γ 球蛋白增加，在慢性活动性肝炎和失代偿的肝炎后肝硬化增加尤为显著。

(2) M 蛋白血症：清蛋白轻度减低，单克隆 γ 球蛋白明显增高，γ 区带、β 区带或 β 与 γ 区带之间出现明显 M 蛋白区带，见于多发性骨髓瘤、原发性巨球蛋白血症等。

(3) 肾病综合征、糖尿病肾病：由于血脂增高，可致 α_2 及 β 球蛋白(脂蛋白的主要成分)增高，清蛋白及 γ 球蛋白降低。

(4) 其他：SLE、类风湿关节炎等可有不同程度的清蛋白下降及 γ 球蛋白增高。

知　识　链　接

血清总蛋白(TP)为血清所含各种蛋白质的总称，包括清蛋白(A)和球蛋白(G)。清蛋白、α_1、α_2 及 β 球蛋白、纤维蛋白原、凝血酶原和许多凝血因子等均由肝脏合成。清蛋白主要功能为：维持血液胶体渗透压；是内源性营养源；作为一种载体有运输和贮存作用。清蛋白为正常人体血液中主要蛋白质，肝脏每天大约合成 120 mg/kg，半衰期为 15～19 天，属于非急性时相蛋白。球蛋白为血清总蛋白中除去清蛋白以外的蛋白质,是多种蛋白质的混合物,其中包括含量较多的免疫球蛋白和补体、各种糖蛋白、脂蛋白、金属结合蛋白和酶类等。γ球蛋白主要来自肝、浆细胞及网状内皮细胞。球蛋白与机体免疫功能及血浆黏度密切相关。

二、胆红素代谢检查

1. 参考值 成人血清总胆红素(STB):3.4～17.1 μmol/L;结合胆红素(CB):0.6～0.8 μmol/L;非结合胆红素(UCB):1.7～10.2 μmol/L;CB/STB:0.2～0.4。

2. 临床意义

(1) 血清总胆红素:主要用于判断有无黄疸及其程度。隐性黄疸 STB 为 17.1～34.2 μmol/L;轻度黄疸 STB 为 34.2～171 μmol/L;中度黄疸 STB 为 171～342 μmol/L;重度黄疸 STB>342 μmol/L。

(2) 判断黄疸的程度:通常溶血性黄疸为轻度黄疸,肝细胞性黄疸为轻、中度黄疸,阻塞性黄疸通常为中(不完全梗阻)、重度黄疸(完全梗阻)。

(3) 判断黄疸的类型:溶血性黄疸 UCB 明显升高,CB/STB<0.2;阻塞性黄疸 CB 明显增高,CB/STB>0.5;肝细胞性黄疸 CB 及 UCB 均增加,CB/STB 比值>0.2,但<0.5。

知 识 链 接

血液中胆红素主要来自衰老红细胞血红蛋白的代谢,少量来自肌红蛋白、过氧化物酶、细胞色素等。血液中的胆红素在进入肝细胞前为非结合胆红素(UCB,又称为间接胆红素)。非结合胆红素被肝细胞摄取并与葡萄糖醛酸结合后,形成结合胆红素(CB,又称为直接胆红素)。结合胆红素随胆汁排入肠道,被肠道细菌还原成尿胆原,后者大部分随粪便排出,少部分经门静脉回肝,其大部分被肝细胞摄取再转变为结合胆红素并再排入肠腔(胆红素的肠肝循环),另一部分自门静脉入体循环,经肾脏随尿排出。血清总胆红素(STB)是 UCB 和 CB 的总和。

三、血清酶学检查

(一)血清转氨酶测定

1. 参考值 连续监测法(37 ℃):丙氨酸氨基转移酶(ALT)5～40 U/L;天门冬氨酸氨基转移酶(AST)8～40 U/L;ALT/AST≤1。

2. 临床意义

(1) 血清 ALT 升高是病毒性肝炎早期最早出现的异常指标。在黄疸性肝炎,血中胆红素升高前 ALT 即可升高,阳性率可达 100%。无黄疸型肝炎的阳性率为 80%。慢性肝炎、肝硬化活动期、中毒性肝炎、脂肪肝、胆囊炎等ALT也可升高。此外,心、脑、骨骼肌疾病和许多药物均可使血中ALT升高。

(2) 各种肝病均可引起血清转氨酶升高。由于ALT和AST分别主要位于胞质和线粒体,因而测定AST/ALT比值有助于对肝细胞损害程度的判断。

(3) 急性重症肝炎时,病程初期转氨酶升高,在症状恶化时,黄疸进行性加深,酶活性反而降低,即出现"胆酶分离"现象,提示肝细胞严重坏死,预后不佳。

(4) AST在心肌细胞中含量最多,当心肌梗死时血清AST活力升高,一般在发病后6～12小时之内显著增高,48小时达到高峰,在3～5天恢复正常。

知识链接

转氨酶即氨基转移酶,是一组催化氨基酸与α-酮酸之间氨基转移反应的酶类。用于肝脏疾病检查的转氨酶主要是丙氨酸氨基转移酶(ALT)和天门冬氨酸氨基转移酶(AST)。ALT广泛存在于机体组织细胞内,但以肝脏细胞含量最多,其次为心肌、脑和肾脏组织中;在肝细胞中ALT主要存在于肝细胞质中,少量存在于线粒体内。AST主要分布于心肌,其次为肝脏、骨骼肌和肾脏等组织中;在肝细胞中AST大约有80%以上存在于线粒体中。ALT和AST均为非特异性细胞内功能酶,正常时它们的血清含量很低,当肝细胞等损伤时,它们的血清浓度会发生变化。在轻、中度肝损伤时,由于肝细胞膜通透性增高,胞浆内的ALT和AST释放入血,导致血液中ALT和AST升高,此时以ALT升高为明显,ALT升高远大于AST升高;当严重肝细胞损伤时,线粒体受损,可导致线粒体内的酶被释放入血,此时以AST升高更明显,血清中AST/ALT比值升高。因此,血清转氨酶测定是肝脏损伤的敏感指标。

(二) 血清碱性磷酸酶测定

1. 参考值 连续监测法(37 ℃):成人29～90 U/L,儿童50～350 U/L;比色法(金氏法):成人3～13金氏单位,儿童5～28金氏单位。

2. 临床意义

(1) 阻塞性黄疸、急、慢性黄疸性肝炎、肝癌等均可引起血清ALP活力不同程度的升高,其中以癌性梗阻最明显。

(2) 各种骨骼疾病如佝偻病、纤维性骨病、成骨不全症、骨转移癌和骨折修复愈合期等,由于骨损伤或病变使骨细胞内高浓度的ALP释放入血,引起血清ALP升高。

(三) 血清γ-谷氨酰转肽酶测定

1. 参考值 连续监测法(30 ℃):5～40 U/L;比色法:0～30 U/L。

2. 临床意义

(1) 原发性肝癌、胰腺癌和乏特壶腹癌时,血清γ-GT显著升高;恶性肿瘤肝脏转移、肝癌术后复发,阳性检测率可达90%。

(2) γ-GT特异性不高,急、慢性肝炎、慢性肝炎活动期、阻塞性黄疸、胆管感染、胆石症、急性胰腺炎、嗜酒等,γ-GT均会增高。

第五节 肾脏功能检查

> **学习目标**
>
> 1. 掌握肾小球功能检查的参考值与临床意义。
> 2. 熟悉尿液浓缩稀释试验的参考值与临床意义。
> 3. 了解内生肌酐清除率的计算方法。
> 4. 能向患者正确解释肾功能检查的各项指标结果,具备关心爱护患者的态度。

患者,女,37岁,因"反复眼睑水肿5个月"入院,查尿常规显示尿蛋白(++)、隐血(+++),血清肌酐943 μmol/L,尿素氮86 mmol/L,诊断肾衰竭。

请思考:1. 目前肌酐、尿素氮水平对患者病情判断及预后估计有何意义?
2. 如果患者行内生肌酐清除率检查应如何采集尿标本?

肾脏是排泄机体代谢产物的重要器官,由于肾脏有强大的储备力和多方面的功能以及个体差异性,早期和轻度的肾实质病变常不能被一般的检查方法所发现,必须通过各种肾功能检查才可了解肾脏有无较广泛的损害。并通过定期复查,观察病情动态变化,对制订治疗方案,估计预后有重要参考价值。

一、肾小球功能检查

(一)内生肌酐清除率测定(Ccr)

正常血浆中肌酐可分外源性和内源性两种,内源性肌酐是肌酸代谢产物,其血浓度比较恒定。在一般情况下,肌酐由肾小球滤出后,肾小管不吸收,也很少分泌。因此,它的清除率相当于肾小球的滤过率。

1. **标本采集** ①试验前和试验日摄低蛋白饮食共3天,禁食肉类(无肌酐饮食),避免剧烈运动。②试验日晨8时排空膀胱,弃去尿液,此后至次晨8时的24小时尿液收集于加有甲苯防腐剂的标本瓶内。③试验日次晨抽取静脉血2~3ml,注入抗凝管内,充分混匀。④将血、尿标本同时送验。

2. **参考值** 80~120 ml/min·1.73 m²;40岁后,每10年,清除率可减少6.5 ml/min。Ccr计算方法:按Ccr公式计算出每分钟肌酐清除率(ml/min)。

$$\text{内生肌酐清除率}(Ccr) = \frac{\text{尿肌酐浓度}(U_{cr}, mmol/L) \times \text{每分钟尿量}(V, ml/min)}{\text{血肌酐浓度}(P_{cr})}$$

3. **临床意义**

(1) 较早判断肾小球损害:成人内生肌酐清除率<50 ml/min,提示肾小球滤过功能已有

损害,往往出现在血尿素氮、肌酐升高前,故是较早反映肾小管滤过功能的指标。

(2) 对肾功能的初步估价:轻度损害内生肌酐清除率在 80~51 ml/min;中度损害在 50~20 ml/min;重度损害在 19~10 ml/min;低于 10 ml/min 为终末期肾功能不全。

(3) 指导治疗护理:内生肌酐清除率小于 30~40 ml/min,应限制蛋白质摄入;小于 10 ml/min 应进行人工透析治疗;凡由肾代谢或从肾脏排出的药物均应根据肌酐清除率降低程度调节药物剂量和决定用药时间。

(4) 动态观察肾移植术是否成功:移植术后内生肌酐清除率应回升;若回升后又下降,提示可能有急性排异反应。

(二) 血清尿素氮和肌酐测定

尿素氮(BUN)和肌酐(Cr)均为蛋白质代谢产物,大部分由肾脏排出。当肾实质受损,肾小球滤过率降低,血液中的尿素氮和肌酐因不能从尿中排出而显著上升,本项测定,有助于了解肾小球滤过功能。

1. 标本采集　抽取空腹静脉血 3 ml,注入干燥试管后送检。

2. 参考值　血清尿素氮测定:成人 3.2~7.1 mmol/L,婴儿、儿童 1.8~6.5 mmol/L。血清肌酐男性 53~106 μmol/L,女性 44~97 μmol/L。

3. 临床意义

(1) 血尿素氮增高见于:①肾前性,如上消化道大出血、休克、严重脱水等;②肾性,如急慢性肾功能不全、各种原发性或继发性肾脏疾病(慢性肾炎、慢性肾盂肾炎及肾动脉硬化症晚期等),只有在有效肾单位受损 50% 以上时,血尿素氮才升高,对病情判断及预后估计有重要意义;③肾后性,如尿路梗阻。

(2) 血肌酐增高见于:①各种原发性或继发性肾脏疾病;②肾实质严重损害时,若明显增高,提示预后差;③若 Cr 和 BUN 同时增高,表示肾功能损害严重;若 Cr 正常,仅有 BUN 升高,则多为肾外因素所致,如消化道出血和高蛋白饮食等。

(三) 血清尿酸测定

尿酸(UA)为核蛋白和核酸中嘌呤的代谢产物,来自体内和食物中嘌呤的分解代谢,大部分经肾脏排泄,其血浓度受肾小球滤过功能和肾小管重吸收功能的影响。

1. 标本采集　抽取空腹静脉血 3 ml,注入干燥试管后送检。

2. 参考值　男性 268~488 mmol/L,女性 178~387 mmol/L。

3. 临床意义

(1) 血尿酸增高见于:①肾小球滤过功能损害,较血肌酐和血尿素测定敏感;②体内尿酸生成异常增多,如痛风、血液病、恶性肿瘤等,以及长期使用利尿剂、慢性铅中毒和长期禁食者。

(2) 血尿酸减低见于:①各种原因所致肾小管重吸收尿酸功能损害;②尿中失水过多;③肝功能损害所致尿酸生成减少;④其他:慢性镉中毒、应用磺胺类药物及大剂量肾上腺糖皮质激素等。

二、肾小管功能检查

(一) 尿浓缩稀释试验

肾浓缩和稀释尿液功能主要在远端小管和集合管进行,与肾髓质渗透压梯度形成以及高渗状态有关,与抗利尿激素的作用密切相关。在日常或特定的饮食条件下,观察患者的尿量和尿比重的变化,借以判断肾浓缩与稀释功能的方法,称为浓缩稀释试验。当肾脏病变致远端小管和集合管受损,对水、钠、氯的重吸收改变时,髓质部的渗透压梯度遭到破坏,影响尿的浓缩稀释功能。

1. 标本采集

(1) 昼夜尿比重试验:试验日患者三餐如常进食,但每餐含水量不宜超过500～600 ml,此外不再进餐、饮水。晨8时排尿弃去,上午10时、12时、下午2、4、6、8时及次晨8时各留尿1次,分别测定尿量和比重。

(2) 3小时比重试验:试验日患者正常饮食和活动,晨8时排尿弃去,此后每隔3小时排尿1次至次晨8时,分置于8个容器中。分别测定尿量和比重。

2. 参考值

(1) 昼夜尿比重试验:24小时尿总量1 000～2 000 ml,晚8时至晨8时夜尿量不应超过750 ml,昼尿量与夜尿量之比不应小于(3～4):1,尿液最高比重应在1.020以上,最高比重与最低比重之差不应小于0.009。

(2) 3小时比重试验:白天排尿量应占全日尿量的2/3～3/4,其中必有一次尿比重大于1.025,一次小于1.003。

3. 临床意义

(1) 多尿(>2 500 ml/24小时)、夜尿增多、低比重尿,或比重固定在1.010,提示肾小管浓缩功能差。见于慢性肾小球肾炎、慢性肾功能不全、慢性肾盂肾炎、痛风性肾病、急性肾功能不全多尿期等。

(2) 尿量少而比重增高见于血容量不足而引起的肾前性少尿。

(3) 尿量超过4 L/24 h,尿比重均低于1.006,见于尿崩症。

(二) 尿 β_2-微球蛋白测定

1. 标本采集 抽取空腹静脉血3 ml,注入干燥试管后送检。

2. 参考值 <0.2 mg/L。

3. 临床意义

(1) 用于急性肾小管损伤的监测,如TIN、烧伤诱发的急性肾小管坏死及先天性肾小管疾患(Fanconi综合征)尿中排出增多。

(2) 肾前性因素导致尿 β_2-微球蛋白增高可见于自身免疫性疾病(如系统性红斑狼疮、干燥综合征等)、恶性肿瘤(如多发性骨髓瘤、慢性淋巴细胞白血病、消化系及呼吸系恶性肿瘤)。

若 β_2-微球蛋白合成亢进可使原尿中排出增多,如超过肾小管上皮细胞胞饮作用的最大负荷时,尿中 β_2-微球蛋白浓度增高,但这不反映肾小管损伤。

第六节 脑脊液及浆膜腔积液检查

学 习 目 标

1. 掌握常见中枢神经系统感染的脑脊液特点,漏出液与渗出液的鉴别要点。
2. 熟悉脑脊液、浆膜腔积液一般性状检查、化学检查、显微镜检查内容及临床意义。
3. 了解脑脊液、浆膜腔积液的标本采集方法。
4. 能向患者正确解释脑脊液检查、浆膜腔积液检查的各项指标结果,具备关心爱护患者的态度。

患者,男,19岁,因"发热、头痛三天"入院。入院查体:急性病面容,体温38.5℃,颈部强直,布氏征(+),克氏征(+)。经检查诊断为"结核性脑膜炎"。

请思考:1. 患者脑脊液检查各指标变化有何特点?
2. 如何依据脑脊液检查鉴别中枢神经系统感染?

一、脑脊液检查

脑脊液为无色透明液体,主要由侧脑室脉络丛产生,分布于脑室和蛛网膜下腔内,具有保护脑和脊髓、维持渗压平衡、清除代谢产物、调节颅内压等作用。正常情况下,血脑屏障对血浆中各种物质的通过具有选择性,但当脑组织及脑膜等神经系统有病变时,其通透性增加,使脑脊液的理化性质发生变化。因此,通过脑脊液检查对神经系统疾病的诊断、疗效观察和预后判断等均有重要意义。

脑脊液由临床医师进行腰椎穿刺术采集,当蛛网膜下腔有梗阻时,可做小脑延髓池穿刺。穿刺后应先做压力测定,必要时做动力试验。然后将脑脊液分别收集于已编序的3支小试管中,每管1~2 ml。第1管可能含少量红细胞,宜做细菌学检查;第2管做化学或免疫学检查;第3管做一般性状检查和显微镜检查。标本采集后立即送检,一般不超过1小时。

1. 一般性状检查

(1) 压力:正常人侧卧压力为 0.69~1.76 kPa(70~180 mm H_2O),超过 1.938 kPa 即表示颅压增高,常见于脑膜炎、脑实质炎症或颅内肿瘤。

(2) 颜色:正常人脑脊液为无色透明液体。病理状态下可有不同颜色改变。红色主要见于脑及蛛网膜下腔出血或由穿刺损伤引起,3管标本的颜色前者红色一致,后者红色逐渐变淡。黄色见于脑及蛛网膜下腔陈旧性出血、椎管阻塞(如髓外肿瘤)、重症黄疸。乳白色多因白细胞增加所致,常见于各种化脓性脑膜炎。棕色或黑色见于脑膜黑色素瘤。绿色可见于铜绿假单胞菌性脑膜炎。

(3) 透明度：正常脑脊液清晰透明。当含较多的细胞或细菌时，可变混浊。病毒性脑膜炎、流行性乙型脑炎、神经梅毒等疾病时，脑脊液中细胞数轻度增加，可呈清晰或微浊。结核性脑膜炎时，可呈毛玻璃样混浊。化脓性脑膜炎时，常呈现明显混浊。

(4) 凝固性：正常脑脊液静置24小时不出现凝块。化脓性脑膜炎时，因纤维蛋白和细胞增多，脑脊液静置1～2小时后形成明显凝块；结核性脑膜炎时，脑脊液静置12～24小时后，表面有纤维薄膜形成。

2. 化学检查

(1) 蛋白质检查：正常脑脊液的蛋白质含量极微，其中绝大部分为白蛋白。病理状态下，脑脊液中蛋白质可有不同程度增加，且多为球蛋白。

1) 蛋白质定性试验(Pandy试验)：可以检测脑脊液中是否有球蛋白增加。正常人为阴性。阳性反应见于急性脑膜炎、结核性脑膜炎、神经梅毒、多发性硬化症、多发性神经根炎、肿瘤等。

2) 蛋白质定量测定：正常为0.20～0.45 g/L。各种感染性脑炎、脑膜炎的蛋白含量明显增高，脑出血、蛛网膜下腔梗阻、脑肿瘤时，脑脊液的蛋白含量也可出现不同程度的增高。

(2) 葡萄糖定量：正常情况下，脑脊液葡萄糖含量约为血浆浓度的60%，在2.5～4.5 mmol/L(45～80 mg/dl)。糖含量显著减少见于急性化脓性脑膜炎、结核性脑膜炎、隐球菌性脑膜炎；轻度减少见于梅毒性脑膜炎、肉样瘤病；病毒性脑膜炎则多为正常。糖含量增加见于乙型脑炎、急性脊髓灰质炎、糖尿病、脑瘤等。

(3) 氯化物测定：脑脊液氯化物含量较血液高1/3，正常为120～130 mmol/L(700～760 mg/dl)。细菌性脑膜炎时可降低、结核性脑膜炎时可明显降低，血氯降低时亦可降低；病毒性脑膜炎时可正常。

(4) 酶学测定：正常脑脊液含有多种酶，但其活性明显较血清低。神经系统有病变时，细胞内酶逸出，血-脑脊液屏障通透性改变，脑脊液中酶清除减低而致活性增高。乳酸脱氢酶增高见于细菌性脑膜炎、脑血管疾病、脑肿瘤等；肌酸激酶增高见于化脓性脑膜炎、结核性脑膜炎、脑血管疾病及脑肿瘤；天冬氨酸氨基转移酶增高见于化脓性脑膜炎、结核性脑膜炎、脑血管疾病及脑肿瘤；腺苷脱氨酶增高见于结核性脑膜炎时。

3. 显微镜检查

(1) 红细胞：正常脑脊液一般无红细胞，在蛛网膜下腔出血或腰椎穿刺损伤血管时，可有大量红细胞出现。

(2) 白细胞计数及分类：成人$(0\sim8)\times10^6$/L，儿童$(0\sim15)\times10^6$/L。白细胞增多是中枢神经系统感染的重要指标。中性粒细胞增多见于化脓性脑膜炎、流行性脑脊髓膜炎及结核性脑膜炎的急性期；淋巴细胞增多见于结核性脑膜炎、病毒性脑膜炎、真菌性脑膜炎等。

(3) 细胞学检查：脑脊液中查到肿瘤细胞和白血病细胞，对中枢神经恶性肿瘤和脑膜白血病的诊断有重要意义。

(4) 病原体检查：正常脑脊液中无细菌，病理情况下如细菌性脑膜炎等可发现病原菌。直接涂片未找到病原体，又高度怀疑有中枢神经系统炎症时，应做培养检查。弓形虫病可在脑脊液中找到弓形虫；可用墨汁染色寻找隐球菌性脑膜炎脑脊液中的真菌孢子。

表 6-18　常见中枢神经系统感染的脑脊液特点

	压力 (kPa)	外观	蛋白质 (g/L)	葡萄糖 mmol/L	氯化物 mmol/L	细胞及分类 $\times 10^6$/L
正常人	0.69~1.76	透明	0.20~0.45	2.5~4.5	120~130	0~8 淋巴细胞为主
化脓性脑膜炎	↑↑↑	混浊、凝块	↑↑↑	↓↓↓	↓	>1 000 中性粒细胞为主
结核性脑膜炎	↑↑	毛玻璃样静置有薄膜	↑↑	↓↓	↓↓	数十至数百淋巴细胞为主
病毒性脑膜炎	↑	无色或微浊	↑	正常或↑	正常	数十至数百淋巴细胞为主

二、浆膜腔积液检查

人体的胸腔、腹腔、心包腔、关节腔统称为浆膜腔。正常时,腔内有少量液体,主要起润滑作用,某些疾病可导致腔内液体增多,称为浆膜腔积液。浆膜腔积液标本需行相应部位的无菌穿刺术采集。标本分 4 管留取,每管 1~2 ml,第 1 管做细菌学检查;第 2 管做生化及免疫学检查;第 3 管做细胞学检查;第 4 管不加抗凝剂,观察有无凝集现象。

1. 一般性状检查

(1) 外观:漏出液常为淡黄色,渗出液常为深黄色。渗出液可呈不同颜色,血性积液可为鲜红色或暗红色,见于恶性肿瘤、结核病、出血性疾病、内脏损伤等;黄色脓性见于化脓性感染;绿色可能为铜绿假单胞菌感染;乳白色可能为乳糜液,见于淋巴管阻塞。

(2) 透明度:漏出液多为透明;渗出液因含较多的细胞或细菌成分而出现不同程度的混浊;乳糜液因含大量脂肪也呈混浊外观。

(3) 凝固性:漏出液一般不凝固,渗出液因含较多纤维蛋白原及组织细胞碎解产物,故易发生凝固。

(4) 比密:漏出液比密常在 1.018 以下;渗出液常高于 1.018。

2. 化学检查

(1) 黏蛋白定性试验(Rivalta test):浆膜上皮细胞受炎症刺激后,可产生大量浆膜黏蛋白。漏出液多为阴性;渗出液多为阳性。

(2) 蛋白定量试验:漏出液蛋白质含量常小于 25 g/L,渗出液蛋白质含量常大于 30 g/L。

(3) 葡萄糖测定:漏出液葡萄糖含量与血糖近似,渗出液中因含细菌或细胞酶的分解作用,葡萄糖含量减少,尤其是化脓性细菌感染时更低,结核性次之。

(4) 酶学检查

1) 乳酸脱氢酶:漏出液乳酸脱氢酶活性与正常血清相近;渗出液乳酸脱氢酶活性>200 U/L,其中脓性积液明显增高,癌性积液中度增高,结核性积液稍有增高。

2) 溶菌酶:结核性积液溶菌酶/血清溶菌酶>1.0;癌性积液溶菌酶/血清溶菌酶<1.0。

3) 腺苷脱氨酶:结核性积液常>40 U/L,癌性次之,漏出液最低。

4) 淀粉酶:积液淀粉酶活性高于血清值,常见于急性胰腺炎、食管破裂、恶性肿瘤。

5) 碱性磷酸酶:高于血清值可见于小肠扭转穿孔、浆膜表面癌积液。

3. 显微镜检查

（1）细胞计数：漏出液多小于 $100×10^6$/L；渗出液常大于 $500×10^6$/L，化脓性积液可达 $1\,000×10^6$/L 以上。

（2）细胞分类：漏出液细胞较少，以淋巴细胞和间皮细胞为主；渗出液细胞较多，中性粒细胞增加为主见于急性化脓性感染或结核性感染早期；淋巴细胞为主见于各种慢性感染，如结核性或癌性积液；嗜酸性粒细胞增加为主见于过敏性疾病或寄生虫感染；红细胞增加可见于恶性肿瘤、创伤等。

（3）细胞学检查：在浆膜腔积液中检出肿瘤细胞是诊断原发性或继发性肿瘤的重要依据。

（4）细菌学检查：若为渗出液，则应经无菌操作离心沉淀，取沉淀物涂片做革兰染色镜检，查找病原菌，必要时可进行细菌培养和做药物敏感试验，供临床用药参考。

表 6-19 漏出液和渗出液的鉴别

鉴别要点	漏出液	渗出液
原因	非炎症所致	炎症、肿瘤、化学或物理性刺激
外观	淡黄，浆液性	不定，可为黄色、血性、脓性、乳糜性等
透明度	透明或微混	多混浊
比重	<0.018	>0.018
凝固	不自凝	能自凝
黏蛋白定性	阴性	阳性
蛋白定量	<25 g/L	>30 g/L
葡萄糖定量	与血糖相近	常低于血糖水平
细胞计数	常<$100×10^6$/L	常>$500×10^6$/L
细胞分类	以淋巴细胞、间皮细胞为主	急性感染以中性粒细胞为主，慢性感染以淋巴细胞为主，肿瘤性可找到肿瘤细胞
细菌学检查	阴性	可找到病原菌
LDH 活性	<200 U	>200 U

第七节 临床常用血生化检查

学习目标

1. 掌握血清电解质、血脂、血糖检查的参考值与临床意义。
2. 熟悉葡萄糖耐量测定、血清肌酸激酶、淀粉酶、脂肪酶的参考值与临床意义。
3. 了解血清肌酸激酶同工酶、淀粉酶同工酶的参考值与临床意义。
4. 能向患者正确解释生化检查的各项指标结果，具备关心爱护患者的态度。

患者,男,49岁,在体检时发现空腹血糖7.0 mmol/L,1周后到医院复查空腹血糖6.8 mmol/L,担心自己患了糖尿病。为明确诊断,医师建议其行葡萄糖耐量试验。

请思考:1. 口服葡萄糖耐量试验有何临床意义?
2. 口服葡萄糖耐量试验应如何实施?

一、血清电解质测定

电解质是指体液中无机物与部分以电解质形式存在的有机物的统称,如钾(K^+)、钠(Na^+)、氯(Cl^-)、钙(Ca^{2+})、磷(P^{3+})、镁(Mg^{2+})等。电解质在维持体液渗透压和酸碱平衡,维持神经肌肉正常兴奋性等方面起着重要作用。

1. 标本采集　取空腹静脉血3 ml,注入干燥试管内,避免溶血。
2. 参考值　见表6-20。

表6-20　血清电解质测定参考值

项目	参考值
血清钾	3.5～5.5 mmol/L
血清钠	135～145 mmol/L
血清氯	98～106 mmol/L
血清钙	2.25～2.75 mmol/L
血清磷	0.97～1.61 mmol/L
血清镁	0.8～1.2 mmol/L

3. 临床意义　见表6-21。

表6-21　血清电解质测定临床意义

项目	临床意义
血清钾	
增高	摄入过多:补钾过快、过多,输入大量库存血液;排泄困难:肾衰竭少尿或无尿期,肾上腺皮质功能减退,长期大量使用潴钾利尿剂;细胞内钾大量释出:严重溶血、大面积烧伤和挤压综合征等;细胞外液浓缩,使血钾增高
减低	摄入不足:营养不良、胃肠功能紊乱、长期无钾饮食;丢失过多:频繁呕吐、长期腹泻、瘘管引流,长期使用强利尿剂,肾上腺皮质功能亢进;分布异常:周期性麻痹、葡萄糖与胰岛素联合使用、碱中毒等
血清钠	
增高	摄入水过少或盐过多,应用高渗盐水过多;排液过多:渗透性利尿,肾小管浓缩功能不全;高热、大汗或甲亢;肾小管对钠重吸收增加;长期应用ACTH或糖皮质醇激素
减低	摄取不足:长期低盐饮食、饥饿、营养不良;丢失过多:呕吐、腹泻、持续吸引、反复使用利尿剂,肾上腺皮质功能减退,糖尿病酮症酸中毒,严重烧伤,大量浆膜腔积液引流;细胞代谢障碍:细胞内钾释放出细胞外,而细胞外钠进入细胞内

续表 6-21

项目	临床意义
血清氯	
增高	摄入过多高盐饮食、静脉输入过多生理盐水；肾功能不全排出减少
减少	呕吐、腹泻、利尿等丢失；长期饥饿、精神性厌食等摄入量不足
血清钙	
增高	甲状旁腺功能亢进症、骨髓肿瘤、急性骨萎缩等所致骨钙破坏、释放
减低	甲状旁腺功能减退、维生素 D 缺乏、罹患影响钙吸收的疾病，如消化功能紊乱、严重肝肾病等
血清磷	与钙同受相同激素的调节，故此长彼消，与钙的增高、减低相反
血清镁	
增高	肾功能不全、甲状腺或甲状旁腺功能减退等
减低	镁摄入不足，如长期禁食、呕吐、腹泻等

二、血清脂类测定

1. 标本采集　取空腹(通常禁食 12 小时以上)静脉血 2 ml，注入干燥试管中送检，不抗凝。
2. 参考值　见表 6-22。

表 6-22　血清脂类测定参考值

项目	参考值(mmol/L)
总胆固醇	3.1~5.7
甘油三酯	0.56~1.7
高密度脂蛋白	0.78~2.2
低密度脂蛋白	1.56~5.72

3. 临床意义　见表 6-23。

表 6-23　血清脂类测定临床意义

项目	临床意义
总胆固醇	
增高	甲状腺功能减退、冠状动脉粥样硬化症、高脂血症、肾病综合征、类脂性肾病、慢性肾炎肾病期、胆总管阻塞、长期高脂饮食、精神紧张或妊娠期
降低	严重肝脏疾病、严重贫血、甲状腺功能亢进、营养不良
甘油三酯	
增高	冠状动脉粥样硬化性心脏病、原发性高脂血症、阻塞性黄疸、糖尿病、肾病综合征、高脂饮食等
减低	甲状腺功能减退、肾上腺功能减低、严重肝衰竭等
高密度脂蛋白	高密度脂蛋白增高与冠心病的发生呈负相关
低密度脂蛋白	低密度脂蛋白增高与冠心病的发生呈正相关

知识链接

血液中的脂类除游离脂肪酸与清蛋白结合外,其余均与球蛋白结合成为脂蛋白复合物,脂蛋白主要由蛋白质、甘油三酯、磷脂、胆固醇及其酯组成。各种脂蛋白因所含脂类及蛋白质的量不同,其密度、颗粒大小、表面电荷、电泳行为及免疫性均不同,目前常用电泳法及超速离心法将脂蛋白分为四类。乳糜微粒(CM)颗粒最大、密度最低,是运送外源性胆固醇及甘油三酯的主要形式,空腹时含量很低;极低密度脂蛋白(VLDL)又称前β-脂蛋白,颗粒略小、密度略高,是转运内源性甘油三酯的主要形式;低密度脂蛋白(LDL)又称β-脂蛋白,颗粒更小、密度更高,是转运内源性胆固醇的主要形式;高密度脂蛋白(HDL)又称α-脂蛋白,颗粒最小、密度最高,含磷脂较多,也可转运内源性胆固醇。

三、血清肌酸激酶测定

肌酸激酶(CK)主要分布于骨骼肌和心肌内,其次是脑组织和平滑肌等。CK 的同工异构酶称为同工酶,它们具有相同的生物活性。但在结构上存在着一定差异,理化和免疫反应也有不同。正常人血清内仅含有少量 CK,在某些疾病时其含量可增多。根据电泳的移动速率不同,将血清 CK 同工酶分成 3 种不同亚型:脑型同工酶(BB)、混合型同工酶(MB)、肌型同工酶(MM)。

1. 标本采集
2. 参考值

(1) 无机磷法:0~2 000 U/L(0~200 U/dl);比色法:男性 5.5~7.5 U/L(0.55~7.5 U/dl),女性 14.5~40 U/L(1.45~4.0 U/dl)。

(2) CK 同工酶:MB<0.05(5%);MM 0.94~0.96(94~96%);BB 极少或无。

3. 临床意义

(1) 增高:急性心肌梗死时血清 CK 显著升高,一般在 12~24 小时达高峰,2~4 天后降至正常水平,其升高幅度比天门冬氨酸基转移酶(AST)和乳酸脱氢酶都大。对心肌缺血和心内膜下心肌梗死的诊断比其他酶灵敏度高。进行性肌营养不良发作期、病毒性心肌炎、多发性肌炎、肌肉损伤或手术后、酒精中毒及甲状腺功能减退症、肺梗死、脑血管疾病或低体温等血清 CK 均可升高。

(2) 降低:较少见,甲状腺功能亢进症时血清 CK 可降低。

(3) 同工酶变化:心肌梗死时血清中可发现 MB 和 MM 两种类型的同工酶,但 MB 型在梗死后 12~36 小时更易查出,常在 1~4 天后消失。脑血管疾病、肌营养不良、骨骼肌损伤、手术后乙醇或巴比妥中毒、肝豆状核变性、肺部疾病等,多以 MM 型升高为主,其中半数以上患者可检出 MB 型同工酶,而无 BB 型同工酶。

四、血糖测定

1. 标本采集　取空腹静脉血 2 ml。

2. 参考值　邻甲苯胺法：3.9～6.1 mmol/L。

3. 临床意义　见表6-24。

表6-24　血糖变化的临床意义

血糖变化		临床意义
血糖		
增高	糖尿病：如1型和2型糖尿病	
	内分泌疾病：如巨人症或肢端肥大症、皮质醇增多症、甲状腺功能亢进症、胰高血糖素病等	
	应激性高血糖：如颅脑外伤、脑出血、心肌梗死等	
	药物影响：如噻嗪类利尿剂、口服避孕药等	
	其他：妊娠呕吐、脱水、缺氧等	
	生理性增高：如饱食、高糖饮食、剧烈运动等	
减低	胰岛素过多：胰岛β细胞瘤、胰岛素过量等	
	缺乏胰岛素的拮抗激素：如肾上腺皮质激素、生长激素等	
	各种严重的肝脏疾病	
	其他：长期营养不良、饥饿、急性乙醇中毒等	

五、葡萄糖耐量测定

1. 标本采集　试验前3天，每天食物中含糖量不得少于150 g，停服所有影响试验的药物。试验前10～16小时不得进食。试验时采空腹血后，将75 g葡萄糖溶于250～300 ml水内，在5分钟内饮完，分别在30、60、120分钟时各取血一次，测定葡萄糖，观察葡萄糖峰值时间和浓度，以及2小时是否恢复正常。于每次取血的同时留尿测尿糖。试验过程中不得吸烟、饮茶、咖啡或进食等。

2. 参考值　血糖浓度：空腹＜6.1 mmol/L；服糖后：0.5～1小时为7.8～9.0 mmol/L（应＜11.1 mmol/L），2小时为≤7.8 mmol/L，3小时时应恢复至空腹血糖水平。各时间尿糖测定结果均为阴性。

3. 临床意义

（1）诊断糖尿病：2次空腹血糖均≥7.0 mmol/L，或服糖后2小时血糖值≥11.1 mmol/L，随机血糖≥11.1 mmol/L，或有临床症状者，可诊断为糖尿病。

（2）糖耐量减低：指空腹血糖＜7.0 mmol/L；服糖后2小时血糖为7.8～11.1 mmol/L；血糖达高峰时间可延至1小时后，血糖恢复正常时间延至2～3小时后，且有尿糖阳性。多见于2型糖尿病、痛风、肥胖、甲状腺功能亢进、肢端肥大症及皮质醇增多症等。

（3）葡萄糖耐量曲线低平：糖耐量曲线为空腹血糖水平减低，服糖后血糖水平增高不明显，服糖后2小时血糖仍处于低水平。见于胰岛β细胞瘤、腺垂体功能减退症、肾上腺皮质功能减退症等。

（4）低血糖现象：肝源性低血糖，空腹血糖常低于正常，口服糖后血糖高峰提前出现并超过正常，2小时后不能降至正常，尿糖出现阳性。功能性低血糖，空腹血糖正常，服糖后血糖高峰也在正常范围内，但服糖后2～3小时可发生低血糖。

六、血清淀粉酶及其同工酶测定

1. 标本采集　静脉血 3 ml。禁食 2 小时后采血，避免饮酒。
2. 参考值　AMS 总活性(Somogyi 法)：800～1 800 U/L；AMS 同工酶(免疫抑制法)：P 型为 30%～55%；S 型为 45%～70%。
3. 临床意义

(1) AMS 活性增高见于：①急性胰腺炎：一般于发病 6～12 小时，AMS 开始增高，持续 3～5 天恢复正常；②其他：见于慢性胰腺炎急性发作，以及胰腺癌、胰腺囊肿、胰腺导管阻塞。

(2) AMS 同工酶增高见于：①急性胰腺炎、慢性胰腺炎急性发作时 P 型增高；②腮腺炎、肺癌、卵巢癌等 S 型增高。

七、血清脂肪酶测定

1. 标本采集　空腹静脉血 2 ml。
2. 参考值　比色法：0～79 U/L；浊度法：0～160 IU/L；滴度法：<1 500 U/L。
3. 临床意义　增高见于：①急性胰腺炎：明显增高，但升高较迟；脂肪酶与淀粉酶同时测定可使敏感性达 95%，可持续 10～15 天，其特异性较淀粉酶高；②其他疾病：胰腺癌、慢性胰腺炎、空腔脏器穿孔、肠梗阻、腹膜炎、胆总管结石、胆总管癌、十二指肠溃疡患者也可增高。

第八节　临床常用免疫学检查

学 习 目 标

1. 掌握乙型肝炎病毒血清标志物检查、抗链球菌溶血素、结核分枝杆菌抗体、甲胎蛋白测定、癌胚抗原测定的参考值与临床意义。

2. 熟悉甲型、丙型肝炎病毒血清标志物检查、柯萨奇病毒抗体测定、巨细胞病毒抗体测定、肥达反应、类风湿因子测定、C 反应蛋白测定、抗核抗体检测、抗脱氧核糖核酸抗体测定、可提取性核抗原多肽抗体谱测定的参考值与临床意义。

3. 了解肾综合征出血热病毒抗体测定、梅毒螺旋体抗体测定、人获得性免疫缺陷病毒抗体及 RNA 测定、癌抗原 125 测定、癌抗原 15-3 测定、糖链抗原 19-9 测定、前列腺特异抗原测定、免疫球蛋白检查血清补体测定、抗组织细胞抗体检测的参考值与临床意义。

4. 能向患者正确解释常用免疫学检查的各项指标结果，具备关心爱护患者的态度。

患者,男,48岁,自觉全身乏力2月来医院就诊,查乙型肝炎病毒血清标志物检查显示HBsAg(＋)、HBeAg(＋)、抗-HBc(＋)。

请思考:1. 对乙型肝炎病毒血清标志物检查结果应作何解释?
2. 患者行超声检查发现肝脏占位征象,其实验室检查尚应进行哪些检查?

一、病毒性肝炎血清标志物检查

病毒性肝炎主要有5型,相应的肝炎的病原体有甲型肝炎病毒(HAV)、乙型肝炎病毒(HBV)、丙型肝炎病毒(HCV)、丁型肝炎病毒(HDV)和戊型肝炎病毒(HEV)。除乙型肝炎病毒为双链DNA病毒外,其余均为单链RNA病毒。由于各种肝炎病毒的血清标志物有其特异性,检测中无交叉反应,故具有重要的临床诊断意义。

(一)甲型肝炎病毒抗体检查

1. 标本采集方法　静脉血3 ml。避免溶血。
2. 参考值　ELISA法:阴性。
3. 临床意义

(1) 抗HAVIgM阳性:是早期诊断甲型病毒性肝炎的特异性指标,于发病后1～2周内出现,3个月后滴度减低,6个月后不易检出。

(2) 抗HAVIgG阳性:提示既往感染,可作为甲型病毒性肝炎的流行病学调查的指标。

(二)乙型肝炎病毒血清标志物检查

乙型肝炎病毒分为包膜与核心两部分,包膜上含有乙型肝炎病毒表面抗原(HBsAg),本身无传染性;核心部分含有环状双股DNA、DNA聚合酶(DNAP)、核心抗原(HBcAg)和e抗原(HBeAg)等。乙型肝炎病毒血清标志物,主要通过ELISA等方法进行检测。

1. 标本采集方法　静脉血3 ml。
2. 参考值　均为阴性。
3. 临床意义　见表6-25。

(1) 乙型肝炎病毒表面抗原(HBsAg)测定:HBsAg阳性,常作为传染性标志之一,HBsAg本身不具有传染性,阴性亦不能排除患有乙型肝炎。HBsAg阳性见于:①乙型肝炎潜伏期和急性期;②慢性迁延性肝炎、慢性活动性肝炎、肝硬化、肝癌;③慢性HBsAg携带者。

(2) 乙型肝炎病毒表面抗体(抗-HBs)测定:抗-HBs由IgG和IgM组成,在HBsAg消失后数周血清中才出现抗-HBs,阳性时表示对乙型肝炎病毒具有保护性免疫作用。抗-HBs阳性见于:①既往曾感染过HBV,现已有一定的免疫力;②接种乙肝疫苗后,血中可出现抗-HBs阳性;③被动性获得抗-HBs,如输血治疗。

(3) 乙型肝炎病毒e抗原(HBeAg)测定:HbeAg阳性见于:①HBsAg阳性的血清患者,是病毒复制、传染性强的标志;②孕妇血清HBeAg阳性可引起垂直传播;③HBeAg若持续阳性提示可能转为慢性乙型肝炎。

(4) 乙型肝炎病毒e抗体(抗-HBe)测定:抗-Hbe比抗-HBs出现阳性要早,常在HBsAg即将消失或已经消失时即可检出,多出现于急性肝炎恢复期的患者血清中。抗-Hbe阳性见于：①HbeAg 转阴的患者，提示病毒复制减少，传染性减低；②部分慢性乙型肝炎、肝硬化、肝癌患者。

(5) 乙型肝炎病毒核心抗原(HbcAg)和乙型肝炎病毒核心抗体(抗-Hbc)测定：HbcAg 主要存在于受感染的肝细胞核内，不游离于血清中，临床上不作常规检查。抗-Hbc 包括 IgM 和 IgG 两种，目前所测的抗-Hbc 多为总抗体，也可进行分别检测。①抗-Hbc IgM：是感染 HBV 后血液中最早出现的特异性抗体，在急性期滴度高，是诊断急性乙型肝炎和判断病毒复制、传染性强的重要指标；阳性还见于慢性活动性肝炎；②抗-Hbc IgG：在感染 HBV 后 1 个月左右开始增高，高滴度表明患者正在感染；低滴度表示既往感染过 HBV；在体内持续时间长，具有流行病学的意义。

表 6-25 乙型肝炎病毒血清标志物检测结果与分析

HBsAg	抗-HBs	HBeAg	抗-HBe	抗-HBc	临床意义
+	−	+	−	+	急性或慢性乙型肝炎，传染性强
+	−	−	−	+	急性、慢性乙型肝炎，或慢性 HBsAg 携带者
+	−	−	+	+	急性乙肝趋向恢复或慢性乙肝，传染性弱
−	+	−	−	+	急性 HBV 感染康复期或有既往感染史，目前保持免疫力
−	−	−	+	+	乙肝恢复期，传染性弱
−	−	−	−	+	急性 HBV 感染窗口期或既往曾感染过乙肝病毒，有流行病学意义
−	+	−	−	−	疫苗接种后或 HBV 感染后康复
−	+	−	+	+	急性乙肝康复期，开始产生免疫力
−	−	−	−	−	非乙肝感染

(三) 丙型肝炎病毒血清标志物检查

丙型肝炎病毒(HCV)为单链 RNA 病毒，患者于发病前 2 周，其血液即有传染性，并可持续携带病毒多年。临床上诊断 HCV 的感染主要依据为抗-HCV IgM、抗-HCV IgG 和 HCV-RNA 测定。

1. 丙型肝炎病毒抗体测定

(1) 标本采集方法：静脉血 3 ml。

(2) 参考值：ELISA 法为阴性。

(3) 临床意义：①抗-HCV IgM 阳性：诊断丙型肝炎的早期敏感指标，可见于丙型肝炎急性感染、病变活动期和传染期；②抗-HCV IgG 阳性：提示体内存在丙型肝炎病毒感染。

2. 丙型肝炎病毒 RNA 测定

(1) 标本采集方法：静脉血 3 ml。

(2) 参考值：斑点杂交试验及荧光定量 PCR 法均为阴性。

(3) 临床意义：HCV-RNA 阳性提示 HCV 复制活跃，传染性强，其阴转表示预后较好。

二、感染免疫检测

（一）抗链球菌溶血素"O"（ASO）测定

1. 标本采集方法　静脉血 3 ml。
2. 参考值　胶乳凝集法：<500 U 或滴度<1∶400。
3. 临床意义　ASO 增高见于 A 族溶血性链球菌感染引起的疾病，如感染性心内膜炎、扁桃体炎、风湿热、链球菌感染后肾小球肾炎等。

（二）结核分枝杆菌抗体（TB-Ab）和 DNA 测定

1. 原理　感染结核分枝杆菌后，体内可产生特异性抗体 TB-Ab。将结核杆菌抗原包被在固相载体上，与待测血清反应，检测血清中抗结核 IgG 抗体；用 PCR 方法可进行检测结核分枝杆菌的 DNA。
2. 标本采集方法　全血 5 ml（抗体检测）；痰液标本（DNA 测定）。
3. 参考值　ELISA 法：结核抗体为阴性；PCR 法：结核分枝杆菌 DNA 为阴性。
4. 临床意义　抗体阳性表示有结核分枝杆菌感染；PCR 检测结核分枝杆菌 DNA 的特异性、敏感性均高，但需防止标本污染出现假阳性。

（三）柯萨奇病毒抗体测定

1. 标本采集方法　全血 3 ml。
2. 参考值　间接血凝试验、ELISA 法：均阴性。
3. 临床意义　柯萨奇病毒 IgM 抗体阳性提示现症感染；特异性 IgG 为中和抗体，阳性提示既往感染。

（四）巨细胞病毒抗体测定

1. 原理　巨细胞病毒（CMV）是一种疱疹病毒，有双链 DNA，感染人体后可产生特异性抗-CMV。
2. 标本采集方法　全血 3 ml。
3. 参考值　ELISA 法：阴性。
4. 临床意义　抗-CMV 测定，双份血清抗体水平呈 4 倍或 4 倍以上增长，提示近期活动性感染。

（五）肥达反应

1. 原理　机体感染伤寒、副伤寒沙门菌后，能逐渐产生抗菌体"O"抗原和鞭毛"H"抗原的相应抗体。肥达反应是以伤寒、副伤寒沙门菌液为抗原，检测患者血清中有无相应抗体的一种凝集试验。
2. 标本采集方法　静脉血 3 ml。
3. 参考值　伤寒"O"凝集价<1∶80；伤寒"H"凝集价<1∶160；副伤寒 A、B、C 凝集价<1∶80。
4. 临床意义　肥达反应阳性一般出现在伤寒发病后一周，阳性率为 10%；第二周上升为 60%～70%；第四周可达 90% 以上。单份血清抗体效价"O"大于 1∶80 及"H"大于 1∶160 者有诊断意义；若动态观察，肥达反应持续超过参考值或较原效价升高 4 倍以上更有价值。接种伤寒菌苗或以往患过伤寒者，血清中可出现阳性反应，其抗体效价比参考值偏高。

（六）肾综合征出血热病毒抗体测定

1. 原理　肾综合征出血热的病原体是汉坦病毒（HTV），抗-HTV IgM 是感染 HTV 后出现于患者血清中的一种特异性抗体。

2. 标本采集方法　全血 3 ml。

3. 参考值　ELISA 法：阴性。

4. 临床意义　感染 HTV 后 4～5 天，血清中可检出抗-HTV IgM，7～10 天达高峰，阳性率可达 95%，其后开始下降。检测抗-HTV IgM 有助于早期诊断。

（七）梅毒螺旋体抗体测定

1. 标本采集方法　静脉血 3 ml。

2. 参考值　梅毒螺旋体血凝试验（TPTA）和荧光螺旋体抗体吸收试验（FTA－ABS）均阴性。

3. 临床意义　阳性可确定梅毒的诊断。

（八）人获得性免疫缺陷病毒抗体及 RNA 测定

1. 原理　人类免疫缺陷性病毒（HIV）是艾滋病的病原体，机体感染 HIV 后数周至半年后，多数患者体内可出现抗-HIV 抗体。

2. 标本采集方法　静脉血 3 ml。

3. 参考值　阴性。

4. 临床意义　筛选试验常用 ELISA 法，敏感性高，但有假阳性。筛选试验阳性时，需做确诊试验，确诊试验用蛋白印迹试验或 RT－PCR 法，阳性对肯定诊断有价值。

三、肿瘤标志物测定

肿瘤标志物是指在肿瘤发生和增殖过程中，由肿瘤细胞本身合成、释放或者是由机体对肿瘤细胞反应而产生的一类物质。检测 TM 对肿瘤的诊断、鉴别诊断、疗效和预后判断具有一定的临床价值。肿瘤标志物动态测定有助于良、恶性疾患的鉴别，还可提示肿瘤是否复发和转移。

（一）血清甲胎蛋白测定

甲胎蛋白（AFP）是胎儿发育早期由肝脏和卵黄囊合成的一种糖蛋白。出生后，AFP 逐渐消失。当肝细胞或生殖腺胚胎组织发生恶变时，原已丧失合成 AFP 能力的细胞又重新开始合成，使血 AFP 增高。检测血 AFP 浓度对诊断肝脏及滋养细胞恶性肿瘤有重要临床价值。

1. 标本采集方法　空腹静脉血 3 ml。

2. 参考值　对流免疫电泳法为阴性；ELISA 法：<25 μg/L。

3. 临床意义

(1) 原发性肝细胞癌：AFP>300 μg/L 有诊断意义。

(2) 其他：生殖腺胚胎瘤（如睾丸癌、畸胎瘤、卵巢癌等）；病毒性肝炎、肝硬化；妊娠 3 个月后，AFP 开始增高，分娩后 3 周恢复正常。

（二）血清癌胚抗原测定

癌胚抗原（CEA）是一种富含多糖的蛋白复合物。出生后含量极低。但在部分恶性肿瘤患者血清中 CEA 含量可异常增高。

1. 标本采集方法　静脉血 3 ml。

2. 参考值　ELISA法：<15 μg/L。

3. 临床意义　CEA增高见于：结肠癌、直肠癌、乳腺癌、胃癌、肺癌、胰腺癌等；恶性肿瘤恶化时；此外，结肠炎、肝硬化、肺气肿等也会增高。

（三）癌抗原125测定

癌抗原125(CA125)为一种糖蛋白性肿瘤相关抗原，存在于卵巢肿瘤的上皮细胞内。当患有上皮性卵巢癌和子宫内膜癌时，患者血清CA125水平明显升高。

1. 标本采集方法　静脉血3 ml。

2. 参考值　ELISA法：<35 000 U/L。

3. 临床意义　CA125增高见于：①卵巢癌；②其他癌症：宫颈癌、乳腺癌、胰腺癌、胆道癌、肝癌、结肠癌、直肠癌、肺癌等；③其他疾病：子宫内膜异位症、盆腔炎、卵巢囊肿、胰腺炎、肝炎、肝硬化等。

（四）癌抗原15-3测定

癌抗原15-3(CA15-3)是一种乳腺癌相关抗原，对乳腺癌的诊断和术后随访监测有一定的价值。

1. 标本采集方法　静脉血3 ml。

2. 参考值　ELISA法：<25 000 U/L。

3. 临床意义　CA15-3增高见于：①乳腺癌；②其他恶性肿瘤：肺癌、肾癌、结肠癌、胰腺癌、卵巢癌、原发性肝癌等。

（五）糖链抗原19-9测定

糖链抗原19-9(CA19-9)是一种糖蛋白。胚胎期分布于胎儿的胰腺、肝、胆和肠等组织；在成人的胰、胆等部位也有少量存在。当患胰腺癌、肝胆和胃肠道癌时血中CA19-9的水平可明显升高。

1. 标本采集方法　静脉血3 ml。

2. 参考值　ELISA法：<37 000 U/L。

3. 临床意义　CA19-9增高见于：①胰腺癌、胆囊癌、胆管壶腹癌、胃癌、结肠癌、肝癌等消化道恶性肿瘤；②其他疾病：急性胰腺炎、胆囊炎、肝硬化、肝炎等。

（六）前列腺特异抗原测定

前列腺特异抗原(PSA)是一种由前列腺分泌的单链糖蛋白，它存在于前列腺管道的上皮细胞中，在前列腺癌时可见PSA血清水平明显升高。

1. 标本采集方法　静脉血3 ml。

2. 参考值　免疫放射分析法或化学发光分析法：均<4 μg/L。

3. 临床意义　血清PSA测定是前列腺癌早期诊断有价值的试验，血清中PSA>10 μg/L时作为诊断界限值；定期随访PSA有助于前列腺癌治疗疗效、复发及转移的判断，也是对转移性骨肿瘤寻找原发病灶的重要鉴别诊断依据；良性前列腺增生患者血清PSA亦可升高，大多小于20 μg/L。

四、自身免疫检测

（一）免疫球蛋白检查

免疫球蛋白(Ig)是一组具有抗体活性的球蛋白，由浆细胞合成与分泌，分布于血液、体液及部分细胞的表面。免疫球蛋白分为 IgG、IgA、IgM、IgD 和 IgE 五类。

1. 标本采集　静脉血 3 ml。
2. 参考值　单向免疫扩散法：IgG 7.6~16.6 g/L；IgA 0.71~3.35 g/L；IgM 0.48~2.12 g/L，IgE 0.1~0.9 mg/L。
3. 临床意义　见表 6-26。

表 6-26　免疫球蛋白检查临床意义

免疫球蛋白	临床意义
增高	
IgG、IgA、IgM 均增高	见于各种慢性感染、慢性肝病、肝硬化、淋巴瘤和系统性红斑狼疮、类风湿关节炎等自身免疫性疾病
单一 Ig 增高	主要见于多发性骨髓瘤、原发性巨球蛋白血症等免疫增殖性疾病
IgE 增高	见于各种过敏性疾病，如异位性皮炎、过敏性哮喘、过敏性鼻炎、间质性肺炎、急慢性肝炎、系统性红斑狼疮、类风湿关节炎、寄生虫感染等
减低	
IgG、IgA、IgM 减低	见于各类先天性免疫缺陷病、获得性免疫缺陷病、联合免疫缺陷病及长期使用免疫抑制剂的患者
IgE 降低	见于先天性或获得性丙种球蛋白缺乏症、恶性肿瘤、长期用免疫抑制剂等

（二）血清补体测定

补体（C）是血清中一组具有酶原活性的糖蛋白，由传统途径的 9 种成分 C_1（C_{1q}、C_{1r}、C_{1s}）~C_9，旁路途径的 3 种成分及其衍生物、B、D、P、H、I 等因子组成。补体、体液因子或免疫细胞共同参与灭活病原体的免疫反应，也参与破坏自身组织或自身细胞而造成的免疫损伤。

1. 标本采集方法　静脉血 3 ml。避免溶血。
2. 参考值　总补体溶血活性 H_{50} 50 000~100 000 U/L（试管法），血清补体 C_3 1.14±0.27 g/L（单向免疫扩散法），血清补体 C_3 0.55±0.11 g/L（单向免疫扩散法）。
3. 临床意义　见表 6-27。

表 6-27　血清补体测定临床意义

项目		临床意义
H_{50}		
	增高	见于急性炎症、组织损伤、恶性肿瘤
	减低	见于肾小球肾炎、自身免疫性疾病、感染性心内膜炎、病毒性肝炎和慢性肝病等
C_3		
	增高	见于急性炎症、传染病早期、急性组织损伤、恶性肿瘤、排异反应
	减低	见于急性肾小球肾炎、狼疮性肾炎、系统性红斑狼疮活动期、肝硬化等
C_4		
	增高	见于急性风湿热、结性动脉周围炎、皮肌炎、关节炎等
	减低	见于狼疮性肾炎、自身免疫性肝炎、胰腺癌、多发性硬化症、类风湿关节炎等

(三) 类风湿因子测定

类风湿因子(RF)是变性 IgG 刺激机体产生的一种自身抗体,主要存在于类风湿关节炎患者的血清和关节液内。

1. 标本采集方法　静脉血 3 ml。
2. 参考值　阴性。
3. 临床意义　类风湿关节炎的阳性率为 70%;其他自身免疫性疾病,如多发性肌炎、硬皮病、干燥综合征、系统性红斑狼疮、自身免疫性溶血性贫血、慢性活动性肝炎等也可出现阳性;某些感染性疾病,如结核病、感染性心内膜炎等可呈现阳性反应。

(四) C 反应蛋白测定

C 反应蛋白(CRP)是一种能与肺炎双球菌 C 多糖发生反应的急性时相反应蛋白,主要由肝脏产生。

1. 标本采集方法　静脉血 3 ml。
2. 参考值　免疫比浊法为阴性;单向免疫扩散法为低于 8 mg/L。
3. 临床意义　CRP 升高见于:化脓性感染、心肌梗死、恶性肿瘤、严重创伤、各种细菌感染、风湿热活动期、器官移植急性排斥反应等。

(五) 抗核抗体检测

抗核抗体(ANA)是以细胞的核成分为靶抗原的自身抗体的总称。

1. 标本采集方法　静脉血 3 ml。
2. 参考值　间接荧光抗体法:阴性;血清滴度>1∶40 为阳性。
3. 临床意义　ANA 阳性多见于:①未治疗的系统性红斑狼疮,阳性率可达 80%～100%;②其他自身免疫性疾病:多发性肌炎、全身性硬皮病、干燥综合征、类风湿关节炎等。

(六) 抗脱氧核糖核酸抗体测定

抗脱氧核糖核酸抗体(抗-DNA)分为抗双链 DNA(ds-DNA)抗体、抗单链 DNA(ss-DNA)抗体和抗 Z-DNA 抗体。抗 ds-DNA 抗体的靶抗原是细胞核中 DNA 的双螺旋结构,它的检测有临床的重要性。

1. 标本采集方法　静脉血 3 ml。
2. 参考值　免疫荧光法:阴性;间接酶标抗体染色法:阴性。
3. 临床意义

(1) 抗 ds-DNA 抗体阳性:见于活动期系统红斑狼疮、阳性率 70%～90%,特异性达 95%,敏感性较低,但对于系统性红斑狼疮的诊断和治疗监测极为重要。

(2) 抗 ss-DNA 抗体阳性:见于系统性红斑狼疮、慢性活动性肝炎等,不具特异性。

(七) 可提取性核抗原多肽抗体谱测定

可提取的核抗原(ENA)由多种相对分子质量不同的多肽构成。利用免疫印迹试验可以对这些抗原的自身抗体进行检测,用来反映某些自身免疫病的状况。

1. 标本采集方法　静脉血 3 ml。
2. 参考值　免疫印迹试验(IBT):阴性。
3. 临床意义

(1) 抗 Sm 抗体阳性:该抗体为系统性红斑狼疮所特有,诊断疾病的特异性为 99%,且能反映疾病活动程度。还可见于中枢神经系统、肾脏疾病、肺纤维化及心内膜炎等疾病。

(2) 抗组蛋白抗体阳性：见于系统性红斑狼疮、药物性狼疮、类风湿关节炎及原发性胆汁性肝硬化。

（八）抗组织细胞抗体检测

抗线粒体抗体（AMA）是一组以线粒体内膜和外膜蛋白为靶抗原,具有非器官特异性和非种属特异性为特点的自身抗体。甲状腺球蛋白是由甲状腺滤泡细胞合成的一种糖蛋白,抗甲状腺球蛋白抗体（ATG）是自身抗体之一。抗平滑肌抗体（ASMA）是一种主要存在于狼疮性肝炎患者血清中的一种自身抗体。

1. 标本采集方法　静脉血 3 ml。
2. 参考值　ELISA 法为阴性。
3. 临床意义　AMA 阳性主要见于肝脏疾病,如原发性胆汁性肝硬化时 AMA 阳性率可达 90% 以上。胆总管阻塞和继发性胆汁性肝硬化 AMA 均为阴性。ATG 阳性多见于桥本甲状腺炎、甲状腺功能亢进、甲状腺癌、重症肌无力等。ASMA 在狼疮性肝炎患者的阳性率高达 80%；急性肝炎患者的阳性率为 70%,但在发病一周时出现,3 月后消失。

本章小结

本章重点介绍了临床常用的血液一般检查、尿液一般检查、粪便一般检查、肝功能检查、肾功能检查、电解质检查、血糖检查、血脂检查等,同时还介绍了血液其他检查、尿液其他检查、粪便隐血试验、脑脊液检查、浆膜腔积液检查、葡萄糖耐量测定、血清肌酸激酶测定、血清淀粉酶测定、血清脂肪酶测定、肝炎病毒血清标志物检查、乙型抗链球菌溶血素、结核分枝杆菌抗体、病毒抗体测定、肥达反应、肾综合征出血热病毒抗体测定、梅毒螺旋体抗体测定、人获得性免疫缺陷病毒抗体及 RNA 测定、甲胎蛋白测定、癌胚抗原测定、癌抗原 125 测定、癌抗原 15-3 测定、糖链抗原 19-9 测定、前列腺特异抗原测定、免疫球蛋白检查、血清补体测定、类风湿因子测定、C 反应蛋白测定、抗核抗体检测、抗脱氧核糖核酸抗体测定、可提取性核抗原多肽抗体谱测定、抗组织细胞抗体检测等。其重点要求主要有两个：参考值与临床意义。同时护理工作还要求同学们掌握或熟悉各项检查的标本采集方法,这些大多在《基础护理技术》课程中已涉及,但特殊的一些要求仍会在本课程中提及,应予注意。

本章关键词：红细胞计数　血红蛋白　白细胞计数　白细胞分类　血小板计数　网织红细胞　红细胞沉降率　蛋白尿　管型　粪便隐血试验　白球比值　胆酶分离　内生肌酐清除率　葡萄糖耐量　肝炎血清标志物　肿瘤标志物　免疫球蛋白　补体

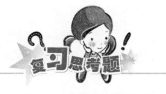

1. 举例说明实验室检查与临床护理工作的关系。
2. 简述中性粒细胞增多和减少的临床意义。
3. 简述尿液检查常见管型及其临床意义。
4. 粪便隐血试验检查采集标本时应注意哪些事项?

5. 简述胆红素检查对黄疸的判断意义。
6. 叙述内生肌酐清除率检查的标本采集方法。
7. 简述乙型肝炎病毒血清标志物检查的内容与临床意义。
8. 叙述葡萄糖耐量测定的标本采集方法和临床意义。
9. 如何区分漏出液与渗出液？
10. 化脓性脑膜炎与结核性脑膜炎的脑脊液特点有何不同？

（张兰青）

第七章 心电图检查

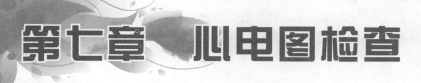

学习目标

1. 掌握常规心电图导联的连接方法。
2. 掌握心电图各波、段、间期代表的意义。
3. 掌握正常心电图各波、段、间期的正常范围。
4. 熟悉心电图检查的临床意义。
5. 熟悉常见异常心电图的心电图特征。
6. 了解心电图、导联轴、心电轴的概念。
7. 了解心电产生的原理与心电图机的操作方法。
8. 树立求实创新的学习精神,端正学习态度,关心爱护患者。

心电图是指通过利用心电图的记录设备(如心电图机),从体表或其他特殊部位记录心脏在每一心动周期中所产生的电活动变化曲线图形。

第一节 概　述

患者,男,60岁,冠心病入院,进行心电图检查。
请思考:1. 心电图检查的临床意义是什么?
　　　　2. 一份心电图各波段间期的组成有哪些?如何对各波、段、间期进行命名?

一、心电图检查及其临床意义

心电图检查是一种临床上广泛应用的无创性辅助检查,也是临床上评估患者的一种重要的方法。通过对心电图检查结果的分析可以了解患者心脏电活动有无异常,有助于对各种心律失常及心脏电活动受各种因素影响产生的心电图变化进行有效的判断。其临床意义为：

1. 对各种心律失常的诊断具有肯定价值。
2. 对心肌梗死的诊断具有可靠、实用价值。
3. 对房室肥大、心肌缺血、心肌受损的判断具有重要的参考价值。
4. 对判断某些电解质紊乱和药物对心电图的影响具有一定的参考价值。

知 识 链 接

常规心电图机的种类：(1) 单道心电图机：从一个导联上记录心电图的仪器。可分电池供电和电源供电两种。(2) 多道心电图机：从两个或两个导联以上同时记录心电图的仪器。可分三(四、六、八、十二)导联机器。(3) 高频心电图机：能够检测心电信号中100～500 H高频成分的仪器。(4) 动态心电图机：以携带式记录器连续监测，记录人体24小时或更长时间的心电动态变化信息的仪器。单道心电图机主要用于描记和测量心电图，并对心电图进行综合诊断分析。但其测量具有随意性、变异性及不规范性。多道心电图机则大幅度提高了对心电图各测量值的准确性和精确度。并能测量和分析ECG波形成分，诊断心脏状况。单、多道心电图机的频率响应一般在0.05～100 Hz，检测不出高于100 Hz的高频心电信号，高频心电图机正弥补了这一区域。动态心电图机经计算机系统回放，处理和分析，可发现短暂性或一过性的异常心电变化，弥补其他记录时间短暂的不足。

二、心电发生原理及心电向量概念

（一）心电发生原理

1. 极化状态与除极化　从电生理学中我们已经知道，心肌细胞在静息状态时，因膜内外排列着同等数量的正、负离子，而整体保持电荷平衡，对外不呈现电位变化——即极化状态。

当心肌细胞的一端受到一定强度的刺激（即阈刺激）时，细胞膜对离子的通透性发生改变。因带正电荷的钠离子大量内流，使细胞内外正、负离子的分布发生逆转，从而使受刺激部位的细胞膜出现除极化。

2. 除极和复极过程　由于心肌细胞膜局部受刺激而发生除极化，使该处细胞膜外正电荷消失而其邻近尚未除极的细胞膜外仍带正电荷，因此形成一对除极电偶。其电源在前，电穴在后，电流从电源流入电穴，并沿着一定的方向迅速扩展，直到整个心肌细胞除极完成，此过程即为除极过程。随后，由于细胞的代谢，使细胞膜又逐渐恢复到静息时的极化状态，此过程即为复极过程（图7-1）。

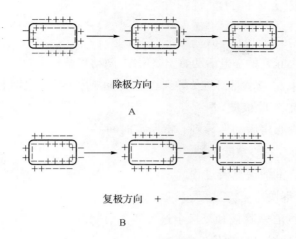

图 7-1 心肌细胞的除极和复极过程
A 为除极过程 B 为复极过程

3. 心脏检测电极放置位置与心电图波形的关系　对于单个心肌细胞来说,其在除极过程中,若检测电极面对除极方向时产生向上的正向波形,而背离除极方向时则产生向下的负向波形,位于两者之间时则描记出双向波形。由于复极过程中,复极电偶的电源、电穴方向与除极电偶相反,因此描记出与除极波方向相反的复极波。但对于临床心电图来说,因受温度和压力等因素的影响,其复极波方向常常与单个心肌细胞不同,而是与除极波的主波方向一致。

（二）心电向量概念

1. 向量、心电向量和瞬间综合心电向量

（1）向量：是指有大小和方向的量（为物理学中的一个术语）。

（2）心电向量：是指在心脏除极和复极过程中,心电活动电位变化所产生的向量。

由于心肌的除极和复极有一定的先后程序,随时间的推移,心电向量的方向和大小也在不断地改变,因此反映某一瞬间心电活动所产生的向量即为瞬间综合心电向量。而连接各瞬间综合心电向量终端则构成假象的综合心电向量环。

2. 心电向量与心电图的关系　临床上通过心电向量机所描记的环状心电向量图与心电图机所描记的心电图都反映着心房及心室除极和复极过程中电位变化,同是心脏电活动的客观记录。而临床上从体表所描记的心电图,其各肢体导联上的波形,实际上就是额面心电向量图在与额面相平行的各肢体导联轴上的投影。同理,各胸导联上的波形,则是水平面心电向量图在与水平面相平行的各胸导联轴上的投影。两者在某些心脏病的诊断上往往相辅相成,互相补充,从而更有利于临床的正确判断。

三、心电图各波段间期的组成和命名

（一）心电图各波段的组成

在每一心动周期中，正常的心电活动始于窦房结，激动兴奋心房的同时，并传导到房室结，然后顺序经希氏束、左右束支、普肯耶纤维传导到心室，从而顺序形成心电图上的各波段（图7-2）。

1. P波　为左右心房除极波。
2. P-R间期　为心房激动传导到心室所需时间。
3. QRS波群　为左右心室除极波。
4. ST段　反映心室缓慢复极过程。
5. T波　反映心室快速复极过程。
6. Q-T间期　为心室除极和复极全过程所需时间。
7. U波　为心室后继电位变化。

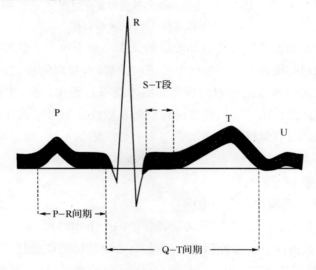

图7-2　心电图各波、段、间期

（二）心电图各波段的命名

在每个心动周期中，顺序出现的各波段如上所述依次为P波、PR间期、QRS波群、ST段、T波、QT间期和U波。其中QRS波群可因检测电极的位置改变而呈多种形态。临床上其统一命名原则为：第一个出现的基线以上的正向波为R波；R波之前的负向波为Q波；R波之后第一个负向波为S波；S波之后的正向波称为R′波；而R′波之后的负向波则为S′波；当QRS波群只有负向波时则称为QS波。一般用Q、R、S字母的大小写来表示QRS波群相应波的振幅大小。QRS波群的命名如图7-3所示。

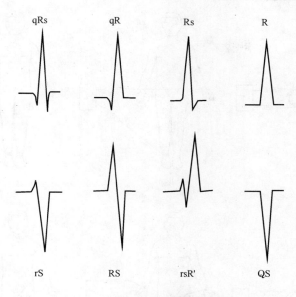

图 7－3　QRS 波群命名示意图

第二节　心电图导联

患者,男,40 岁,COPD、慢性肺源性心脏病 10 余年,进行心电图检查。
请思考:1. 对该病人进行心电图检查时,应如何进行心电图导联电极连接?
　　　　2. 常规心电图导联有哪些?

心电图导联是指将检测电极放置在人体表面的不同部位,并通过导线与心电图机相连构成不同的电路连接方式。

一、常规心电图导联

包括肢体导联、胸导联共计 12 个导联。

（一）肢体导联

1. 标准导联　为双极肢体导联,反映两个肢体之间的电位变化。
（1）标准导联Ⅰ:左上肢与正极相连,右上肢与负极相连。
（2）标准导联Ⅱ:左下肢与正极相连,右上肢与负极相连。
（3）标准导联Ⅲ:左下肢与正极相连,左上肢与负极相连。
2. 加压单极肢体导联　为单极肢体导联,反映检测部位的电位变化。
（1）aVR:即右上肢加压单极肢导联。
（2）aVL:即左上肢加压单极肢导联。
（3）aVF:即左下肢加压单极肢导联。
肢导联的连接方式如图 7－4 所示。

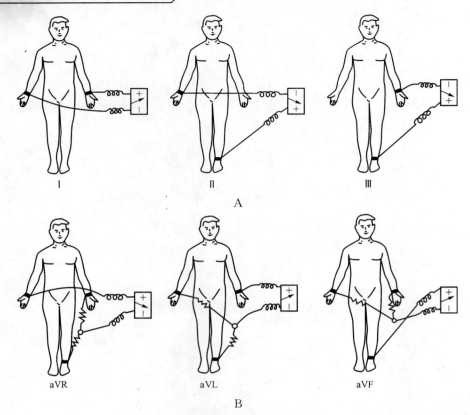

图7-4 肢导联的连接方式
A 标准导联 B 加压单极肢导联

(二)胸导联

为单极导联,临床上常用的共计6个,即$V_1 \sim V_6$。各自连接方式为:

1. V_1 位于胸骨右缘第四肋间。
2. V_2 位于胸骨左缘第四肋间。
3. V_3 位于$V_4 \sim V_5$两点连线的中点。
4. V_4 位于左锁骨中线与第五肋间相交点。
5. V_5 位于左腋前线与V_4水平线相交点。
6. V_6 位于左腋中线与V_4水平线相交点。

胸导联检测电极放置位置如图7-5所示。

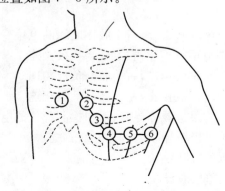

图7-5 胸导联检测电极放置位置示意图

二、其他附属导联

临床上为了判断心室后壁病变和右心病变,可选用 $V_7 \sim V_8$ 和 $V_{3R} \sim V_{6R}$ 导联。放置位置分别为:V_7 位于左腋后线与 V_4 水平线相交点;V_8 位于左肩胛线与 V_4 水平线相交点。$V_{3R} \sim V_{6R}$ 导联检测电极分别放置在与 $V_3 \sim V_6$ 对称部位。除此外,还有用于心电监护的心电监护导联。

第三节　正常心电图

女,30 岁,因胸闷不适到医院就诊,查心电图为正常心电图。
请思考:心电图的正常范围有哪些?

一、心电图的测量

（一）心电图纸的构成

心电图记录纸是由横线和纵线交织形成的 $1\ mm^2$ 的小方格构成。常规情况下,当设定走纸速度为 25 mm/s 时,每一小方格的横向代表 0.04 秒;当输入标准电压 1 mV＝10 mm 时,每一小方格的纵向代表 0.1 mV(图 7-6)。

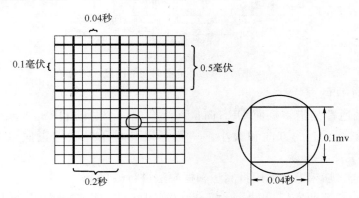

图 7-6　心电图纸的构成

（二）心率的测量

测量心率时,可用测得的一个 P-P 间隔(或 R-R 间隔)的秒数,若心律明显不齐时,可采取数个心动周期的 P-P 间隔(或 R-R 间隔)秒数的平均值代入到下述公式,即可求出心房率或心室率。

心率＝60/P-P 间隔(或 R-R 间隔)

除此之外,还可采用查表法或使用心率尺直接求出相应的心率数。

（三）心电图各波段的测量

1. 各波段的振幅测量

（1）测量正向波振幅时,应从参考水平线的上缘垂直地测量到该波的顶点;

(2) 测量负向波振幅时,应从参考水平线的下缘垂直地测量到该波的最低点(图7-7)。

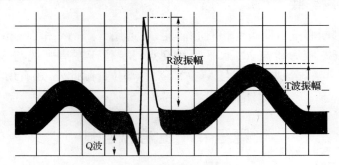

图7-7 心电图波段的测量

其中,P波振幅的测量是以P波起始部的水平线为参考水平线;QRS波群、J点、ST段、T波和U波振幅的测量是以QRS波群起始部的水平线为参考水平线。

2. 各波段的时间测量 一般测量各波段的时间应从波形起始点的内缘测至波形终止点的内缘(图7-8)。

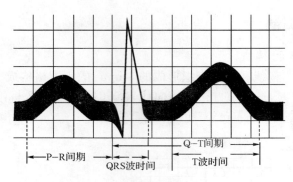

图7-8 心电图时间的测量

(四)平均心电轴

平均心电轴通常是指将额面QRS向量环综合成一个总的QRS向量,以此代表着整个心室除极向量在额面上的方向和大小。一般是以其与Ⅰ导联轴正向侧夹角来表示它的方向。

1. 测量方法 临床上常采用目测法和振幅法进行测量。

(1)目测法:其简便实用,根据Ⅰ、Ⅲ导联的QRS波的主波方向可立时做出平均心电轴有无偏移的判断,但不能精确地测算出平均心电轴的角度(图7-9)。

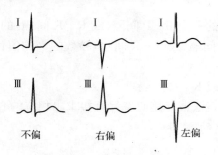

图7-9 目测法测量心电轴示意图

(2) 振幅法：①分别划出Ⅰ、Ⅲ导联的导联轴；②测量出心电图中Ⅰ、Ⅲ导联 QRS 波群的电压，分别计算Ⅰ、Ⅲ导联 QRS 波群各波电压的代数和，标记在Ⅰ、Ⅲ导联轴的相应数值上（A 点和 B 点）；③分别过 A、B 两点作各自导联轴的垂直线，两条垂直线相交于 C 点；④连接中心点 O 与 C 点，OC 即为测得的平均心电轴。OC 与Ⅰ导联轴的夹角即为平均心电轴的方向。

2. 平均心电轴的正常范围及偏移类型　正常情况下，QRS 波群在额面上的平均心电轴范围为 0°～+90°。在临床心电图中，通常规定小于 0°为心电轴左偏；大于+90°为心电轴右偏（图 7-10）。

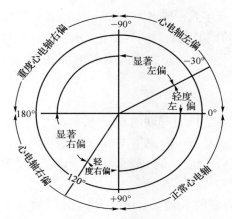

图 7-10　心电轴正常范围及偏移类型示意图

二、心电图的正常范围

正常心电图波形特点见图 7-11。

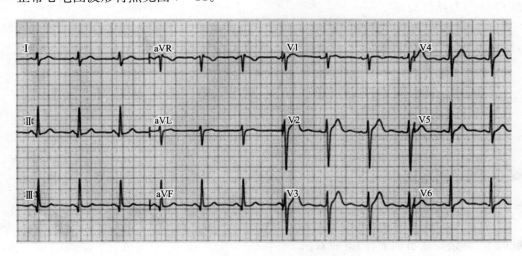

图 7-11　正常心电图

（一）P 波

1. 方向　在Ⅰ、Ⅱ、aVF、V_4～V_6 导联方向向上（即为正向波）；在 aVR 导联向下倒置（即为负向波）；其余导联可呈双向、倒置或低平。

2. 振幅　肢体导联≤0.25 mV；
　　　　胸导联≤0.20 mV。
3. 时间　≤0.11 秒。

（二）P-R 间期

在正常心率情况下，PR 间期的正常范围为 0.12～0.20 秒（小儿可稍缩短，老年人可略延长）。

（三）QRS 波群

1. 时间

(1) QRS 波时间：正常成年人一般多为 0.06～0.10 秒；

(2) R 峰时间（即过去的室壁激动时间）：是指 QRS 波群的起点至 R 波顶点作垂直线的间距。一般在 V_1、V_5 导联上测量。正常成人 R 峰时间在 V_1 导联≤0.03 秒；在 V_5 导联≤0.05 秒。

2. 波形和振幅

(1) 波形：①肢体导联：Ⅰ、Ⅱ、Ⅲ 导联的 QRS 波群的主波一般向上；aVR 导联 QRS 波群的主波向上，可呈 Qr、QS、rS 或 rSr 型；aVL 与 aVF 导联主波可向上，也可向下，呈 qR、Rs、R 型或 rS 型。②胸导联：V_1、V_2 导联多呈 rS 型，V_3、V_4 导联多呈 RS 型，V_5、V_6 导联可呈 qR、qRs、Rs 或 R 型。

(2) 振幅：①R 波：V_1 导联的 R 波≤1.0 mV；V_5 导联的 R 波≤2.5 mV；aVR 导联的 R 波≤0.5 mV；Ⅰ 导联的 R 波≤1.5 mV；aVL 导联的 R 波≤1.2 mV；aVF 导联的 R 波≤2.0 mV。②S 波：一般不单独判断，多与 R 波综合考虑。$Sv_1 + Rv_5$≤4.0 mV（男性）或≤3.5 mV（女性）；$Rv_1 + Sv_5$≤1.05 mV；$R_I + S_{Ⅲ}$≤2.5 mV。③Q 波：一般正常人的 Q 波的振幅≤1/4 同导联 R 波；Q 波时间≤0.04 秒，正常人 V_1、V_2 导联不应出现 Q 波。超过正常范围的 Q 波即为异常 Q 波。

若肢体导联的 QRS 波群振幅的绝对值之和小于 0.5 mV，或胸导联的 QRS 波群振幅的绝对值之和小于 0.8 mV 即称为低电压。

（四）J 点

QRS 波群的终末部与 ST 段起始部的交点称为 J 点。

（五）ST 段

1. ST 段向下偏移（即压低）　在任何一个导联均≤0.05 mV。

2. ST 段向上偏移（即抬高）　在 V_1～V_2 导联≤0.3 mV；V_3 导联一般≤0.5 mV；在 V_4～V_6 导联和肢体导联≤0.1 mV。

（六）T 波

1. 方向　通常与同导联 QRS 波群的主波方向一致。在 Ⅰ、Ⅱ、V_4～V_6 导联向上，aVR 导联向下，其余导联可向上、向下或双向。

2. 振幅　一般不应低于同导联 R 波的 1/10。

（七）QT 间期

其受心率快慢影响较大，一般心率越快，QT 间期越短，反之则越长。在正常心率情况下，QT 间期的正常范围为 0.32～0.44 秒。其他心率下的 QT 间期可查阅心电图专著。

（八）U 波

1. 方向　一般与 T 波一致。
2. 振幅　一般低于同导联的 T 波。

第四节　常见异常心电图

案例

患者，女，38 岁，"风湿性心脏病二尖瓣狭窄"病史 10 余年，此次因感冒病情加重入院。患者入院后查体，脉搏 82 次/分，心率 106 次/分，心律不规则，X 线检查示"梨形心影"。

请思考：1. 结合以往所学知识，分析病人是否要做心电图检查？
　　　　2. 若进行心电图检查可能会有什么改变？

一、房室肥大

（一）心房肥大

1. **左心房肥大**　P 波增宽，时间≥0.11 秒，P 波常呈双峰样，峰距≥0.04 秒。其变化在Ⅰ、Ⅱ、aVL 导联最明显（图 7-12）。

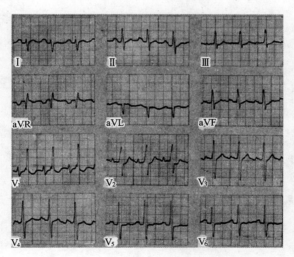

图 7-12　左心房肥大

2. **右心房肥大**　P 波高尖，振幅≥0.25 mV（肢导联），以Ⅱ、Ⅲ、aVF 导联最明显（图 7-13）。

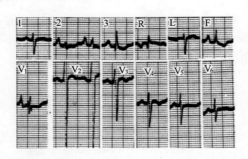

图 7-13 右心房肥大

(二) 心室肥大

1. 左心室肥大

(1) QRS 波群时间:在 0.10~0.11 秒。

R 峰时间 V_5 导联>0.05 秒。

(2) QRS 波群电压:R_{V_5}>2.5 mV,R_I>1.5 mV,R_{aVL}>1.2 mV,R_{aVF}>2.0 mV,$R_{V_5}+S_{V_1}$>4.0 mV(男性)或>3.5 mV(女性),R_I+S_{III}>2.5 mV。

(3) 心电轴:左偏。

(4) ST-T 改变:在以 R 波为主的导联,ST 段呈压低改变,T 波低平、双向或倒置;在以 S 波为主的导联则可见向上的 T 波(图 7-14)。

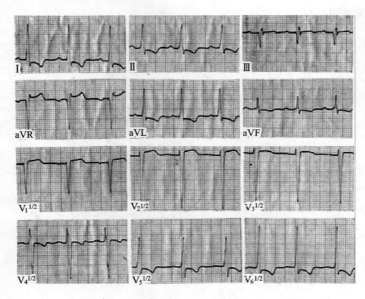

图 7-14 左心室肥大

2. 右心室肥大

(1) QRS 波群时间:在正常范围。

R 峰时间:V_1>0.03 秒。

(2) QRS 波群振幅:R_{V_1}>1.0 mV,R_{aVR}>0.5 mV,$R_{V_1}+S_{V_5}$>1.05 mV。

(3) 心电轴:右偏。

(4) ST-T 改变:在反映右心室电活动的导联上可有 ST 段压低及 T 波倒置(图 7-15)。

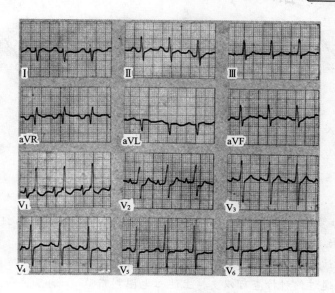

图 7-15　右心室肥大

二、电解质紊乱

临床上常见的有低血钾、高血钾。

（一）低血钾

见图 7-16。

1. U 波增高,常超过同导联的 T 波振幅。
2. T 波降低、平坦或倒置。
3. ST 段下降。
4. 出现各种心律失常。

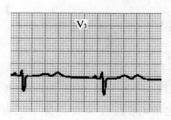

图 7-16　低血钾心电图改变

（二）高血钾

随着血钾浓度逐渐增高,可依次出现下列改变(图 7-17)。

1. T 波高尖、QT 间期缩短(血清钾>5.5 mmol/L)。
2. QRS 波群增宽、PR 间期与 QT 间期延长、R 波电压降低、S 波加深、ST 段压低(血清钾>6.5 mmol/L)。
3. 前述 2. 的表现进一步加重,并可出现 P 波增宽、振幅降低或消失,可伴有室性心律失常(血清钾>7 mmol/L)。

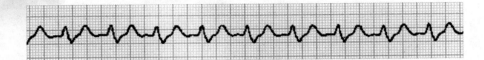

图 7-17 高血钾心电图改变

第五节 心电图的描记与分析方法

> **案例**
>
> 患者,女,50 岁,因腹泻 2 周入院。查心电图示:T 波电压 0.3 mV,U 波电压 0.5 mV,S-T 段向下移位 0.12 mV。
>
> 请思考:1. 该患者心电图检查结果提示什么情况存在?
> 　　　　2. 通过何种检查可以支持上述心电图判断?

一、心电图描记及其注意事项

1. 心电图描记时,尽量保持室内温度和湿度适中,以免引起患者不适或影响心电图描记。
2. 检查所用电源、线路、器械有无漏电及短路现象。
3. 正确接通电源和地线。
4. 开启心电图机电源开关,待机器达稳定状态后再调控各控制按钮。
5. 被检查者双腕部、双踝部上内侧及胸导联电极放置部位搽涂导电糊或盐水后,按规定连接好各导联电极。
6. 校对标准电压,输入 1 mV 标准电压使描笔位移 10 mm。
7. 控制描记状态按钮与导联选择按钮,依次描记出 Ⅰ、Ⅱ、Ⅲ、avR、avL、avF、$V_1 \sim V_6$ 导联心电图。一般每一导联描记三个心动周期即可,特殊情况可延长描记长度。
8. 描记时注意基线是否平稳、有无干扰,如有及时处理。
9. 全部描记完成后,关闭电源,除去被检查者身上的导联电极,并及时在所描记的心电图纸上标记姓名、日期、时间和相应的导联名称。

二、心电图的分析方法

对于心电图的初学者来说,往往在面对一份心电图时,不知从何处着手分析。因此,在开始学习时,应遵循一定的方法和步骤进行分析,以避免顾此失彼发生遗漏,并可减少差错。通常可采取下列步骤依次测量观察分析判断:

1. 首先审查心电图导联之标记是否正确,导联连接有无错误,标准电压是否准确,有无其他技术误差或干扰。
2. 观察心电图各波段,寻找 P 波有无及其方向,确定心脏的基本节律(如窦性心律、交界性心律、室性自主心律、心房颤动等),同时观察有无额外节律(如期前收缩等)。遇到复杂的心电图,应仔细观察 QRS 波或 T 波中有无异常微小隆起或切迹,以发现隐匿其中的 P 波。利用分规精确地测量 P-P 间距以确定 P 波的位置,并判断 P 波与 QRS 波群之间的关系。

3. 测量 P-P 间距或 R-R 间距以确定心率。对心房率与心室率不一致者应分别计算心房率和心室率并记录。

4. 测量 P-R 间期、Q-T 间期、V_1 及 V_5 导联的 R 峰时间,心电轴等。

5. 观察 P 波,QRS 波群的形态、振幅及间期,注意各波之间的关系及比例。

6. 观察 ST 段有无偏移,偏移的方向、程度及形态。

7. 观察 T 波及 U 波的方向、形态及振幅。

8. 综合以上各项结果,列出心电图特征,运用所学心电图知识,作出心电图诊断。

知 识 链 接

心电图机的发展趋势

由于心电图机的非创伤性和多功能化,使心电图不局限于心脏疾患的范围,而且可用于临床电解质监测,非心脏疾病的鉴别诊断等。心电图机正向着多通道,数字智能型,网络共享型等方向发展。

1. 新型的记录方式　记录方式由先进的高分辨率热点阵式输出系统替代热笔式。热点阵记录头是利用先进的元件技术,在陶瓷基体上高密度集成了大量发热元件及其控制电路所制成的一种高科技部件。其频率响应大为提高,记录的心电波形不再失真,可以记录文字信息及获得更多信息,从而提高了诊断准确率。

2. 多导同步记录　可同步整体观察和测量多导同一心动周期的波形,提高了各种参数测量的准确性,便于期前收缩(早搏)的定位,心律失常的分型,预激综合征的分型,定位,宽 QRS 波心动过速的鉴别诊断。

3. 临床信息系统的参与及管理　由于心电图机采用数字技术及通信接口,心电图机可以作为一种信息系统的终端,进行原始心电信号的采集与处理,并与中心处理系统联网通信,使心电信号可以进行集中处理和管理,还可以充分利用所采集到的信息。

4. 运用数字化技术　运用先进的高精度数字信号处理技术,使心电信号处理的速度及能力明显提高,灵敏度高,抗干扰能力强,同时也彻底解决了心电信号放大失真与描记受诸多外界因素影响等问题。

本章小结

本章重点内容为心电图概念、心电图导联的连接方法、心电图的正常范围及常见异常心电图的心电图特征。难点内容为心电图产生原理、心电轴概念。教学需要结合心脏解剖与心脏电生理知识帮助学生理解有关心电图检查内容。

本章关键词: 心电图　导联　波段间期　异常心电图

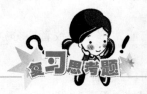

1. 简述心电图检查的临床意义有哪些。
2. 常规的心电图导联有哪些?
3. 简述胸导联探查电极的放置位置。
4. 临床心电图导联线有红、黄、绿、黑标记,分别连在哪些位置?
5. 简述心电图各波段间期代表的意义。
6. 简述目测法判断心电轴有无偏移的方法。
7. 简述左心房肥大的心电图表现。
8. 简述右心房肥大的心电图表现。
9. 简述左心室肥大的心电图表现。
10. 简述右心室肥大的心电图表现。

(刘颖川)

第八章 心理社会评估

学习目标

1. 掌握各种心理社会评估的方法。
2. 熟悉心理社会评估的具体内容。
3. 了解心理社会评估目的和意义。
4. 培养科学严谨的工作作风,树立求实创新的学习态度,关心爱护病人。

在现代整体护理理论的指导下,健康评估除注重身体评估外,还应加强对人的心理、精神、社会和文化等方面进行评估,这样才能使收集到的资料更加全面、系统、准确,便于进行更有效的治疗和护理。因此心理、社会等方面的评估是健康评估不可缺少的一部分。

第一节 心理评估

吴某,男,61岁,一向体健,1年前从厂领导位置退休。近年来总闷闷不乐,天天待在家里足不出户,最近经常大发脾气,时常把孙女的几个布娃娃不停摆弄,嘴里还在念念有词,好像在指挥工人们生产一样。

请思考:1. 对该患者评估的方法有哪些?
    2. 心理评估的内容包括哪些?

随着社会的进步,人类的发展,人们的生理需要基本满足,心理需要就显得更加迫切,其是否满足与满足的程度如何将直接影响到个体的身心健康,所以心理评估对护理理论和护理实践都有指导意义。

一、心理评估目的、意义和方法

(一)心理评估目的

见图 8-1。

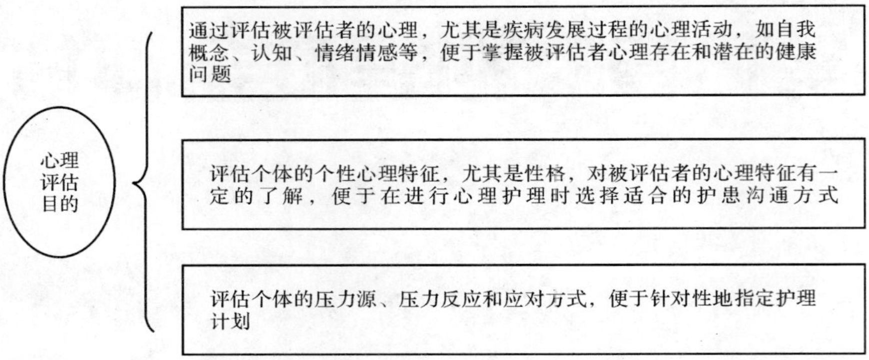

心理评估目的
- 通过评估被评估者的心理,尤其是疾病发展过程的心理活动,如自我概念、认知、情绪情感等,便于掌握被评估者心理存在和潜在的健康问题
- 评估个体的个性心理特征,尤其是性格,对被评估者的心理特征有一定的了解,便于在进行心理护理时选择适合的护患沟通方式
- 评估个体的压力源、压力反应和应对方式,便于针对性地指定护理计划

图 8-1 心理评估目的

(二)心理评估意义

1. 随着社会的发展与进步,人们心理问题及由心理因素导致的健康问题越来越多,同时医学与护理模式的转变,也提出心理状况的评估与疾病有莫大的关系。

2. 心理评估与身体评估相辅相成,心理评估不应与身体评估分开,评估者可在身体评估的同时进行心理评估,从而更能提高健康评估效率。

3. 有助于主客观资料的比较和整理,评估者应收集主客观资料和客观资料进行比较分析,以判断被评估者的心理状态。

4. 避免评估者的态度、观念、偏见等因素对结果的影响。心理评估有较强的主观性,因此,评估时应特别注意所选评估方法的针对性与有效性,尽量避免评估者自身的偏见或主观看法等因素的影响,从而提高评估的准确性。

知 识 链 接

临床心理评估的意义

1. 作决定 临床心理医生在确定诊断、制订治疗方案、向来访者或病人提出忠告或建议等时,都只能在心理评估之后才能进行。

2. 形成印象 印象的正确与否,取决于评估时获得的信息。第一印象很重要,因其形成后常很牢固。研究表明,三次晤谈后形成的印象与第 30 次晤谈时的相关极高。

3. 核实假说 通过观察和其他途径将各种渠道来的信息综合成整体,形成一个初步假说,再通过临床心理评估加以核实和修正,以便形成新的假说。

（三）心理评估方法

1. 心理测验　心理测验法是心理评估的标准化手段之一，一般采取标准化、数量化的原则，因此可减少主观因素的影响，其种类繁多，如焦虑状态自评量表、抑郁状态自评量表等。

2. 会谈法　会谈法是评估者和被评估者以面对面谈话方式进行的评估。可事先设定好结构和程序，即结构式会谈，是指会谈双方以自然的方式进行交流，也可以是开放的，没有固定的问题程序，根据实际情况灵活提问的自由式会谈。

3. 观察法　观察法是心理评估的基本方法之一，可分为自然观察和控制观察两种形式。自然观察是指在自然的条件下，被评估者的行为不受干扰，按其原来的方式和目的进行活动时所获得的观察结果，其结果较为准确。控制观察则是指在经过预先布置的特定的情景中，对不同的个体给予同样的刺激后观察被评估者的行为表现，由于被评估者可能有所意识，因而心理因素可能干扰到实验结果。

4. 调查法　通过晤谈、访问、座谈或问卷等方式获得资料，全面了解个体各方面情况，并加以分析研究。

5. 实验法　主要包括各种生理、心理和行为实验检查客观数据的记录和分析，但是这种方法受到客观因素的限制，因此，该方法仅作为心理评估的辅助资料。

二、心理评估内容

心理评估的内容主要包括：自我概念、认知、情绪与情感、个性、压力与压力应对等的评估。

（一）自我概念与自尊评估

所谓自我概念是指个人对自我的知觉和对自我的了解，包括态度、信念、情感、生理以及对自我的期望。

1. 自我概念的分类　依据 Rosendberg 分类法，自我概念分类见图 8-2。

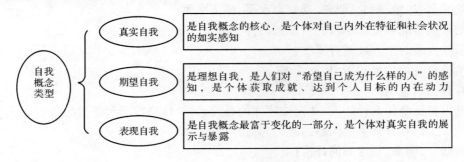

图 8-2　自我概念类型

2. 自我概念的组成　见图 8-3。

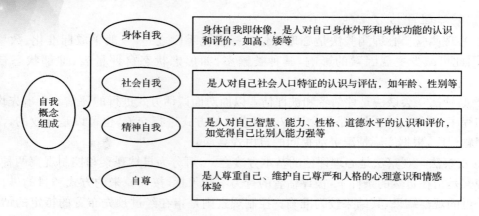

图8-3 自我概念组成

3. 自我概念的评估

(1) 评估内容：自我概念评估内容有体像、社会自我、精神自我和自尊等。需要进行评估自我概念紊乱的高危人群有下列几种：①疾病或外伤所致身体某一部分丧失。②生理功能障碍。③疾病或创伤所致体表变化。④精神因素或精神疾病。⑤神经肌肉障碍。⑥过度肥胖或消瘦。⑦性生殖系统疾病或功能障碍。⑧成熟因素或偶发事件。

(2) 评估方法：有交谈、观察、投射法、心理测量等方法。

1) 交谈法：具体可通过以下问题与被评估者交谈。

①体像评估提问指引：

你觉得身体哪一部分最重要？为什么？

你觉得自己外形怎么样，最喜欢自己身体的哪些部位？最不喜欢哪些部位？

你希望自己什么地方有所改变？你目前面临的外表方面的威胁有哪些？这些改变对你的影响有哪些？你认为这些改变是否影响了他人对你的看法？

②社会自我评估提问指引：

你的姓名、年龄、职业、职务、受教育水平、经济来源？

你的家庭情况和工作单位的情况怎么样？

你引以为豪的个人成就有哪些？

③精神自我评估提问指引：

你对自己满意吗？

你觉得自己是什么样的人，如何描述你的心理素质、性格特征和道德品质？

你处理工作和日常生活问题的能力如何？

你的朋友、同事、领导如何评价你？

④自尊评估提问指引：

通过以上三方面的自我概念的提问，可以间接反映被评估者的自尊水平。

2) 观察法：观察被评估者外形、非语言行为以及与他人互动等方面，收集有关体像、社会自我、精神自我等的客观资料。

具体观察指引：打扮是否得体；面部表情如何；身体哪些部位有什么样的改变；是否不愿照镜子，不愿与别人谈论伤残；回答问题时的语气，是否有"我没用"等话语的流露等。

3) 投射法：是对儿童不能很好地理解和回答问题时所采用的方法。

其具体做法如让小儿画自画像并进行解释，从中识别小儿对其体像改变的内心体验，如

图 8-4 为化疗后严重脱发的患儿感知到的主要体像的改变。

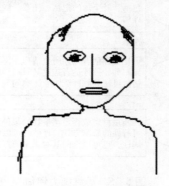

图 8-4 一化疗患儿的自画像

4. 自尊评估

交谈与观察指引：通过自我概念评估中的交谈和观察，可以间接反映被评估者的自尊水平。

量表评定：要具体掌握被评估者的自尊水平还可以用 Rosenberg 自尊量表（表 8-1）。

表 8-1 Rosenberg 自尊量表

该量表含 10 个有关自尊的项目，回答方式为非常同意（非常同意）、同意（A）、不同意（D）、不同意（SD）。凡选标有 * 号的答案表示自尊低下。				
1. 总的来说，我对自己满意	非常同意	A	D*	SD*
2. 有时，我觉得自己一点都不好	非常同意*	A*	D	SD
3. 我觉得我有不少优点	非常同意	A	D*	SD*
4. 我和绝大多数人一样能干	非常同意	A	D*	SD*
5. 我觉得我没什么值得骄傲的	非常同意*	A*	D	SD
6. 有时，我真觉得自己没用	非常同意	A	D	SD
7. 我觉得我是个有价值的人	非常同意	A	D*	SD*
8. 我能多一点自尊就好了	非常同意*	A*	D	SD
9. 无论如何我都觉得自己是个失败者	非常同意*	A*	D	SD
10. 我总以积极的态度看待自己	非常同意	A	D*	SD*

（二）认知评估

认知是个体认识、理解、判断、推理事物的心理过程，并用行为和语言表现出来，它反映了个体的思维能力。认知活动包括感知、思维、语言和定向。认知的评估包括对个体的感知能力、思维能力、语言能力以及定向力的评估。

1. 感知能力的评估在身体评估中已具体阐述，本章节不再阐述。
2. 思维能力评估 可通过抽象思维功能、洞察力和判断力三方面进行评估（图 8-5）。

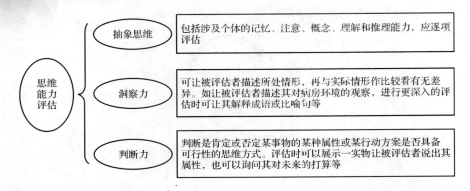

图 8-5 思维能力评估

(1) 记忆:是人脑积累经验的功能表现。可分为短时记忆和长时记忆。评估者可让被评估者重复一句话或一组由 5~7 个数字组成的数,说出当天的具体日期如 2005-3-8 或星期三等。

(2) 注意:是心理活动对一定对象的指向和集中。评估可以通过观察被评估者对周围环境的变化所做出的反应进行判断,如可以观察新被评估者对开、关灯有无反应等进行判断。派一些任务让被评估者完成,如叙述自己入院以前的治疗经过,填写入院时有关的记录,同时观察其执行任务时的专注程度。对于儿童或老人,着重观察他是否能有意识地将注意力集中在某一事物上。

(3) 概念:是人脑反映客观事物本质特性的思维形式。如数次健康教育后,请被评估者总结概括其所患疾病的特征、所需的自理知识等,从中判断被评估者对这些知识进行概念化的能力。

(4) 理解力:评估理解力时,可请被评估者按提示做一些从简单到复杂的动作。

(5) 推理:是由已知判断推出新判断的思维过程,包括演绎、归纳两种形式。归纳推理是从特殊事例到一般原理的推理,演绎则恰恰相反。可请被评估者进行简单的数字运算。

3. 语言能力评估　语言能力是人们认知水平的重要标志,并可作为护士选择与被评估者沟通方式的依据。评估的内容包括语言表达的音调、速度、内容及其连贯性、逻辑性等,注意有无失语、失写、失读、构音困难,以及有无妄想、强迫观念等语言障碍。评估时,可通过让被评估者叙述病史、重述、阅读、书写或为事物命名等语言表达及对文字符号的理解等活动,具体方法有:

(1) 提问:提一些由简单到复杂,能否理解及回答是否正确;

(2) 复述:说一简单词句,让被评估者重复说出;

(3) 自发性语言:对自发性语言障碍的,要求其陈述病史,观察其陈述是否流利,用字是否恰当;

(4) 命名:评估者取出一些常用物品,要求被评估者说出名称;

(5) 阅读:让被评估者阅读词、短句、一段文字,或者默读短文、小故事等,然后说出大意;

(6) 书写:包括自发性书写,写出一些简单的字,默写,抄写等。

4. 定向力评估　定向力包括时间、地点、空间和人物定向力。

评估时提问指引:

现在几点? 今天星期几? 今年是哪年?

你住在什么地方? 你在哪工作?

你打算去哪? 呼叫器在哪?

你的毛巾在哪？你爱人姓什么？

（三）情绪和情感评估

情绪和情感是个体对客观事物是否满足自己的需要而产生的态度体验。可看作需求满足与否的一个指标，对个体的物质生活和精神生活有重要作用。

（1）协调、适应作用，适者生存是每个人都面临的问题；

（2）动机、激励作用，积极的情绪和情感可以激励人积极向上，消极的情绪和情感则会干扰和阻碍人的行动，因此它可以说是驱使人行为的动机；

（3）组织、沟通作用，情绪和情感是人的需求满足与否的反应，它是心理活动的组织者，表现为积极情绪的协调作用，消极情绪的破坏作用。

情绪和情感是人对客观事物的态度的体验，是人的需要是否获得满足的反映。情感通过情绪表现出来，两者相联系又有区别（表8-2）。

表8-2 情感与情绪的区别与联系

比较项目	情感	情绪
区别		
属性	社会性，与个体社会需要相联系	生理性，与个体生理需要相联系
出现次序	情感体验产生于后	情绪发展在先
稳定性	情感相对稳定	情绪不稳定
表现形式	情感表现的内在性，含蓄内敛	情绪表现的外显性，冲动
反应特点	稳定性，深刻性，持久性	激动性，情境性，短暂性
联系	情绪是情感的基础，情感离不开情绪；情绪离不开情感，是情感的具体表现	

1. 情绪和情感的种类　见图8-6。

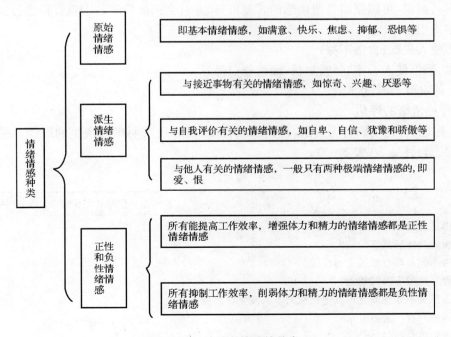

图8-6 情绪和情感的种类

2. 情绪和情感评估内容 人类的情绪是复杂多变的,但就被评估者而言,常见又需要护理干预的情绪状态是焦虑、恐惧和抑郁(图8-7)。

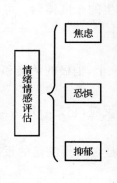

情绪情感评估
- 焦虑：是由对危险和威胁的预料和预感而诱发的一种较普遍的情绪状态,尤其对病人更为明显。病人无论生理或心理的需要都不能很好的满足,由于满足程度的不同,病人将表现出不同程度的焦虑
- 恐惧：是人们遇到某种危险情境而又无能为力时的情绪状态,其主要原因是自身缺乏处理该情境的能力,这种情绪在病情危重或知识缺乏的被评估者身上体现更明显
- 抑郁：是个体失去其重视或追求的事物时所产生的情绪状态,该情绪状态可引起个体生理、情感、认知等多方面的变化,如食欲下降、睡眠障碍、情绪低落、心境悲观、注意力不集中等

图 8-7　情绪和情感评估内容

3. 情绪情感评估方法　包括会谈、观察、评定量表测试等。

(1) 会谈:是评估情绪情感最常用的方法,用于收集有关情绪情感的主观资料。

会谈提问指引:

您平时的情绪如何?

您此时的情绪又怎样?

有什么事情使您感到特别高兴、忧虑或沮丧?

有这样的情绪存在多久?

你为什么感到焦虑呢?

能不能告诉我是哪些事让你感到焦虑?

(2) 观察与测量:生命体征、皮肤颜色和温度、食欲及睡眠状态等可随情绪改变而变化。通过观察与测量,可以获得情绪情感的客观资料,并对会谈所收集的主观资料进行验证。

观察指引:

焦虑使人失眠、食欲不振;

紧张、恐惧使人心率、呼吸加快,面色苍白等。

(3) 评定量表测试。

4. 常见情绪的评估

(1) 焦虑:首先明确有无焦虑,再判断其程度,最后还需明确其产生的原因。采用 Zung 的焦虑状态自评量表(表8-3)。

表 8-3　焦虑状态自评量表

	偶尔 1	有时 2	经常 3	持续 4
1. 你觉得最近比平常容易紧张、着急吗?				
2. 你无缘无故地感到害怕吗?				
3. 你是否感到心烦意乱或觉得惊慌?				
4. 你是否有将要发疯的感觉?				
5. 你是否感到不如意或觉得其他糟糕的事将发生在你身上?				
6. 你是否感到自己发抖?				
7. 你是否常感头痛、胃痛?				

续表 8-3

| | 偶尔1 | 有时2 | 经常3 | 持续4 |

8. 你是否感到疲乏无力？
9. 你是否发现自己无法静坐？
10. 你是否感到心跳得很厉害？
11. 你是否常感到头晕？
12. 你是否有过晕厥或觉得要晕倒似的？
13. 你是否感到气不够用？
14. 你是否四肢或唇周麻木？
15. 你是否感到心里难受、想吐？
16. 你是否常常要小便？
17. 你手心是否容易出汗？
18. 你是否感到脸红发烫？
19. 你是否感到无法入睡？
20. 你是否常做噩梦？

注：使用方法为请被评估者仔细阅读每一个项目，将意思理解后根据最近一周的实际情况在适当的地方打"√"。每一项目按1、2、3、4四级评分。评定完后将20项评分相加，得总分，然后乘以1.25，取其整数部分，即得到标准总分。正常总分值为50分以下。50～59分，轻度焦虑；60～69分，中度焦虑；70～79分，重度焦虑。

也可用状态——特质焦虑问卷（表8-4），它把焦虑分成状态焦虑和特质焦虑两种。状态焦虑是短暂性的，对当前状况不愉快的情绪体验，特质焦虑是相对较稳定的焦虑性特质。该表第1～20为状态焦虑，21～40为特质焦虑。

表8-4　状态——特质焦虑问卷

	完全没有	有些程度	中等明显	非常
1. 我感到心情平静	①	②	③	④
2. 我感到安全	①	②	③	④
3. 我是紧张的	①	②	③	④
4. 我感到紧张束缚	①	②	③	④
5. 我感到安逸	①	②	③	④
6. 我感到烦乱	①	②	③	④
7. 我现在正烦恼，感到这种烦恼超过了可能的不幸	①	②	③	④
8. 我感到满意	①	②	③	④
9. 我感到害怕	①	②	③	④
10. 我感到舒适	①	②	③	④
11. 我有自信心	①	②	③	④
12. 我觉得神经过敏	①	②	③	④
13. 我极度紧张不安	①	②	③	④
14. 我优柔寡断	①	②	③	④
15. 我是轻松的	①	②	③	④

续表 8-4

	完全没有	有些程度	中等明显	非常
16. 我感到心满意足	①	②	③	④
17. 我是烦恼的	①	②	③	④
18. 我感到慌乱	①	②	③	④
19. 我感到镇定	①	②	③	④
20. 我感到愉快	①	②	③	④
21. 感到神经过敏和不安	①	②	③	④
22. 我感到自我满足	①	②	③	④
23. 我希望像别人那样高兴	①	②	③	④
24. 我感到我像衰竭一样	①	②	③	④
25. 我感到很宁静	①	②	③	④
26. 我是平静的、冷静的和泰然自若的	①	②	③	④
27. 困难——堆集起来,因此无法克服	①	②	③	④
28. 我过分忧虑一些事,实际这些事无关紧要	①	②	③	④
29. 我是高兴的	①	②	③	④
30. 我的思想处于混乱状态	①	②	③	④
31. 我缺乏自信心	①	②	③	④
32. 我感到安全	①	②	③	④
33. 我容易做出决断	①	②	③	④
34. 我感到不合适	①	②	③	④
35. 我是满足的	①	②	③	④
36. 一些不重要的思想总缠绕着我,并打搅我	①	②	③	④
37. 我产生的沮丧是如此强烈,以致我不能从事项中排除它们	①	②	③	④
38. 我是一个镇定的人	①	②	③	④
39. 当我考虑我目前的事情和利益时,我就陷入紧张状态	①	②	③	④

注:此表是人们描述自己的一些陈述,请仔细阅读后,在右边恰当的圈内打"√"表示你经常的感觉。

（2）抑郁:应先确定有无抑郁情绪存在,再寻找原因。采用 Zung 的抑郁状态自评量表（表 8-5）。

表 8-5　抑郁状态自评量

偶尔 1　有时 2　经常 3　持续 4

1. 感到情绪沮丧、郁闷
2. 我要哭或想哭
*3. 我早晨醒来心情最好
4. 我夜间睡眠不好
*5. 我吃饭和平时一样多
6. 我感到体重减轻了
*7. 我与异性密切接触时和以往一样感到愉快

续表 8-5

	偶尔 1	有时 2	经常 3	持续 4
8. 我为便秘烦恼				
9. 我的心跳比平时快				
10. 我无故感到疲劳				
*11. 我的头脑像平时一样清楚				
12. 我坐卧不安，难以保持平静				
*13. 我对未来感到有希望				
14. 我比平时更容易激怒				
*15. 我觉得决定什么事很容易				
*16. 我感到自己是有用的和不可缺少的				
*17. 我的生活很有意义				
18. 假如我死了别人会过得更好				
*19. 我仍旧喜爱自己平时喜爱的东西				
*20. 我做事情和平时一样不感到困难				

注：标"*"条目为反序记分，偶尔为1分、有时为2分、经常为3分、持续为4分，将20项得分相加的SDS总分，后以公式抑郁的严重程度指数＝总分/80来计算其程度。0.5以下为无抑郁，0.5~0.59为轻度抑郁，0.6~0.69为中至重度抑郁，0.7以上为重度抑郁。

（四）个性的评估

个性一词源于拉丁文的"面具"，是指一个人的整体心理面貌，是决定一个人适应环境独特的行为模式和思维方式，是较稳定的心理倾向和个人特征的总和。

1. 个性特点　见图8-8。

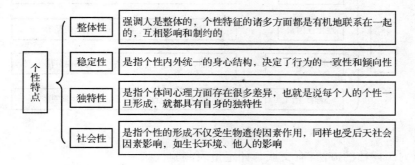

图8-8　个性特点

2. 个性的评估　主要是对个性的心理特征的主要表现，即能力、性格、气质等方面的评估。其中性格的评估是个性评估的重点。其评估方法通常可通过观察、会谈、作品分析等方法，进行评定。

（1）能力评估：主要评估一般能力，尤其是认知能力（详见认知的评估）。

（2）性格评估：是个性评估的重要评估内容。性格是指个体对人、对己、对客观现实的一种稳定的态度及与之相适应的习惯化行为方式。其评估方法包括会谈法、观察法、作品分析法等。

1）会谈法：主要询问被评估者在各种情况下的态度和行为表现，可以询问被评估者或与其关系密切者。

会谈提问指引：

①询问被评估者

遇到困难你采取什么态度和行为？

遇到不愉快或伤心的事你是说出来还是闷在心里？

②询问与被评估者关系密切者

你对被评估者的态度和行为有什么看法？

你如何评价被评估者的秉性？

2）观察法：观察个体的言行、情感、意志、态度的外部表现，如开朗还是活泼、坚强还是脆弱、情感外露还是内敛等。

3）作品分析法：收集被评估者的书信、日记等，借以分析其态度和观点。综合分析所有资料，得出被评估者的性格特征和类型，外向还是内向，独立还是依赖等。

（五）压力与压力应对评估

"压力"在心理学上称应激，是个体对内外环境的威胁和挑战的一种适应和应对过程。它并非是有害的，适当的压力有助适应力的提高，但长时间或高强度的压力会使个体适应不良，而导致各种身心疾病。压力应对是个体用来处理压力的认知和行为过程，即转移思想和注意力，是当压力无法解决或不能承受时个体采取维持性行为、思想和态度来处理问题的过程。如手术前被评估者以看电视或与人聊天来缓解其焦虑与紧张。压力反应是压力源引起的非特异性适应反应，包括生理、心理和行为等方面的反映。

1. 压力源的评估

（1）压力源分类：见图8-9。

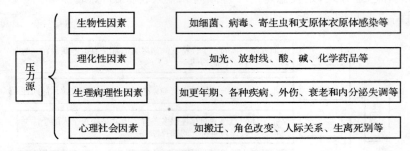

图8-9 压力源分类

（2）压力源评估的方法：有交谈与评定量表测验。

1）交谈法：询问被评估者以下问题并收集资料。

交谈提问指引：

目前让你感到有压力或紧张焦虑的事情有哪些？

住院带给你的压力有多大？

你目前的生活发生了哪些改变？这些改变对你、对你的家庭意味着什么？

日常生活中让你感到有压力或烦恼的事情有哪些？

2）评定量表测验法：常用量表有住院被评估者压力量表（表8-6）。

表 8-6 住院被评估者压力评定量表

编号	权重	事件
1	13.9	和陌生人同住一室
2	15.4	不得不改变饮食习惯
3	15.9	不得不睡在陌生床上
4	16.0	不得不穿病人服
5	16.8	四周有陌生机器
6	16.9	夜里被护士叫醒
7	17.0	生活上不得不倚赖别人
8	17.7	不能在需要时读报、看电视、听收音机
9	18.1	同室病友探访者太多
10	19.1	四周气味难闻
11	19.4	不得不整天睡在床上
12	21.2	同室病友病情严重
13	21.5	排便排尿需他人帮助
14	21.6	同室病友不友好
15	21.7	没有亲友探视
16	21.7	病房色彩太鲜艳、太刺眼
17	22.7	想到外貌会改变
18	22.3	节日或家庭纪念日住院
19	22.4	想到手术或其他治疗可能带来的痛苦
20	22.7	担心配偶疏远
21	23.2	只能吃不对胃口的食物
22	23.2	不能与家人、朋友联系
23	23.4	对医院护士不熟悉
24	23.6	因事故住院
25	24.2	不接受治疗护理的时间
26	24.5	担心给医护人员增添负担
27	25.9	想到住院后收入会减少
28	26.0	对药物不能耐受
29	26.4	听不懂医护人员的话
30	26.4	想到将长期用药
31	26.5	家人没来探视
32	26.9	不得不手术
33	27.1	因住院而不得不离开家
34	27.2	毫无预测而突然住院

续表 8-6

编号	权重	事件
35	27.3	按呼叫器无人应答
36	27.4	不能支付医疗费用
37	27.6	有问题得不到解答
38	28.4	思念家人
39	29.2	靠鼻饲进食
40	31.2	用止痛药无效
41	31.9	不清楚治疗目的和效果
42	32.4	疼痛时未用止疼药
43	34.0	对疾病缺乏认识
44	34.1	不清楚自己的诊断
45	34.3	想到自己可能再也不能说话
46	34.5	想到可能失去听力
47	34.6	想到自己患了严重疾病
48	39.2	想到会失去肾脏或其他器官
49	39.2	想到自己可能得了癌症
50	40.6	想到自己可能失去视力

注：该表专为住院被评估者设计，共收集 50 项住院被评估者压力因素，并用权重表明各因素影响力大小，是用于测评住院被评估者所经历的压力及其性质和影响力。使用时，嘱被评估者仔细阅读，并在适合自己情况的项目上打钩。累计分值越高压力越大。

2.压力反应评估

（1）压力反应：见图 8-10。

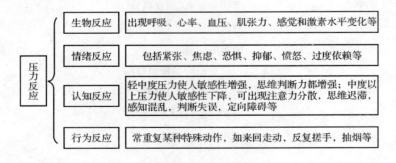

图 8-10 压力反应

（2）压力反应评估方法主要是交谈和观察。

1）交谈法：主要评估认知反应和情绪反应。详见认知评估和情绪情感评估。

2）观察法：主要观察被评估者是否出现呼吸急促、心率加快、血压上升、排尿增多等症状和体征。

3. 压力应对方式的评估

(1) 压力应对方式:见图 8-11。

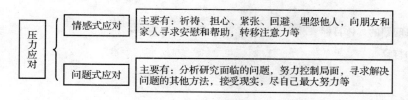

图 8-11 压力应对

(2) 压力应对方式的评估方法:主要为交谈和量表评定。

1) 交谈法:询问其解决问题的方式和方法。

交谈提问指引:

你经常采取什么措施减轻压力？措施有效吗？

当你遇到困难时,你的亲朋好友谁能帮助你？

现在,你需要护理人员为你做什么吗？

2) 量表评定:压力应对方式的评估常用 Jaloviee 应对方式量表(表 8-7)。它罗列了 40 种常见的压力应对方式,评估时,让被评估者仔细阅读并恰当选择。

表 8-7 Jaloviee 应对方式量表

应对方式	从不	偶尔	有时	经常	总是
1. 担心					
2. 哭泣					
3. 干体力活					
4. 相信事情会变好					
5. 一笑了之					
6. 寻求其他解决问题的办法					
7. 从事情中学会更多东西					
8. 祈祷					
9. 努力控制局面					
10. 紧张,有些神经质					
11. 客观、全面地看待问题					
12. 寻找解决问题的最佳办法					
13. 向家人、朋友寻求安慰或帮助					
14. 独处					
15. 回想以往解决问题的办法并分析是否仍有用					
16. 吃食物,如瓜子、口香糖					
17. 努力从事情中发现新的含义					
18. 将问题暂时放在一边					
19. 将问题化解					

续表 8-7

应对方式	从不	偶尔	有时	经常	总是
20. 幻想					
21. 设立解决问题的具体目标					
22. 做最坏的打算					
23. 接受事实					
24. 疯狂、大喊大叫					
25. 与相同处境的人商讨解决问题的办法					
26. 睡一觉,相信第二天事情就会变好					
27. 不担心,凡事终会有好结果					
28. 主动寻求改变处境的方式					
29. 回避					
30. 能做什么就做什么,即使并无效果					
31. 让其他人来处理这件事					
32. 将注意力转移至他人或他处					
33. 饮酒					
34. 认为事情无望而听之任之					
35. 认为自己命运该如此而顺从					
36. 埋怨他人使你陷入此困境					
37. 静思					
38. 服用药物					
39. 绝望、放弃					
40. 吸烟					

第二节 社会评估

程某,男,50 岁,上月在新房装修好 1 周就入住。近日感咽喉疼痛,咳嗽、皮肤瘙痒、有皮疹。

请思考:该患者病情可能原因是什么?

随着社会的进步,人们生活目标不仅是生存,更多的是健康与舒适,而人们的健康又与各种社会因素密切相关,因此要全面了解个体的健康水平,需全面评估社会因素对其健康的影响。这里所指的社会因素主要包括社会地位、文化教育、家庭和社会环境等。

一、社会评估目的、意义和方法

（一）社会评估目的

社会评估目的在于更详细准确地了解个体的情况,从而制定有针对性的护理计划(图8-12)。

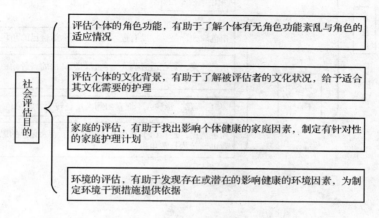

图8-12 社会评估目的

（二）社会评估意义

1. 随着社会的发展,社会新问题不断产生,对健康的影响也日趋明显。如人口的增加、环境的污染、生活节奏的加快、自我保健意识的加强等。

2. 个体是社会的人,也就意味着社会的诸多因素都有可能影响到个体。因此在收集资料时,为提高评估的准确性,应多方考虑。如一个人的健康与环境、生活方式、家庭、经济、教育、人际关系等都可能有影响。

3. 很多心理因素都会影响个体的社会状况,如一个情绪易激动,脾气暴躁的人,就可能没有好的人际关系、和睦的家庭氛围、较好的工作等,当然对他自己的健康也无益。

（三）社会评估的方法

心理评估中的交谈、观察、量表评定等方法都可以用于社会评估,其中环境的评估不仅要实地观察还须配合抽样检查,如空气抽样细菌培养。

二、社会评估的内容

（一）角色与角色适应评估

1. **角色** 原为戏曲、电影中的术语,后被心理学家延伸为个体或群体在一定的社会地位下,实现与之相联系的权利和义务时,所表现出来符合社会期望的模式化行为。

2. **角色适应** 任何一种角色都应具有自己的行为模式,同时也是社会对处于一定社会地位的人的行为期待。因此,每个人应按自己的角色行事。当个体角色发生转变时,个体必须改变自己的情感和行为,来符合该角色的行为模式与社会对该角色的行为期待。下面介绍角色适应不良和病人角色适应不良(图8-13)。

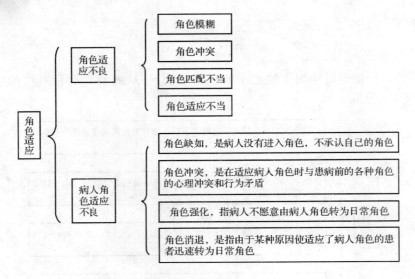

图 8-13 角色适应

（二）文化评估

包括知识、艺术、价值观、信念和信仰、习俗、道德、法律与规范等多方面。价值观、信念和信仰、习俗是文化的核心要素，与健康密切相关。在护理实践中对文化的评估主要就是对上述核心要素的评估。

1. 价值观的评估　价值观对人的社会活动起重要作用。它存在于潜意识中，不能直接观察，也很难表达，就是个体本人也很少意识到自己的行为受潜意识中的价值观直接引导。价值观的评估目前较常用的方法是交谈。

交谈提问指引：

你参加过什么组织吗？

你认为什么对你最重要？

遇到困难时你是怎么看待的？

你从何处寻求力量和帮助的？

2. 信念和信仰的评估　信念是自己认为可以确信的看法，是人在自身经历中积累起来的认识原则，是和个性、价值观相联系的一种稳定的生活理想。信仰则是人对某种事物或思想、主义的极度尊崇和信服，并把它作为自己的精神寄托和行为准则，是个人力量和希望的源泉。一般可以通过交谈询问的方法进行评估。

交谈提问指引：

你认为什么是健康？不健康又是什么？

你在什么情况下认为自己有病并就医？

你认为导致你健康问题的原因是什么？

你认为你该接受何种治疗？

你希望通过治疗达到何种效果？

对于这种病你最害怕什么？

你怎样、何时发现你该健康问题的？该健康问题对你的身心造成哪些影响？严重程度如何？发作时持续时间长还是短？

对宗教信仰的评估

交谈提问指引：

你有宗教信仰吗？是什么类型的宗教信仰？

平日你参加哪些宗教活动？

你的宗教信仰对你在住院、检查、治疗、饮食等方面有何特殊限制？

住院对你参加宗教活动方面有什么影响？内心感受如何？

有无合适的人替你完成？需要我们为你做什么？

3. 习俗的评估　习俗是在长期的共同生活中约定成俗的为某一地区或民族人们遵循的行为规范，贯穿于人们日常生活的各个环节，习俗很多，不少习俗可影响人的健康，如饮食习俗，饮食是文化烙印最明显，诸多习俗中最难改变的一种习俗。对饮食与健康关系的认识、评估可以通过询问食物的种类、烹调方式等方面进行。

4. 病人文化休克的评估　文化休克是指人们生活在陌生环境中所产生的迷惑与失落的经历。常发生在个体从熟悉的环境到陌生的环境，由于风俗习惯的改变、沟通交流的障碍以及信念和信仰的差异而产生的生理、心理适应不良。对于住院病人，医院就是一个陌生的环境，与家人的分离、日常生活的改变、对疾病与治疗的无知与恐惧等可导致其发生文化休克。住院病人的文化休克分期和表现见图8-14。

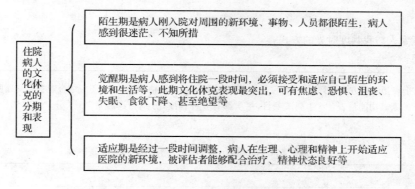

图8-14　住院病人的文化休克分期和表现

（三）家庭评估

家庭是以婚姻、血缘和收养关系为纽带的社会生活组织形式，是社会的基本单位。它是个体情感、精神、物质等方面最重要的支持来源，对个体的身心健康、与疾病康复等具有重要作用。

1. 家庭的特征　见图8-15。

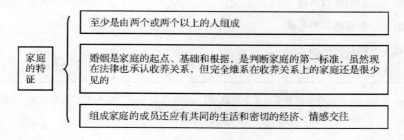

图8-15　家庭的特征

2. 家庭评估内容 内容主要包括家庭成员的基本资料、家庭类型、家庭生活周期、家庭结构、家庭功能、家庭资源和家庭压力等,其中以家庭功能与个体的身心健康关系最为密切。下面我们重点介绍家庭功能的评估,其评估方法以量表评定为主。家庭功能评估主要用量表评定。

Smilkstein 的家庭功能量表与 Procidano 和 Heller 的家庭支持量表较常用(表 8-8、表 8-9)。

表 8-8 Smilkstein 的家庭功能量表

	经常	有时	很少
1. 当我遇到困难时,可从家人那得到满意的帮助 补充说明:			
2. 我很满意家人与我讨论与分担问题的方式 补充说明:			
3. 当我从事新的活动或希望发展时,家人能接受并给我支持 补充说明:			
4. 我很满意家人对我表达感情的方式以及对我的情绪(如愤怒、悲伤、爱)等反应 补充说明:			
5. 我很满意家人与我共度时光的方式 补充说明:			

注:由于这个表是由西方人设计的,在此仅供参考,要全面系统地评估家庭功能,还应结合观察和交谈所得资料综合分析。Smilkstein 的家庭功能量表含 5 个测试项目,每项都有 3 种程度,分别为:"经常"计 3 分,"有时"计 2 分,"很少"计 1 分。

表 8-9 Procidano 和 Heller 的家庭支持量表

	是	否
1. 我的家人给予我所需的精神支持		
2. 遇到棘手的事时,我的家人帮助我出主意		
3. 我的家人愿意倾听我的想法		
4. 我的家人给予我情感支持		
5. 我和我的家人能开诚布公地交谈		
6. 我的家人分享我的爱好和兴趣		
7. 我的家人能时时察觉到我的需求		
8. 我的家人善于帮助我解决问题		
9. 我和我的家人感情深厚		

注:Procidano 和 Heller 的家庭支持量表有 9 个测试项目,每个项目可选"是"与"否"两种结果,分别计分为 1 分和 0 分。得分越高,家庭功能越健全。

(四)环境评估

环境是指环绕人的空间以及其中能够直接、间接影响人类赖以生存、发展的社会与物质条件的总和。人和环境是不可分割的。环境评估是社会评估的重要内容,其目的是找出和发现环境中存在及潜在的危险因素和对健康有益的方面,以评估到的信息制定有效合理的环境干预措施。主要包括自然环境和社会环境两方面的评估。

1. 自然环境的评估　　自然环境是指所有存在于机体外,与机体有密切联系理化因素的总和,如空间、声音、温度、湿度、通风、光线、气味、室内装潢、大气污染、水污染、药物、射线等。这些因素都必须控制在一定范围内,否则将危害人类的健康和安全。其评估可以通过交谈、观察和取样检测等方法。主要评估内容包括:

(1) 居住环境是否整洁、明亮,空气是否流通、新鲜无异味,供水系统是否标准,是否有噪音、强度如何等。家庭安全方面如电的使用是否安全,日常化学用品安置是否妥当,药物使用者能否正确用药并稳妥放置。

(2) 工作环境是否整洁、明亮、宽敞、舒适,有无粉尘、石棉等刺激物;有无废水、废气等污染源;是否存在噪音、射线、高温、高压电等危险因素;有无安全作业条例而且是否被理解和执行,工作中是否有防范措施等。

(3) 病室环境是否干净、整洁、温湿度适宜、无异味等;有无空调等调温、换气的装置;噪音是否控制在允许的范围内,有无噪音监测;地面是否干燥、平整、防滑;无菌室空气菌落数是否符合标准,用氧是否做到"四防"等。

2. 社会环境评估　　社会是个庞大的系统,它包括诸多方面,其中以经济、教育、生活方式、人际关系等与健康的关系更为密切,为社会环境评估的重点。可以通过交谈和观测等方法进行评估。

(1) 经济:是对人健康影响最大的因素,它直接决定了人的生存条件或生活质量,是满足人生存的基本需求与享受健康服务的物质基础。

交谈提问指引:
你觉得你的收入够用吗?
你单位的工资福利怎样?
家庭经济来源有哪些?
是否有失业和待业人员?
医疗费用支付的形式是什么?有什么困难吗?

(2) 教育水平:对健康也有显著的影响,如良好的教育可以使人认识疾病、获得健康保健知识、改变不良的生活习惯等。

交谈提问指引:
你受教育程度?
你有无健康保健知识和相关技能?

(3) 生活方式:是指由经济、文化、政治等因素相互作用而形成人们在日常生活中习以为常的膳食结构、生活行为和习惯。受不同相关因素的影响,人们的生活方式各不相同。

交谈提问指引:
你在饮食方面有什么特殊要求?
如偏爱什么口味等?
你一般什么时间休息?睡眠充足吗?

业余时间你是怎么度过的？吸烟、喝酒吗？

（4）人际关系：是社会环境中非常重要的一面，是在社会活动过程中形成的人与人之间直接或间接的关系。

交谈提问指引：

你们家庭和睦吗？

你的同事、领导等对你如何？

你朋友多吗？

遇到突发问题时你能找到别人帮忙吗？

本章小结

本章主要介绍心理、社会评估的内容与方法。其中心理评估着重阐述了自我概念、认知、情绪与情感、个性、压力与压力应对等评估；社会评估着重阐述了角色与角色适应、文化、家庭、环境评估。

本章关键词：心理评估　社会评估　情绪和情感　压力　角色适应　家庭功能

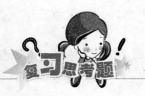

1. 心理评估的方法有哪些？
2. 心理评估的内容有哪些？
3. 自我概念是由哪几部分组成的？
4. 思维能力评估内容有哪些？
5. 需要护理干预的负面情绪有哪些，分别有什么特点？
6. 性格评估可以用哪些评估方法？举例说明。
7. 常见的压力源有哪些？
8. 压力反应有哪几种？
9. 病人角色适应不良的种类有哪些？
10. 家庭评估内容主要有哪些？

（梁春艳）

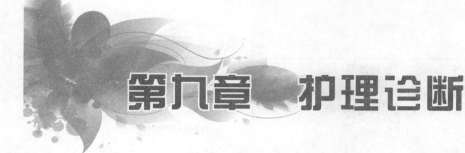

第九章 护理诊断

学习目标

1. 掌握护理诊断的陈述和步骤。
2. 熟悉护理诊断的概念、分类及组成。
3. 了解护理诊断的思维方法及其与医疗诊断和合作性问题的区别。
4. 理解护理诊断在临床护理和治疗中的重要意义,主动积极地学习相关知识。
5. 培养科学严谨的工作作风,树立求实创新的学习态度,关心爱护病人。

患者,女,30岁,发热伴咳嗽咳痰、咯血半月入院。临床诊断"肺结核"。
请思考:1. 该患者有哪些护理诊断?
        2. 护理诊断的组成有哪些?存在形式有几类?

第一节 护理诊断概念

一、护理诊断定义

护理诊断是关于个人、家庭或社区对现存的和潜在的健康问题以及生命过程的反应的临床判断,是护士为达到预期目标选择护理措施的基础。

二、护理诊断与医疗诊断区别

见表9-1。

表9-1 护理诊断与医疗诊断区别

比较项目	护理诊断	医疗诊断
定义	个人、家庭或社区对现存的和潜在的健康问题以及生命过程的反映的临床判断	是对病人所患疾病的原因和本质做出的判断
诊断内容	描述各种人类对疾病的反应	描述疾病病理变化
侧重点	照顾病人	治愈疾病
提出诊断	护士	医生
护理内容	治疗和预防	监测和执行医嘱治疗
可变性	随病情的发展变化而变化	在疾病的发展过程中相对稳定
适用范围	适用于个人和团体	适用于个体
护理性质	独立性护理活动:计划、实施、评价	非独立性护理活动
数目	同时可有多个	诊断数目较少,多数情况下仅有一个诊断
处理	护士解决	医生、护理和其他方面协调处理

第二节 护理诊断的分类方法

一、根据相关的理论框架分类

(一)戈登的功能性健康形态分类

该分类方法主要涉及人类健康生命过程中的11个方面(表9-2)。

表9-2 护理诊断功能性健康形态分类法

范畴	主要内容
健康感知-健康管理	主要指对健康的认识及维持健康的行为和能力等
营养-代谢	有关机体的营养和代谢过程,有营养、体液平衡、组织完整性和体温调节等四个方面的相互联系
排泄	主要指排便排尿的形式
活动-运动	指有关日常生活活动及活动能力和耐力
睡眠-休息	指休息和睡眠方面的问题
认知-感知	主要指感觉器官的功能和认知能力
自我认识-自我概念	指个体对自我存在的认知和评价
角色-关系	指个体在生活中承担的角色和角色的适应能力
性-生殖	指性别认同、性角色行为、性功能和生育功能
压力-应对	指个体对压力的感知和处理方式
价值-信念	主要指个体的价值观和宗教信仰等

(二) 人类反应形态分类

NANDA 提出的"护理诊断分类系统 I",将"人类的 9 个反应形态"作为护理诊断的分类系统(表 9-3)。

表 9-3 护理诊断人类反应形态分类法

范畴	主要内容
交换	包括物质的交换、机体的代谢、正常的生理功能和结构功能的维持
沟通	思想、信息和情感的传递
关系	建立联系,如人际关系、家庭关系
赋予价值	与价值观有关的问题
选择	面对应激原或多个方案作出选择或决定等方面问题
移动	包括躯体活动、自理情况等
感知	包括个人的感觉、对自我的看法
认知	对信息和知识的理解
感觉/情感	受某事件或某种状态的影响后,产生的意识、知觉、理解力、感觉

(三) NANDA 的"护理诊断分类系统 II"

NANDA 提议的新的护理诊断分类框架"护理诊断分类系统 II",是一个"多轴系健康形态框架"。它分 6 个轴系,13 个范畴;每个范畴内可以划分为 1~6 个类别(表 9-4)。

表 9-4 护理诊断人类反应形态分类法

范畴	主要内容
健康促进	健康意识、健康管理
营养	吞咽、消化、吸收、代谢、水化
排泄	泌尿系统、胃肠道系统、皮肤系统、呼吸系统
活动/休息	睡眠/休息、活动/运动、能量平衡、心肺-血管性反应
感知/认知	注意力、定向力、感觉/感知、认知、沟通
自我感知	自我概念、自尊、身体形象
角色/关系	照顾者角色、家庭关系、角色履行
性/生殖	性特征、性功能、生殖
应对/压力	耐受、创伤后反应、应对反应、神经行为性压力
生命本质	价值、信念、价值/信念/行为的一致性
安全/防护	感染、机体创伤、暴力行为、环境危险、防御、体温调节
舒适	生理性舒适、环境舒适、社区舒适
成长/发育	成长、发育

二、根据护理诊断存在形式分类

护理诊断是关于个人、家庭或社区对现存的和潜在的健康问题以及生命过程的反应的临床判断,因此,根据护理诊断出现的时间又可将护理诊断进行如下分类(表9-5)。

表9-5 护理诊断人类反应形态分类法

范畴	定义
现存的	是对个人、家庭、社区现有的健康问题/生命过程出现反应的描述,一般是应具有诊断依据,即一群症状和体征
有危险的	是对一些易感的个人、家庭、社区对健康问题/生命过程可能出现反应的描述
健康的	是个体、家庭、社区具有加强健康以达到更高健康水平。如"有父母亲角色功能增强的潜力"
综合的	是由于某特定情境或事件的存在,由一项可预见的现存的或潜在的护理诊断组成。如"强暴创伤综合征"
可能的	因一些资料可支持,但还不充分

第三节 护理诊断的组成

护理诊断由诊断名称、定义、诊断标准、相关因素四个部分组成。

1. 诊断名称 以简明扼要的文字描述护理对象的健康状况(现存或潜在的),它主要以"改变"、"障碍"、"缺失"、"无效"几个特定词语描绘健康状态的变化,但无法表明变化的程度。

2. 定义 是对名称的一种清晰的、正确的表达。为简单明了的表达诊断的意义及与其他诊断的不同处。

3. 诊断标准 是作出该诊断的临床判断标准。这些判断标准是一个体征,或是一个症状,或是一群症状及体征,也可能是危险因素,而这些标准是个体或团体主动表达或被观察到的反应。

4. 相关因素 是指临床或个人所造成的健康状态改变或其他问题产生的情况。而这些通常都是"与"护理诊断"有关"的。

第四节 护理诊断的陈述

护理诊断的陈述可以根据不同的护理诊断类型选择以下三种陈述方式。

1. 三部分陈述 即PES公式:P问题即护理诊断的名称,E病因即相关因素,S症状和体征包括实验室检查结果。

常用的书写格式为:P:S,E,这种书写格式多用于现存的护理诊断。

例如对肥胖的患者可提出的护理诊断:

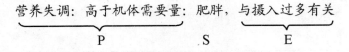

2. 两部分陈述 即PE公式。PE用于现存和高危的护理诊断。因有的现存的护理诊断症状难以描述,高危的护理诊断目前尚未发生,因此没有S,只有P、E。

例如对现存的护理诊断:

活动无耐力：与心输出量不足有关
例如对高危的护理诊断：
有皮肤完整性受损的危险：与长期卧床有关
3. 一部分陈述　只有P，用于健康的护理诊断。
（1）现存的：健康资料显示目前存在的健康问题。
（2）潜在的：健康资料显示有危害护理对象的因素存在，不采取护理措施将会发生的问题。陈述形式为："有……危险"。
（3）可能的：有可疑的因素存在，但缺乏有力的资料支持，或有关原因不明。陈述形式为："有……可能"。
（4）健康的：是对个体、家庭或社区具有向更高健康水平发展潜能的描述。陈述方式为："潜在的……增强"，"执行……有效"。

第五节　合作性问题

合作性问题是需要护士进行监测，以及时发现其发生和变化的一些疾病过程中的并发症，不能通过护士独立解决的问题，要护士执行医嘱、密切观察和精心护理等措施共同处理以减少并发症发生的问题。注意并非所有并发症都是合作性问题，如果是护士能独立处理和预防的并发症，属于护理诊断，如长期卧床所致的"皮肤完整性受损"；护士不能独立预防和处理的并发症才是合作性问题，对于这类问题护士的主要任务是密切观察病情变化。

合作性问题的陈述方式，即"潜在并发症（PC）：…"

例如心脏手术后

潜在并发症：伤口出血

急性广泛前壁心肌梗死的病人，在发病24小时内最易发心律失常

潜在并发症：心律失常

所有的合作性问题都是以"潜在并发症"作为前提，这明确了护理的重点在于减轻一些生理因素的危害性。一旦诊断为潜在并发症，就提醒护士这个病人可能正在出现这种并发症，或者时有发生并发症的危险，因而就应特别注意收集有关资料。如潜在并发症是出血性休克，就应了解血压、心律等情况的变化，密切观察休克的发生，争取能及早与医生配合处理。

第六节　护理诊断的思维方法和步骤

一、护理诊断的思维方法

护理诊断的思维方法主要包括临床实践和科学思维两大部分，临床实践主要包括问诊、体检、观察病情等，科学思维包括整理加工、分析综合。
1. 常用的思维方法　比较与分类，分析与综合，归纳与演绎。
2. 护理诊断的思维过程的注意要点　现象与本质，主要与次要，局部与整体，典型与不典型。
3. 诊断性思维的基本原则
（1）首先考虑常见病与多发病，其次应考虑当地流行和发生的传染病与地方病。
（2）优先考虑器质性疾病的存在和可治性疾病的诊断。

(3) "一元化"原则,尽可能以一种疾病去解释多种临床表现。

知 识 链 接

评判性思维的定义:是一种思考过程;能明确目的和目标;能准确划分出问题;能分辨资料的完整性及资料间的相关性;能敏锐洞察观念和概念,能探索出资料所涉及的含义及其影响,亦能体会多元性看法。简而言之,它是一种不断训练、自我修正的思考方法。

(4) 必须实事求是,不能根据自己的知识范围和局限的临床经验任意取舍。
(5) 以病人为整体,并且要抓准重点、关键的临床现象。

二、护理诊断的步骤

见图 9-1。

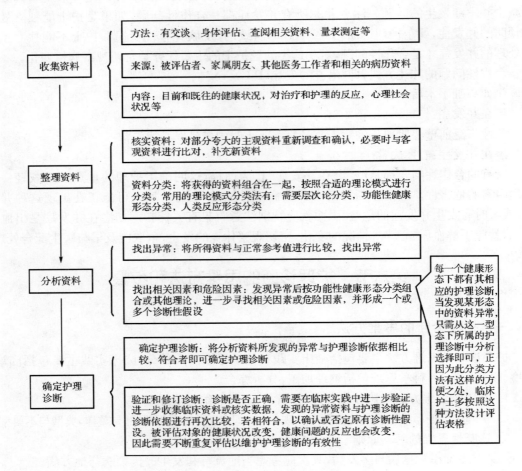

图 9-1 护理诊断的步骤

本章小结

本章主要介绍各种护理诊断的概念，根据不同理论框架的分类方法，护理诊断的组成主要包括名词、定义、诊断依据和相关因素等四部分，护理诊断的陈述主要介绍 PSE、PE 和 P 等公式。简要介绍了合作性问题和护理诊断的思维方法及形成护理诊断的步骤。

本章关键词：护理诊断　合作性问题

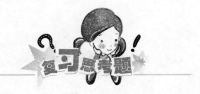

1. 简述护理诊断与医疗诊断的区别。
2. 简述护理诊断的构成。
3. 什么是合作性问题？
4. 请解释 PES 公式中"E"的含义是什么。
5. 护理诊断的陈述形式有几种？

（梁春艳）

第十章 护理病历书写

学习目标

1. 掌握护理病历书写的基本要求,并正确书写记录。
2. 熟悉各类护理病历书写的内容与方法。
3. 了解护理病历的作用。
4. 理解护理病历在临床护理和治疗中的重要意义,主动积极地学习相关知识,并认真练习。

护士小李,20岁,今天上午接诊一急性肺炎患者。
请思考:1. 小李应在什么时间内完成该患者住院护理病历(首页)的书写?
2. 护理病历书写的要求有哪些?

护理病历是对健康评估所收集的资料进行处理(分析、归纳和整理)并记录的书面资料,是对护理对象的健康状况、护理诊断、预期目标、护理措施和效果评价等系统的、原始的记录。它的作用有:①对护理对象的健康状况进行动态的观察和比较;②便于进行信息交流;③是指导临床护理工作的重要依据;④是护理教学和护理科研的基本资料;⑤是处理医疗纠纷和事故的法律依据。因此护理病历的书写必须及时、准确、完整、科学、规范。

第一节 书写护理病历的基本要求

1. 内容要真实、准确,书写及时 护理病历必须真实客观地反映护理对象的情况。为了保证其准确性,护理病历必须在规定的时间内完成,如护理病历首页要于入院24小时内完成,首次的护理记录要于当班的护士下班前完成。

2. 用词应简明扼要 记录应使用规范的医学用语和公认缩写,尽量做到简洁、准确、流利并能突出重点,这样既节省了书写篇幅,又节约了阅读时间。

3. 按规范的格式书写 虽然目前各医院护理病历还没有统一的格式,但各单位都有自己的规定和具体要求,必须按规定的格式书写,以便准确反映病人健康状况的变化和进行比较与分析。为了适应相关学科的发展与护理的进步,建立统一、规范的护理病历已势在必行。

4. **填写完整,字迹清晰**　病历中各个项目要逐项、逐页填写完整,不可遗漏,不能留空白,防人添加。为了便于资料的保存与护理病历的法律效力,要求字迹规整、清晰,不可随意修改或粘贴,各项记录须注明具体的日期和时间并签全名或盖章。

第二节　护理病历的格式与内容

一、护理病历首页

护理病历首页是病人入院后首次系统采集的健康评估记录,内容有健康史、身体评估、相关检查结果及医疗诊断等。要求于入院24小时内完成。其结构设计必须以相应的护理理论框架为指导(图10-1)。

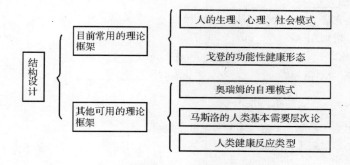

图10-1　护理病历首页结构设计理论种类

下面引用两例医院常用护理病历首页:一例以戈登的功能性健康形态设计的护理病历首页(表10-1);另一例以马斯洛的人类基本需要层次论设计的护理病历首页(表10-2)。

以戈登的功能性健康形态设计的护理病历首页
表10-1　护理病历首页

姓名_____科别_____病室_____床号_____入院时间_____住院号_____
一、一般资料
姓名_____性别_____年龄_____职业_____民族_____籍贯_____
婚姻_____文化程度_____联系地址:(电话)_____
入院时间_____入院方式:步行、扶走、轮椅、平车、担架、背人
入院诊断_____
入院原因(主诉+简要病史)_____
_____
既往疾病史(医疗诊断+时间+是否治愈)_____
_____
家族史:高血压、冠心病、中风、糖尿病、精神病、_____肿瘤病、癫痫、
传染病_____、其他_____

健康评估 · JIANKANG PINGGU

续表 10-1

日前用药情况：

　　药品名称　　剂量用法　　末次剂量和时间　　　　　过敏史　　过敏反应

二、日常生活规律及自理程度
(注：日常规律用"U"=Usual 表示，目前状况用"A"=Actuai 表示，没有差别的打"√")

1. 饮食形态
基本膳食：普通饭 软饭 半流食_____天 流食_____天 禁食_____天
膳食搭配：平衡膳食 高蛋白 高碳水化合物 高脂肪 高维生素 素食 治疗饮食_____
忌食_____ 其他_____
食欲：正常 增加 亢进_____天/周/月 下降/厌食_____天/周/月
近期体重变化：无 增加/下降_____kg/_____月
咀嚼困难：无 有(原因_____ 持续时间_____)
吞咽困难：无 固体 液体(原因_____ 持续时间_____)

2. 睡眠/休息形态
休息后体力是否容易恢复：是 否(原因_____)
睡眠：正常 入睡困难 易醒 早醒 多梦 噩梦 失眠
辅助睡眠：无 药物 催眠术 准备睡眠环境 其他_____

3. 排泄形态
排便：次数_____ 性状_____ 量_____ 正常/便秘/腹泻
　　　便失禁 造瘘口(类型_____ 能否自理_____)
应用缓泻剂：无 口服_____ 灌肠 栓剂 其他_____
排尿：_____次/天 颜色_____ 性状_____ 量_____ 尿失禁 尿潴留 夜尿症
(_____次/夜) 排尿迟缓 尿路结石 尿路感染 尿频 尿急 尿痛 留置导尿管 膀胱造瘘

4. 健康感知/健康管理形态
吸烟：无 有(_____年_____支/日 已戒_____年)
药物依赖/药瘾/吸毒：无 有(名称_____ _____年 剂量/日)
参与危险的活动项目：无 有(_____)
明显不健康的表现：无 皮肤污秽 口腔卫生差 慢性咳嗽 经常感染 衰弱无力 情感脆弱 其他_____

5. 日常活动及处理情况
自理能力：全部 进食 沐浴/卫生 穿着/修饰 如厕 床上活动 身体移动 行走 爬楼梯 购物 烹饪 家庭管理/持家
辅助工具：无 轮椅 拐杖 假肢 其他_____

三、体格检查
T_____℃ P_____次/分 R_____次/分 BP_____/_____kPa 体重_____kg 身高_____

1. 神经系统
意识状态：清醒 意识模糊 嗜睡 昏睡 谵妄 昏迷
定向力：准确 障碍(自我 时间 地点 人物)

续表 10-1

语言能力:清楚 含糊 语言困难 失语
2. 皮肤和黏膜
皮肤颜色:正常 潮红 苍白 发绀 黄染 花斑 其他_____
皮肤浊度:温 凉 热 冷
皮肤干燥程度:正常 干燥 潮湿 多汗 其他_____
完整性:完整 皮疹 出血点 溃疡 脓疱 疖肿 皮下结节 环形红斑 瘢痕 压疮(Ⅰ/Ⅱ/Ⅲ度:部位/范围_____)
眼睛:清澈 流泪 充血 分泌物多 干燥 白斑
口腔黏膜:正常 充血点 溃疡 糜烂 破损 干燥
伤口外观:敷料 清洁干燥 渗出物 分泌物 红/肿 缝线反应(部位/范围_____)
3. 呼吸系统
节律:规则 潮式呼吸 间歇呼吸 深长呼吸/Kussmul 呼吸 其他_____
呼吸困难:无 轻度 中度 重度 极度(表现_____)
咳嗽:无 有
痰:无 容易咳出 不易咳出 吸痰(颜色_____ 量_____ 黏稠度_____)
吸氧:无 鼻导管 鼻塞 面罩 氧流量_____L/min(氧浓度_____L%)
呼吸音:清晰 干啰音 湿啰音 呼吸音低(部位_____)
气管插管:无 经口 经鼻 气管切开
呼吸方式:自主呼吸 机械呼吸 简单呼吸器辅助呼吸
其他:_____
4. 循环系统
心率:_____次/分 脉短绌
心律:规则 不齐(性质_____)
水肿:无 指凹性 非指凹性下垂性(部位/程度_____)
脱水:无 轻度 中度 重度
其他:_____
5. 消化系统
胃肠道症状:恶心 呕吐(颜色_____ 性质_____ 次数_____ 数量_____ml)
腹部:软 硬 压痛/反跳痛 肌紧张 可触及包块(部位/性质_____ 腹围_____cm)
肠鸣音:_____次/分 正常 亢进 减弱 消失
引流管:无 类型_____ 引流液(颜色_____ 性质_____ 量_____ml)
造瘘口:无 胃造瘘 空肠造瘘 结肠造瘘
肛周:无异常 皮肤发红 肛裂 外痔
其他:_____
6. 性/生殖系统
月经:正常 紊乱 痛经 绝经 月经量过多_____
外阴:正常 红肿 脓肿 毛囊炎 瘙痒
女性:乳房改变_____ 怀孕阴道分泌物过多
7. 肌肉和骨骼系统
发育情况:正常 异常_____
活动能力:自如 借助器械 床边活动 卧床(自行翻身/协助翻身)
活动耐力:正常 容易疲劳

续表 10-1

步态:稳 不稳
医疗/疾病限制:医嘱卧床　牵引　瘫痪
其他:_____

8. 认知/感受形态
疼痛:无　有(部位_____ 性质_____ 持续时间_____)
视力:正常　远/近视　视野缺损/偏盲　夜盲　幻视　白内障　青光眼　失明及其他
听力:正常　耳鸣　幻听　重听　耳聋(左/右/双侧　辅助设备)
味觉:正常　减弱　缺失　味觉改变
触觉:正常　障碍:部位_____
眩晕:无　有(性质/表现_____)
思维过程:正常　注意力分散　记忆力下降　思维混乱　精神恍惚　异常出神　有强迫性行为
感觉异常:无　有_____
其他:_____

四、心理与社会

1. 自我感知/自我概念形态
情绪状态:镇静　悲哀　易激动　焦虑　恐惧　孤独　沮丧　欣快　敌意　无反应(描述_____
_____)
心理感受:害羞　负罪感　无用感　无能为力　孤独无助感　自我否定(描述_____
_____)

2. 角色/关系形态
就业状态:固定职业　短期丧失劳动力　失业
角色问题:无　角色概念冲突　角色行为冲突　缺乏角色知识　否定角色(描述_____
_____)
社会交往:孤独感　被遗弃感　希望与更多人交往　语言交流障碍(描述_____
_____)

3. 应对/应激形态
住院顾虑:无　经济问题　自理能力　其他
近期事件:无　丧失　应激　承担新角色　主要生活方式改变　其他
应对能力:较强　调节障碍　应对机制不恰当　无应对能力(描述_____
_____)
应对方式:逃避问题　否认明显问题　推卸责任　寻求促进健康的信息(描述_____
_____)
应对效果:问题解决　适应新角色　不能满足角色期望　应对无效(描述_____
_____)
家庭对病人的健康需要:忽视　不能满足　能适应(描述_____
_____)

4. 价值/信念形态
宗教/精神信仰:无　有_____
信仰困惑:无　有_____

五、专科特点和情况

第二部分:病人需要全面评估(病人入院后 24 小时内完成,请在合适的项目上打"√")

需要	护理诊断
1. 呼吸 频率:_____次/分　□规则　□不规则 存在:□咳嗽　□喘息　□呼吸困难　□胸痛　□发绀　□呼吸停止 痰:□无　□有 吸烟:□无　□有 适应性帮助:□无　□有_____	POT/ACT □低效型呼吸形态 POT/ACT □气体交换受损 POT/ACT □清理呼吸道无效 □其他
2. 循环 脉搏:_____次/分　□规则　□不规则 血压:_____mmHg 存在:□心悸　□胸闷　□胸痛　□水肿　□眩晕　□晕厥 末梢循环:□温暖　□湿冷　□苍白　□发绀　□肢端脉搏减弱或消失 适应性帮助:□无　□有_____	POT/ACT □心输出量减少 POT/ACT □组织灌注量改变 POT/ACT □体液过多 □其他
3. 饮食 身高:_____cm 体重_____kg □体重增加　□体重降低 营养状况:□过剩　□良好　□中等　□差 饮食习惯:_____ 治疗饮食:□无　□有_____ 存在:□咀嚼困难　□吞咽困难　□恶心　□呕吐　□胃部烧灼感 牙齿:_____ 舌:□湿润　□干燥　□其他 口腔黏膜:□湿润　□干燥　□其他 适应性帮助:□无　□有_____	POT/ACT □营养失调:高于机体需要量 POT/ACT □营养失调:低于机体需要量 POT/ACT □口腔黏膜改变 POT/ACT □吞咽困难 □其他
4. 排泄 4a. 排尿 排尿习惯:_____ 存在:□尿频　□尿急　□尿痛　□血尿　□夜尿增多　□尿不尽　□尿潴留　□尿失禁　□膀胱造瘘 适应性帮助:□无　□有_____	POT/ACT □排尿模式改变 其他
4b. 排便 排便习惯:_____ 最后一次排便时间:_____ 存在:□血便　□便秘　□排便失禁　□腹泻　□假肛 适应性帮助:□无　□有_____	POT/ACT □排便模式改变 POT/ACT □缺乏处理假肛知识和技术 □其他

续表 10-1

需要	护理诊断
5. 认知/沟通 意识:□清晰 □嗜睡 □模糊 □昏睡 □谵妄 □昏迷 瞳孔:□等大 □对光反射灵敏 □其他 语言:□正常 □失语 □含糊不清 □手势语 □不能表达所需 眼神交流:□有 □无 适应性帮助:□无 □有_____	POT/ACT □认知改变 POT/ACT □语言沟通障碍 □其他
6. 活动/安全 6a. 感知/协调 视力:□正常 □模糊 □复视 □色盲 适应性帮助:□无 □有_____ 味觉:□正常 □减弱 □缺失 □味觉改变 嗅觉:□正常 □减弱 □缺失 □幻嗅 感觉:□正常 □减弱 □麻木 □缺失	POT/ACT □外伤的危险 □其他
6b. 活动 日常活动/锻炼 存在:□疲乏 □步行困难 □共济失调 □肌无力 自理:□能 □不能 适应性帮助:□无 □有	POT/ACT □跌伤的危险 POT/ACT □活动无耐力 POT/ACT □活动障碍 POT/ACT □自理缺陷:全部/进食/入厕/穿着/洗漱 □其他
7. 卫生/皮肤 外表:□整洁 □其他_____ 头发:□清洁 □肮脏 □其他_____ 指甲:□清洁 □肮脏 □长 □其他_____ 皮肤颜色:□正常 □苍白 □潮红 □黄疸 温度:T_____℃ □正常 □热 □冷 □湿冷 完整性:□完整 □干燥 □皮疹 □瘙痒 □破损 适应性帮助:□无 □有_____	POT/ACT □皮肤完整性受损 POT/ACT □体温过高/体温过低 □其他
8. 舒适 不适:□无 □有_____ 疼痛:□无 □有_____ 适应性帮助:□无 □有_____	POT/ACT □舒适的改变:疼痛 □其他
9. 休息/睡眠 睡眠习惯: 存在:□入睡困难 □易醒 □早醒 □多梦 □失眠 适应性帮助:□无 □有_____	POT/ACT □睡眠形态紊乱 □其他

续表 10-1

需要	护理诊断
10. 社会/经济/心理 居住：□独居 □与配偶同居 □与儿女同住 □与亲友同住 □福利院 □其他 经济：□公费 □自费 □大病统筹 □公医办 □其他 住院顾虑： 家庭：□无 □有_____ 工作：□无 □有_____ 经济：□无 □有_____ 其他：□无 □有_____ 对疾病的认识（描述）：_____ _____ 对本次住院的期望（描述）：_____ _____	POT/ACT □焦虑 POT/ACT □恐惧 POT/ACT □知识缺乏 □其他
11. 精神 宗教信仰：□佛教 □基督教 □伊斯兰教 □其他_____ 病人的宗教信仰对其住院的影响（描述）： □饮食：_____ □治疗：_____ □其他：_____	POT/ACT □精神困扰 □其他

护士签名_____ 　　　　　　　　　　　　　日期、时间_____

以马斯洛的人类需要层次论设计的护理病历首页
（引用安徽省医院常用的护理病历首页）

表 10-2　入院评估记录表

姓名_____ 性别_____ 年龄_____ 病室_____ 床号_____ 住院号_____
职业_____ 民族_____ 籍贯_____ 婚姻_____ 信仰_____ 文化程度_____
入院时间_____ 入院方式：门（急）诊　步行　扶走　轮椅　平车　费用：公费　自费
入院诊断_____
入院原因_____
既往疾病史：无/有_____ 过敏史：无/有_____
吸烟：无/有（有_____支/日）　饮酒：无/偶尔/经常（_____年_____两/日）
药物依赖：无/有_____
饮食：正常/异常_____ 嗜好：面食、米、肉食、鱼、蔬菜、杂粮、咸、甜、辣_____
体重：无改变/增加/减少_____kg/_____年_____月 原因_____
睡眠：正常/异常_____小时/天　症状：入睡困难、多梦、易醒、失眠　辅助药物：无/有_____

续表 10-2

自理:正常/障碍(全部/部分_____)　　活动:自如/改变_____
排泄:大便、正常、异常_____辅助药物_____小便:正常/异常_____
皮肤:正常/水肿、黄染、苍白、发绀、被损(部分/大小_____)
舒适:疼痛、无/有(部位_____)
安全:视力:正常/异常_____　　听力:正常/异常_____其他_____
对疾病了解:无/有_____
情绪:镇静、紧张、焦虑、沮丧、易激动、忧伤、恐惧_____
兴趣爱好:音乐、体育、绘画、跳舞、看书、其他_____
家庭对病人的健康需求:很重视、满足、不能满足、忽视、需外援_____
(单位/社区支持:无/有:经济、物质、人力、精神_____)
专科护理评估:T_____℃ P_____次/分 R_____次/分 BP_____/_____kPa
体重_____kg 身高_____cm

_____
_____
_____
　　　　　　　　　　　　　　　　　　　　　　　　　值班护士_____

二、护理计划单

护理计划单是护理人员为病人在住院期间进行整体护理(列出护理诊断、制定护理计划、实施护理措施、效果评价)的全面系统的记录(表10-3)。通过护理计划单可以全程了解病人存在哪些护理问题,确立了哪些护理诊断/合作性问题,制定并采取了哪些护理措施,取得什么样的效果,做了怎样的修改和补充,对病人出院尚未解决的问题进一步采取了哪些措施。

表 10-3　护理计划单

姓名_____ 科室_____ 病室_____ 床号_____ 诊断_____ 住院号_____

日期	护理诊断	预期目标	护理措施	签名	停止时间	效果评价	签名

为了减轻护理人员的书写负担、节约时间,人们开始把各种疾病的常见的护理诊断及其相关的护理措施、预期目标等编辑成册,形成了"标准护理计划"(表10-4),处理时可直接在相应项目前打"√"。这种方式虽大幅度减少了书写负担,但会影响护理人员主动思考能力及为病人提供个体化护理的积极性,而且使用时要根据病人的具体情况进行恰当的选择和必要的补充。

表 10－4　标准护理计划

呼吸科标准护理计划
护理诊断/问题：低效型呼吸形态
相关因素：□气管支气管阻塞　□肺扩张能力下降　□疼痛
　　　　　□神经肌肉障碍　□疲乏和无力　□其他

预期结果	护理措施	开始日期	停止日期	评价
□病人呼吸频率、节律正常，皮肤口唇黏膜颜色正常 □病人呼吸困难减轻 □其他	□取半坐卧位卧床休息 □吸氧通畅、氧流量＿＿＿＿L/分，氧浓度＿＿＿＿％ □鼓励病人咳嗽、咳痰，协助翻身拍背，保持呼吸道通畅，必要时吸痰 □病人呼吸困难急性发作时陪伴病人，降低恐惧和焦虑 □做好气管切开和使用呼吸机的准备 □必要时遵医嘱给止痛药物 □健康知识指导： (1) 示教深呼吸，强调慢吸气，屏几秒钟后吐气，并指导其反复练习 (2) 指导病人穿宽松的衣服，避免影响呼吸 (3) 注意保暖，避免接触已知的过敏原 (4) 戒烟 □其他			

*评价标准：1 为目标完全实现　2 为目标部分实现　3 为目标未实现

三、护理记录

护理记录是病人在住院期间健康状况和护理过程的全面记录。内容有病人的主观感受、身体评估、辅助检查、护理诊断、治疗、护理措施和效果评价等（图 10－2）。

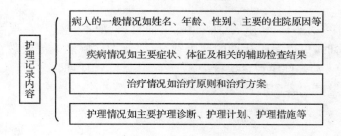

图 10－2　护理记录单记录内容

护理记录要求如下：①内容要真实、全面、重点突出，前后记录要连贯。②记录应有具体的时间，记录后应签名。③记录的频率根据病情而定，一级护理每日至少一次，二级护理至少每周两次，三级护理至少每周一次，如果病情变化应随时记录。④对转科病人护理记录书写的要求,转出科的护士应对病人主要病情、护理诊断、护理措施和效果评价、目前的健康状况、转科理由等做好记录。转入科则按首次护理记录进行书写。⑤对长期住院病人(1个月以上)应做阶段小结,便于及时总结经验和发现问题。

目前我国大部分医院用住院病人评估表和PIO护理记录单(表10-5),来记录病人住院期间的健康评估和护理措施。

表10-5 护理记录单

姓名: 科室: 床号: 住院号: 页码:

日期 / 时间	P,I,O 记录 (P=问题 I=措施 O=结果)	签名

四、健康教育计划

健康教育是指为病人及其家属讲解与其疾病相关的健康状况、治疗、护理、康复、预防、监测等知识的护理活动过程(图10-3),是护理计划中的重要组成部分。

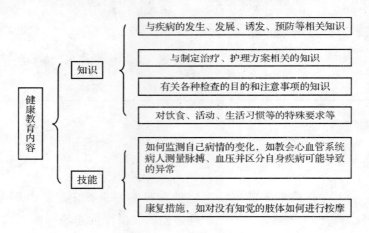

图10-3 健康教育内容

健康教育形式可有多样:讲解、视听材料、书面材料、演示、模拟、参观等。护理人员在对患者进行健康教育时,可以参照标准的健康教育计划,如住院病人健康教育表(表10-6)和出院指导单(表10-7)等健康教育执行表。但在实施时仍须根据病人及家属的文化状况,认知能力等,适当调整其内容和形式。

表 10-6 住院病人健康教育表

姓名　　　　科室　　　　　床号　　　　　诊断　　　　　住院号

教育内容	指导日期	方法				对象		复述		回示		责任护士
		书面	讲解	示范	图像	病人	家属	能	不能	能	不能	
一、疾病知识												
1. 疾病名称,主要病因												
2. 疾病转归的表现												
3. 可能出现的紧急情况和处理方法												
4. 主要的护理措施												
二、检查情况												
1. 抽血化验的项目,目的及注意事项												
2. 痰、尿、便留验的方法及目的												
3. 做 ECG、B 超、X 线、同位素等检查的目的和注意事项												
三、药物知识												
1. 药物的名称												
2. 药物的作用和可能发生的副作用												
3. 特殊用药时间及注意事项												
4. 静脉用药的时间及注意事项												
四、饮食												
1. 饮食的种类												
2. 饮食中的注意事项												
五、手术治疗												
1. 手术前												
心理准备												
手术必要性												
术前准备												
2. 手术后												
注意事项												
配合方法												

表 10-7 出院指导单

姓名_____ 科室_____ 床号_____ 诊断_____ 住院号_____

1. 营养

膳食_____

_____

限制_____

_____

2. 药物 遵医嘱服药

3. 活动与休息

_____

_____

_____

_____

4. 特别指导

_____

_____

_____

_____

5. 复诊时间_____

地址_____

主管护士签名_____

时间_____

本章小结

本章主要介绍各种护理病历的书写,包括护理病历首页、护理计划单、护理记录、健康教育指导等。要求掌握护理病历书写的基本要求,能按正确格式填写护理病历。

本章关键词:护理病历　护理计划单　护理记录单　健康教育

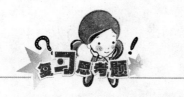

1. 护理病历书写的基本要求有哪些?
2. 护理病历首页结构设计的理论框架有哪些?
3. 护理记录单的具体内容有哪些?
4. 健康教育内容有哪些?
5. 健康教育形式有哪些?

（梁春艳）

附 录

附录一 护理病历示例(安徽省医院常用的护理病历格式)

表 10-8 入院评估记录表

姓名<u>李平</u> 性别<u>男</u> 年龄<u>70</u> 病室<u>6F-5</u> 床号<u>23</u> 住院号<u>78312</u>
职业<u>退休</u> 民族<u>汉</u> 籍贯<u>上海</u> 婚姻<u>已婚</u> 信仰<u>无</u> 文化程度<u>高中</u>
入院时间<u>2012—4—20 上午 9 时</u> 入院方式:门(急)诊 步行√ 扶走 轮椅 平车 费用:公费√ 自费
入院诊断<u>冠心病(急性心梗)、高血压</u>
入院原因<u>胸闷、心前区疼痛频繁发作一周,服硝酸甘油不能缓解,来院就诊。</u>
既往疾病史:无/有<u>高血压 15 年,长期服降压药血压得到控制。</u> 过敏史:√无/有_____
吸烟:无/有(有<u>15</u>支/日) 饮酒:无/偶尔/经常(<u>50</u>年<u>2~3</u>两/日)
药物依赖:√无/有_____
饮食:√正常/异常_____ 嗜好:面食、米、肉食、鱼、蔬菜、杂粮、咸、甜、辣咸
体重:√无改变/增加/减少_____kg/_____年_____月 原因_____
睡眠:正常/异常<u>6</u>小时/天 症状:入睡困难、多梦、易醒√、失眠√ 辅助药物:√无/有_____
自理:√正常/障碍(全部/部分_____) 活动:√自如/改变_____
排泄:大便/√正常、异常_____辅助药物_____ 小便:正常/异常<u>夜尿多</u>
皮肤:√正常/水肿、黄染、苍白、发绀、破损(部分/大小_____)
舒适:疼痛:无/有(部位<u>心前区疼痛</u>)
安全:视力:√正常/异常_____ 听力:正常/异常<u>有时耳鸣</u> 其他<u>无</u>
对疾病了解:无/有<u>知道冠心病是心脏缺血了,不能吃肥肉</u>
情绪:镇静、√紧张、√焦虑、沮丧、易激动、忧伤、恐惧_____
兴趣爱好:√音乐、体育、绘画、跳舞、看书、其他_____
家庭对病人的健康需求:√很重视、满足、不能满足、忽视、需外援_____
(单位/社区支持:无/√有:√经济、物质、人力、精神_____)
专科护理评估:T<u>37.2</u>℃ P<u>90</u>次/分 R<u>22</u>次/分 BP<u>23/11.5</u>kPa 体重<u>78</u>kg 身高<u>170</u>cm
病人情绪波动较大,常无故对家人发火动怒,对自己的疾病非常恐惧。心前区疼痛明显,呈压榨、烧灼样持续时间 1~2 小时,活动或激动后有明显的气急、气促。心电图提示 ST-T 改变,Q 波异常。

值班护士:张 娟 记录日期:2012 年 4 月 20 日上午 10 时

表 10-9　护理计划单

姓名:章杨　　　科室:内科　　　床号:18　　　住院号:013579　　　页码:2

日期	护理诊断	预期目标	护理措施	签名	停止时间	效果评价	签名
8月12日	P1 体温过高:与感染有关	住院期间体温维持在正常	1. 监测体温q4h 2. 保持凉爽的病室环境 3. 予物理降温:冰袋冷敷、酒精擦浴等 4. 必要时遵医嘱给予退热药,并密切观察体温、有无虚脱等 5. 予清淡易消化、高营养饮食,鼓励病人多饮水 6. 出汗较多时应注意保暖,及时更换潮湿衣被 7. 遵医嘱给予补液,维持水、电解质及酸碱平衡 8. 夜间护理应集中进行,保证病人休息与睡眠	王红	8月16日	病人体温维持在37℃以下	林玲
8月13日	P2 睡眠型态紊乱:与呼吸困难和病室不安静有关	住院病人每天能维持6h以上的睡眠	1. 保持病室安静,温度适宜,空气流通 2. 夜间护理应集中进行,保证病人休息与睡眠 3. 给予舒适的卧位 4. 必要时遵医嘱给予吸氧 5. 遵医嘱按时给予抗感染药物,并观察其疗效和副作用	李燕	8月20日	病人每天能维持6～7h的睡眠	林玲

表 10-10　护理记录单

姓名:章杨　　　科室:内科　　　床号:18　　　住院号:013579　　　页码:2

时间\日期	P、I、O 记录 (P=问题　　I=措施　　O=结果)	签名
12/8　9 AM	P:体温过高:与感染有关	林玲
12/8　9 AM	I:1. 监测体温q4h	林玲
	2. 保持凉爽的病室环境	林玲
	3. 予物理降温:冰袋冷敷、乙醇擦浴等	林玲

续表 10-10

日期 时间	P、I、O 记录 (P=问题　I=措施　O=结果)	签名
	4. 必要时遵医嘱给予退热药,并密切观察体温、有无虚脱等	林玲
	5. 予清淡易消化、高营养饮食,鼓励病人多饮水	林玲
	6. 出汗较多时应注意保暖,及时更换潮湿衣被	林玲
	7. 遵医嘱给予补液,维持水、电解质及酸碱平衡	林玲
	8. 夜间护理应集中进行,保证病人休息与睡眠	林玲
16/8　8 AM	O:病人体温维持在37 ℃以下	林玲

表 10-11　住院病人健康教育表

姓名:章杨　　科室:内科　　床号:18　　诊断:慢性支气管炎　　住院号:013579

教育内容	指导日期	方法				对象		复述		回示		责任护士
		书面	讲解	示范	图像	病人	家属	能	不能	能	不能	
一、疾病知识												
1. 疾病名称,主要病因	8月12	√				√	√	√				林玲
2. 疾病转归的表现	8月12		√		√	√	√		√			林玲
3. 可能出现的紧急情况和处理方法	8月13		√	√		√	√				√	林玲
4. 主要的护理措施	8月13		√			√	√					林玲
二、检查情况	8月13											
1. 抽血化验的项目,目的及注意事项	8月14		√			√	√	√				林玲
2. 痰、尿、便留验的方法及目的	8月14		√			√	√		√			林玲
3. 做 ECG、B超、X线、同位素等检查的目的和注意事项	8月15		√			√	√	√				林玲
三、药物知识												
1. 药物的名称	8月16		√			√	√	√				林玲
2. 药物的作用和可能发生的副作用	8月16		√			√	√					林玲
3. 特殊用药时间及注意事项	8月17		√			√	√					林玲

续表 10-11

教育内容	指导日期	方法				对象		复述		回示		责任护士
		书面	讲解	示范	图像	病人	家属	能	不能	能	不能	
4. 静脉用药的时间及注意事项	8月17		√			√	√	√				林玲
四、饮食												
1. 饮食的种类	8月16		√			√	√	√				林玲
2. 饮食中的注意事项	8月16		√			√	√	√				林玲
五、手术治疗												
1. 手术前												
心理准备												
手术必要性												
术前准备												
2. 手术后												
注意事项												
配合方法												

附录二　实训指导

实训一　健康史采集

【实训目的与要求】

1. 在教师指导下,初步学会健康史的采集方法,熟悉健康史的内容,理解现代护理模式的内涵。
2. 培养尊重病人、关爱病人的高尚医德,提高与病人及家属的沟通能力。
3. 会按正确格式书写健康史。

【实训内容】

1. 一般资料

姓名、性别、年龄、民族、籍贯、婚姻、文化程度、职业、出生地、家庭住址、电话号码、联系人及联系方式、日期及资料的可靠程度。

2. 入院原因

(1) 主诉。

(2) 现病史。

3. 既往史

4. 用药史

5. 个人史

6. 家族史

7. 功能性健康形态

【实训方法】

1. 实训前先阅读病人有关病情资料,或由教师设计好病例资料。
2. 学生分组进行(5~10人一组)。
3. 在教师指导下,学生通过交谈对病人或模拟病人进行健康史采集。
4. 交谈结束后,应向病人及家属致谢。
5. 各小组集体整理资料,讨论采集资料过程中存在的问题。
6. 健康史采集结束后,按正确格式书写一份健康史。

【学时安排】1学时。

实训二　全身状态、皮肤黏膜和浅表淋巴结评估

【实训目的与要求】
1. 能按一定顺序对被评估者进行全身状态、皮肤黏膜和浅表淋巴结评估。
2. 能熟练、准确、规范、全面地进行全身状态、皮肤黏膜和浅表淋巴结评估。
3. 熟悉全身状态、皮肤黏膜和浅表淋巴结评估的内容、异常改变及其临床意义。
4. 培养尊重病人、关爱病人的高尚医德。
5. 会按正确格式书写评估结果。

【实训内容】
1. 全身状态评估　性别、年龄、体温、呼吸、脉搏、血压、发育与体型、营养、意识状态、面容与表情、体位、姿势、步态。
2. 皮肤黏膜评估　颜色、湿度与出汗、弹性、皮疹、皮下出血、蜘蛛痣与肝掌、水肿、皮下结节。
3. 浅表淋巴结评估　淋巴结是否肿大及其肿大淋巴结的部位、大小、数目、硬度、压痛、活动度、有无粘连,局部皮肤有无红肿、瘢痕、瘘管等。

【用物准备】
体温表、血压计、听诊器、手表、手电筒、棉签、笔等。

【实训方法】
1. 评估者态度和蔼,向被评估者做好解释工作。
2. 教师分组示教。
3. 学生分组练习(两人一组)。
4. 教师巡回指导、答疑,及时纠正错误。
5. 学生代表示教,教师请其他学生评价。
6. 教师总结,对存在的问题进行矫正。
7. 评估结束后,按正确格式记录评估结果。

【学时安排】2学时。

实训三　头颈部评估

【实训目的与要求】
1. 能按一定顺序对被评估者进行头颈部评估。
2. 能熟练、准确、规范、全面地进行头颈部评估。
3. 熟悉头颈部评估的内容、异常改变及其临床意义。
4. 培养尊重病人、关爱病人的高尚医德。

5. 会按正确格式书写评估结果。

【实训内容】

1. 头部及其器官评估　头发、头皮、头颅、头部器官(眼、耳、鼻、口、咽及扁桃体等)。

2. 颈部评估　颈部的姿势与运动、颈部血管、甲状腺和气管等。

【用物准备】

听诊器、手电筒、压舌板、棉签等。

【实训方法】

1. 教师分组示教。

2. 学生分组练习(两人一组)。

3. 教师巡回指导、答疑,及时纠正错误。

4. 学生代表示教,教师请其他学生评价。

5. 教师总结,对存在的问题进行矫正。

6. 评估结束后,按正确格式记录评估结果。

【学时安排】1学时。

实训四　胸廓、肺和胸膜评估

【实训目的与要求】

1. 能按一定顺序对被评估者进行胸廓、肺和胸膜评估。

2. 能熟练、准确、规范、全面地进行胸廓、肺和胸膜评估。

3. 熟悉胸廓、肺和胸膜评估的内容、异常改变及其临床意义。

4. 培养尊重病人、关爱病人的高尚医德。

5. 会按正确格式书写评估结果。

【实训内容】

1. 胸廓评估　外形。

2. 肺和胸膜评估

(1) 视诊:呼吸运动类型、频率、深度、节律。

(2) 触诊:语音震颤。

(3) 叩诊:正常胸部叩诊音的分布,肺下界叩诊及移动范围,异常胸部叩诊音。

(4) 听诊:正常呼吸音、异常呼吸音、啰音、语音传导和胸膜摩擦音等。

【用物准备】

检查床、心肺模拟检查仪、听诊器、卷尺。

【实训方法】

1. 教师分组示教、播放肺脏听诊阳性体征录音。

2. 学生分组练习(两人一组),被评估者取坐位或仰卧位,评估者按视、触、叩、听诊的顺序进行评估。

3. 教师巡回指导、答疑,及时纠正错误。

4. 学生代表示教,教师请其他学生评价。

5. 教师总结,对存在的问题进行矫正。

6. 评估结束后,按正确格式记录评估结果。

【学时安排】2学时。

实训五 心脏评估

【实训目的与要求】

1. 能按一定顺序对被评估者进行心脏评估。
2. 能熟练、准确、规范、全面地进行心脏评估。
3. 熟悉心脏评估的内容、异常改变及其临床意义。
4. 尊重病人、关爱病人。
5. 会按正确格式书写评估结果。

【实训内容】

1. 视诊 心前区有无隆起、心尖搏动位置及其移位情况。
2. 触诊 心尖搏动及心前区搏动、震颤、心包摩擦感。
3. 叩诊 正常心浊音界(相对浊音界)。
4. 听诊 确定心瓣膜听诊区(四个瓣膜五个区)、确定第一心音与第二心音、正确判断心律和心率、区分生理性杂音和器质性杂音。

【用物准备】

检查床、心肺模拟检查仪、听诊器、手表、卷尺、笔。

【实训方法】

1. 教师分组示教、播放心脏听诊阳性体征录音。
2. 学生分组练习(两人一组),被评估者取坐位或仰卧位,评估者按视、触、叩、听诊的顺序进行评估。
3. 教师巡回指导、答疑,及时纠正错误。
4. 学生代表示教,教师请其他学生评价。
5. 教师总结,对存在的问题进行矫正。
6. 评估结束后,按正确格式记录评估结果。

【学时安排】2学时。

实训六 腹部评估

【实训目的与要求】

1. 能按一定顺序对被评估者进行腹部评估。
2. 能熟练、准确、规范、全面地进行腹部评估。
3. 熟悉腹部评估的内容、异常改变及其临床意义。
4. 尊重病人、关爱病人。
5. 会按正确格式书写评估结果。

【实训内容】

1. 视诊 腹部外形、呼吸运动、腹壁静脉有无曲张、有无蠕动波胃肠型等。
2. 触诊 腹壁紧张度、压痛和反跳痛、波动感、肿块及肝、胆囊、脾、胰、肾重要脏器等。
3. 叩诊 正常腹部叩诊音、移动性浊音、肝脏叩诊、肾脏叩诊。
4. 听诊 肠鸣音、振水音、血管杂音。

【用物准备】

检查床、听诊器、卷尺等。

【实训方法】

1. 教师分组示教。
2. 学生分组练习(两人一组)。被评估者取仰卧位,评估者站在被评估者右边,按视、触、叩、听诊的顺序进行评估。
3. 教师巡回指导、答疑,及时纠正错误。
4. 学生代表示教,教师请其他学生评价。
5. 教师总结,对存在的问题进行矫正。
6. 评估结束后,按正确格式记录评估结果。

【学时安排】2 学时。

实训七 神经反射评估

【实训目的与要求】

1. 能按一定顺序对被评估者进行神经反射评估。
2. 能熟练、准确、规范、全面地进行神经反射评估。
3. 熟悉神经反射评估的内容、异常改变及其临床意义。
4. 培养尊重病人、关爱病人的高尚医德。
5. 会按正确格式书写评估结果。

【实训内容】

1. 浅反射　角膜反射、腹壁反射。
2. 深反射　肱二头肌反射、肱三头肌反射、膝腱反射。
3. 病理反射　巴宾斯基征、奥本海姆征、戈登征、查多克征。
4. 脑膜刺激征　颈强直、克匿格征、布鲁津斯基征。

【用物准备】

检查床、叩诊锤、棉签。

【实训方法】

1. 评估者态度和蔼,向被评估者做好解释工作。
2. 教师分组示教。
3. 学生分组练习(两人一组)。
4. 教师巡回指导、答疑,及时纠正错误。
5. 学生代表示教,教师请其他学生评价。
6. 教师总结,对存在的问题进行矫正。
7. 评估结束后,按正确格式记录评估结果。

【学时安排】1学时。

实训八　心电图的描记与分析

【实训目的与要求】

1. 能在教师指导下熟练进行心电图操作。
2. 掌握心电图导联的连接方法与描记方法。
3. 能独立描记一份心电图。
4. 会对心电图各波、段、间期进行测量和初步分析。

【实训内容】

1. 心电图描记。
2. 心电图测量与分析。

【用物准备】

检查床、心电图机、心电图纸、乙醇或生理盐水棉球、分规、直尺等。

【实训方法】

1. 评估者态度和蔼,向被评估者做好解释工作。
2. 教师分组示教。
3. 学生分组练习(每6～10人一组)。

(1) 心电图描记

①正确接通电源和地线。

②开启心电图机电源开关,待机器达稳定状态后再调控各控制按钮。

③用导电糊或盐水棉球(或乙醇棉球)搽涂被检查者双腕部、双踝部上内侧及胸导联电极放置的部位。

④按规定连接好常规 12 个导联电极。

⑤校对定准电压,输入 1 mV 定准电压使描笔位移 10 mm。

⑥控制描记状态按钮与导联选择按钮,依次描记心电图。

⑦一般每一导联描记 3~5 个心动周期即可,特殊情况可延长描记长度。

⑧描记时注意基线是否平稳、有无干扰,如有及时处理。

⑨全部描记完成后,关闭电源,除去被检查者身上的导联电极,及时在所描记的心电图纸上标记姓名、时间和相应的导联名称。检查心电图导联连接有无错误、导联之标记是否正确,定准电压是否准确,有无其他技术误差或干扰等。

(2) 心电图测量与分析

①观察心电图各波段,寻找 P 波有无及其方向,确定心脏的基本节律(如窦性心律、异位心律等)。观察有无额外节律(如期前收缩等)。利用分规精确测量 P-P 间距以确定 P 波的位置,并判断 P 波与 QRS 波群之间的关系。

②测量 P-P 间距或 R-R 间距以确定心率。对心房率与心室率不一致者,应分别计算心房率和心室率并记录。

③测量 P-R 间期、Q-T 间期、V_1 及 V_5 导联的 R 峰时间,心电轴等。

④观察 P 波,QRS 波群的形态、振幅及间期,注意各波之间的关系及比例。

⑤观察 ST 段有无偏移,偏移的方向、程度及形态。

⑥观察 T 波及 U 波的方向、形态及振幅。

(3) 运用所学心电图知识,作出心电图诊断。

4. 教师巡回指导、答疑,及时纠正错误。

5. 学生代表示教,教师请其他学生评价。

6. 教师总结,对存在的问题进行矫正。

7. 评估结束后,填写心电图报告单。

【学时安排】2 学时。

实训九　影像学检查

【实训目的与要求】

1. 了解 X 线、超声检查的仪器。

2. 熟悉常用 X 线、超声检查的方法。

3. 熟悉常用 X 线、超声检查前的准备。

【实训内容】

参观 X 线、超声检查。

【用物准备】

常用 X 线、超声检查申请单(如胃肠造影、钡剂灌肠、头颅 CT、肝、脾、胆囊 B 超等)。

【实训方法】

1. 在教师带领下,学生分组(10 人一组)到医院 X 线、超声检查室参观。
2. 教师分组示教常用 X 线、超声检查的方法。
3. 学生阅读常用 X 线、超声检查申请单,并尝试对病人进行指导。
4. 教师指导、答疑。
5. 学生分小组讨论 X 线、超声检查的方法、临床应用、检查前准备等。

【学时安排】2 学时。

实训十　书写护理病历

【实训目的与要求】

能正确书写护理病历。

【实训内容】

书写护理病历(填写护理病历首页、护理计划单、护理记录和健康教育计划)。

【用物准备】

一份或数份典型病例、相关护理表格。

【实训方法】

1. 学生分组(每 6～10 人一组)进行分析、讨论护理病例。
2. 教师分组指导、答疑。
3. 学生按规定格式和要求及时书写一份完整的护理病历。

【学时安排】2 学时。

主要参考文献

1. 胡月琴. 健康评估. 南京:东南大学出版社,2009
2. 刘成玉. 健康评估. 北京:人民卫生出版社,2010
3. 魏武. 诊断学. 北京:人民卫生出版社,2011
4. 吕探云,王蓓玲. 健康评估. 上海:复旦大学出版社,2008
5. 熊盛道. 健康评估. 北京:高等教育出版社,2004
6. 吕探云. 健康评估. 北京:人民卫生出版社,2004
7. 白洪海. 心理学基础. 北京:科学出版社,2004
8. 戴晓阳. 护理心理学. 北京:人民卫生出版社,2001
9. 童晓云. 健康评估. 郑州:河南科学技术出版社,2005
10. 马骥,刘建喜. 预防医学基础. 北京:科学出版社,2004
11. 陈新. 黄宛临床心电图(第六版). 北京:人民卫生出版社,2009
12. 黄岚,宋凌鲲. 现代心电图学. 北京:化学工业出版社,2011
13. 陈清启. 心电图学(第二版). 山东:山东科学技术出版社,2012
14. 陈文斌,潘祥林. 诊断学. 北京:人民卫生出版社,2008
15. 刘潮临. 健康评估. 北京:高等教育出版社,2003